예비 엄마 아빠의 행복하고 똑똑한

임신 출산 백과

박철홍 · 서은주 감수
(산부인과 전문의)

블루래빗

이 책의 감수를 맡아 주신 분들

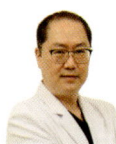

산부인과 전문의 박철홍

한양대학교 의과대학 졸업
한양대학교 대학원 의학석사 및 의학박사 학위 취득
의료법인 대전선병원 산부인과 진료부장
을지대학교 노원을지대학교병원 산부인과 교수
상운의료재단 동탄제일병원 산부인과 부원장
양진의료재단 평택성모병원 산부인과 진료과장
현) 화성유일병원 산부인과 진료과장
대한산부인과학회 정회원
대한산부인과초음파학회 정회원
대한산부인과내시경학회 정회원
대한단일공수술학회 정회원
대한산부인과내분비학회 정회원
대한폐경학회 정회원
대한비뇨부인과학회 정회원

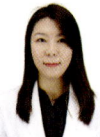

산부인과 전문의 서은주

한림대학교 의과대학 졸업
한림대학교 강남성심병원 전공의 수료
한림대학교 외래교수 역임
전 동탄제일병원 산부인과 과장 역임
전 인정병원 산부인과 원장 역임
현) 세란병원 산부인과 과장
대한산부인과학회 정회원
대한산부인과초음파학회 정회원
대한주산의학회 정회원
대한모체태아의학회 정회원

머리말

계획 임신을 하든, 갑자기 임신 사실을 알았든, 임신을 하면 여러 가지 감정과 생각들로 마음이 복잡해집니다. 기쁘고 벅차고 설레는 마음으로 '이 사실을 남편한테 어떻게 알릴까?' 행복한 고민을 하다가도 이내 이런저런 불안감에 휩싸입니다. '확실하게 임신된 게 맞을까?', '어느 병원을 가야 하지?', '맙소사, 감기약을 계속 먹었는데! 그 정도는 문제없으려나?' 등등. 이런 궁금증이 꼬리에 꼬리를 물고 이어지면 그냥 있을 수 없습니다.

당장 스마트폰을 집어 들고 인터넷을 열어 내 불안한 마음과 궁금증을 속 시원하게 해결해 줄 정보를 찾아 헤맵니다. 그런데 이게 만만치 않습니다. 어떤 정보는 너무 많은데 저마다 하는 얘기가 달라서 알쏭달쏭하고, 어떤 정보는 근거 없이 속설만 떠돌고, 어떤 정보는 열심히 읽어 내려갔더니 너무 옛날 정보여서 허탈해집니다. 머릿속에 임신·출산 정보는 쌓여 가지만 제대로 갈무리가 되지 않아 오히려 더 답답해지기도 합니다.

이 책은 첫 임신을 계획하고 있는 분, 막 임신을 확인한 예비 엄마 아빠가 임신부터 출산까지의 긴 여정에서 늘 옆에 두고 싶어 하는 '알짜 가이드'가 되겠다는 목표로 만들어진 책입니다. 인터넷을 들여다보기 전에 이 책을 먼저 읽어 보세요. 임신을 처음 알게 된 날부터 출산 이후 산후조리까지 각 시기마다 꼭 알아야 할 정보들을 선별하여 읽기 쉽고 보기 편하게 담았습니다. 나와 태아를 위해 지금 해야 할 일, 미리 준비해 둘 일, 임신 시기별로 주의할 점과 행동 요령 등을 쉽게 정리할 수 있을 거예요.

이 책이 예비 엄마 아빠의 든든하고 세심한 지원군이 되길 바랍니다. 임신을 축하드리고, 행복한 임신 생활과 안전한 출산을 기원합니다.

이 책의 구성과 사용법

이 책의 구성

이 책은 크게 다섯 개의 파트로 구성되어 있습니다.
`Part 1`에는 임신 초기에 꼭 해야 할 일과 임신 기본 지식을 담았습니다. `Part 2~3`에서는 임신 기간 열 달 동안 임산부의 몸이 어떻게 달라지고 태아가 어떻게 성장하는지, 즐겁고 건강하게 임신 기간을 보내려면 어디에 초점을 맞춰야 하는지를 다루었습니다.
`Part 4`에서는 분만 계획과 분만 과정을, `Part 5`에서는 출산 후의 신체 변화와 산후 관리 방법을 다루었습니다.

이 책의 사용법

▶ 임신 시기별로 필요한 부분을 골라서 읽으세요

임신 테스트기로 임신을 확인했다면 제일 먼저 `Part 1`을 읽으면 됩니다. 임신 13주 차라면 `Part 2`에서 임신 12~15주(4개월)에 해당하는 페이지를 중점적으로 살펴보면 됩니다. `Part 2`는 임산부 몸의 변화와 태아의 성장 과정을 개월별로 크게, 주수별로 자세하게 알아볼 수 있도록 구성했습니다. 특히 '주수별 특징과 주의 사항' 페이지에서 주수별 태아 초음파 사진을 제공하여 태아의 발달 상황을 실감할 수 있게 하였습니다.

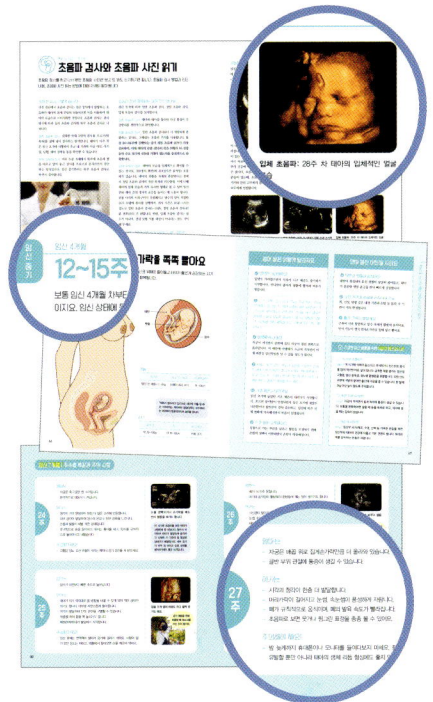

▶ Doctor's Guide 코너의 조언을 잊지 마세요

임신 초기·중기·후기의 '트러블 관리하기' 페이지에서 맨 마지막 부분에는 Doctor's Guide 코너가 있습니다. 시기별로 기억하고 실천해야 할 핵심 사항을 담은 코너입니다. 책을 찬찬히 읽을 여유가 없다면 임신 기간 중 해당 시기에 이르렀을 때 Doctor's Guide 코너만이라도 꼭 읽길 권합니다.

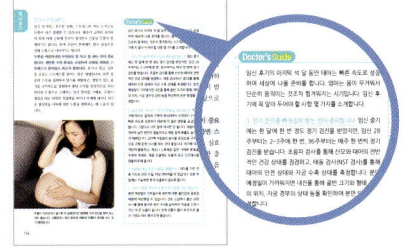

▶ 소소하지만 많은 임산부가 궁금해하는 내용은 Q&A에 담았어요

본문에 담기엔 소소하거나 너무 지엽적이지만 사실 많은 임산부가 알고 싶어 하는 내용들이 있어요. 맘 카페와 임신·출산 블로그, 산부인과 질의응답 코너 등을 폭넓게 조사하여 이런 내용들을 Q&A로 구성했습니다. Q&A는 관련 본문 아래에 박스 형태로 넣거나, Q&A가 많이 나오는 주제인 경우 따로 페이지를 할애하였습니다. '아, 나도 이거 궁금했던 내용인데!' 하는 Q&A를 확인하게 될 거예요.

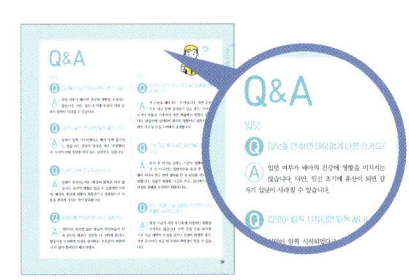

차례

임신

Part 1 임신 기초 정보

- 12 임신 확인하기
- 15 첫 산부인과 진료 미리 보기
- 17 임신 주수와 분만 예정일 계산 방법
- 20 시기별 산전 검사
- 22 초음파 검사와 초음파 사진 읽기
- 26 병원 선택하기
- 28 임신/출산 지원 제도 활용하기
- 35 보건소 활용하기
- 36 태아 보험 알아보기
- 37 태아 기형과 기형아 검사 이해하기
- 40 쌍둥이 임신
- 42 태아를 길러 내는 공간, 자궁

Part 2 임산부 몸의 변화와 태아의 성장

임신 초기

- 44 [4~7주] 아기가 생겼어요
- 46 임신 2개월 | 주수별 특징과 주의 사항
- 48 [8~11주] 머리, 몸통, 다리! 3등신이랍니다
- 50 임신 3개월 | 주수별 특징과 주의 사항
- 52 [4~11주] 트러블 관리하기
- 54 [4~11주] 입덧 극복하기

56 [4~11주] 유산 예방하기
60 [4~11주] 직장 생활과 일상생활
63 [4~11주] 남편이 해야 할 일
64 ◎ 재미로 읽는 태몽 이야기
65 ◎ 우리 아이 태명, 어떻게 지을까?

임신 중기

66 [12~15주] 아기가 손가락을 쪽쪽 빨아요
68 임신 4개월 | 주수별 특징과 주의 사항
70 [16~19주] 쉿! 아기의 움직임이 느껴져요
72 임신 5개월 | 주수별 특징과 주의 사항
74 [20~23주] 아기가 배를 발로 차요
76 임신 6개월 | 주수별 특징과 주의 사항
78 [24~27주] 아기가 엄마 목소리를 들어요
80 임신 7개월 | 주수별 특징과 주의 사항
82 [12~27주] 트러블 관리하기
85 [12~27주] 임신 중독증 예방 및 관리하기
87 [12~27주] 조산 예방하기
91 [12~27주] 임부복으로 바꿔 입기
95 [12~27주] 모유 수유 준비하기
97 [12~27주] 남편이 해야 할 일
98 ◎ 개월별 태동 변화

임신 후기

100 [28~31주] 우리 아기는 누굴 닮았을까요?

차례

- 102 　임신 8개월 | 주수별 특징과 주의 사항
- 104 　[32~35주] 아기는 둥글둥글, 토실토실
- 106 　임신 9개월 | 주수별 특징과 주의 사항
- 108 　[36~39주] 곧 우리 아기를 만납니다
- 110 　임신 10개월 | 주수별 특징과 주의 사항
- 112 　[28~39주] 트러블 관리하기
- 115 　[28~39주] 응급 상황과 대처법
- 117 　[28~39주] 순산하기 위한 생활 습관
- 121 　[28~39주] 역아 돌리기
- 123 　[28~39주] 유방 관리하기
- 125 　[28~39주] 남편이 해야 할 일
- **126 　◎ 한눈에 쏙쏙! 출산 준비물**

Part 3 행복하고 건강한 임신 생활

- 134 　임산부 운동
- 144 　임신 중 피부 관리
- 150 　수면의 질 높이기
- 151 　꼭 챙겨야 할 영양소와 영양제
- 156 　태교, 엄마와 태아의 유대감 쌓기
- 157 　임신 중 성생활
- 160 　임신 중 여행
- 161 　임신 중 웨딩
- 162 　임신 이벤트
- 165 　임신 중 반려동물 키우기

| 출산 |

Part 4 안전한 분만

- 170 　 분만 방법 선택하기
- 174 　 분만 징후와 대응
- 176 　 자연 분만
- 185 　 제왕 절개
- 190 　 출산 전후에 남편이 해야 할 일

Part 5 몸과 마음을 회복시키는 산후조리

- 192 　 산후조리 도움받기
- 196 　 출산 후 신체 변화
- 199 　 출산 후에 나타나는 대표적인 질병
- 202 　 산후 우울증
- 203 　 산욕기 기본 관리법
- 206 　 산후 영양 관리
- 208 　 체형을 잡아 주는 산후 체조
- 210 　 산후 뷰티 케어
- 211 　 출산 후 성생활

임신

Part 1 임신 기초 정보 | Part 2 임산부 몸의 변화와 태아의 성장 | Part 3 행복하고 건강한 임신 생활

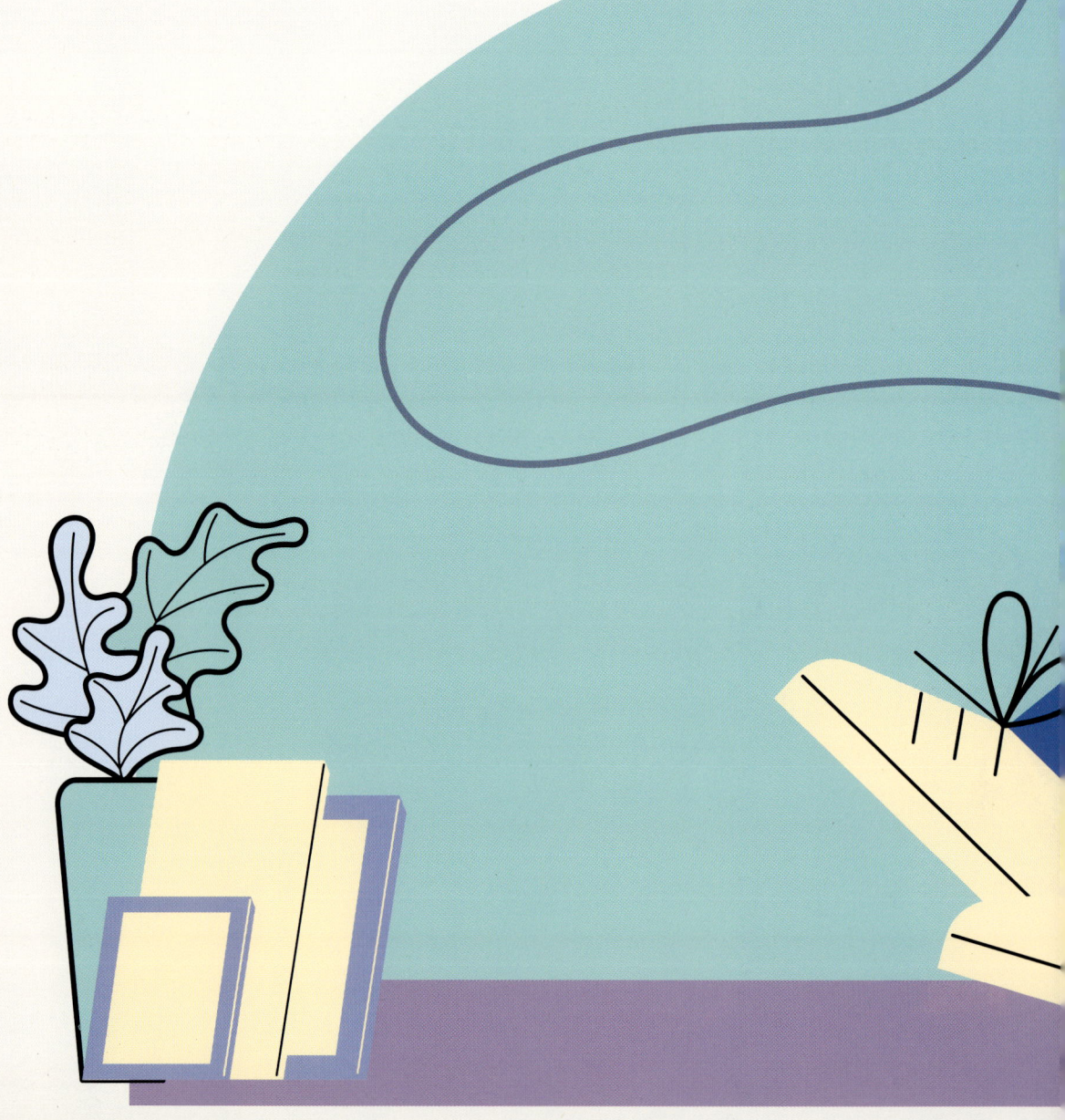

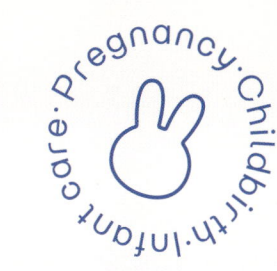

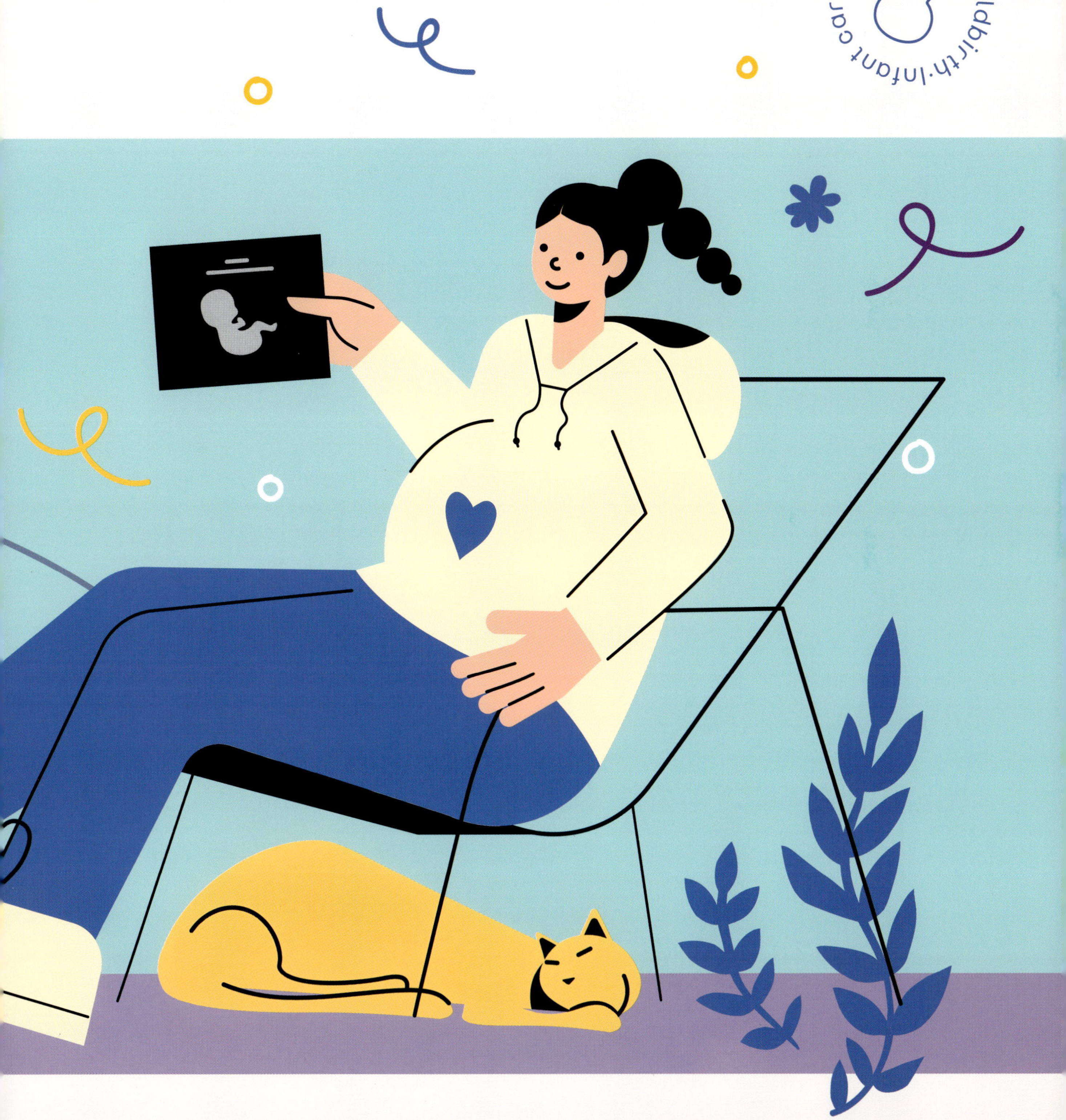

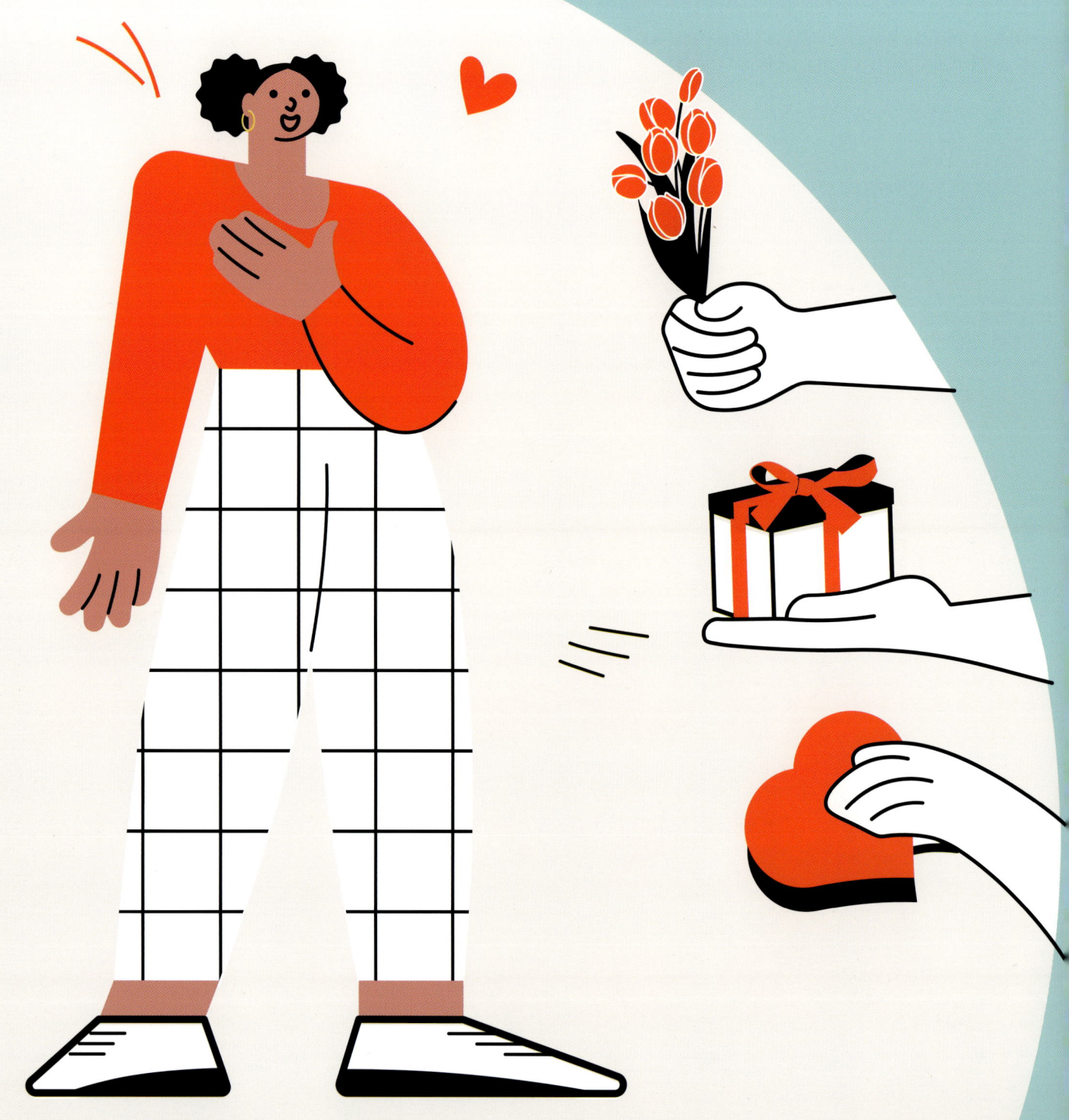

PART 1
임신 기초 정보

임신 테스트기에 뜬 두 줄. 임신이 된 것 같아 가슴이 콩닥거려요.
그럼 이제부터 무엇을 해야 할까요?
임신 확진을 위한 진료 과정,
시기별로 챙겨야 할 산전 검사,
임산부를 위한 국가 지원 제도와 보건소 활용법 등
임신을 하면 꼭 알아 두어야 할 정보를 꼼꼼하고 알기 쉽게 담았습니다.
임신과 관련한 기본 지식과 임신 기간에 해야 할 일들이
머릿속에 가지런히 정리될 거예요.

Part 1 임신 기초 정보

임신 확인하기

생리 중단은 임신을 알리는 대표적인 증상이지만 다른 이유로도 생리가 멈출 수 있습니다. 임신 여부를 확인하는 방법에는 어떤 것들이 있을까요?

여러 가지 임신 초기 증상

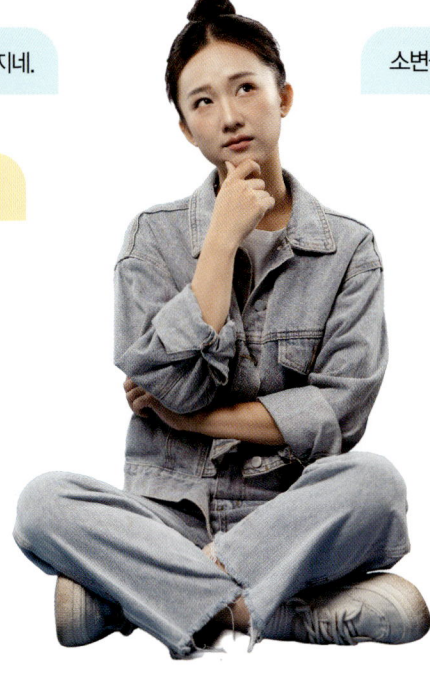

- 생리가 늦어지네.
- 소변을 자주 보고, 없던 변비가 생겼어.
- 속이 메스껍고 구역질이 나.
- 질 분비물이 늘었어.
- 입맛도 없고 소화가 잘 안 돼.
- 몸이 노곤하고 쉽게 피로해져.
- 미열이 있는데 으슬으슬 춥기도 해.
- 가슴이 커지고 부은 것 같아.
- 머리가 아프고 어지러워.
- 유두가 거무스름해지고 스치기만 해도 아파.

원래 생리가 불규칙하다면

생리 주기가 일정하지 않으면 배란일을 예측하기 어렵습니다. 무엇보다도 자궁이나 난소에 질환이 있거나 배란이 안 되어 생리가 불규칙할 수 있으니 빨리 진단을 받아 보는 것이 좋습니다. 내버려두면 아기를 갖는 데 문제가 생길 수 있기 때문입니다. 과로와 스트레스, 술과 담배, 비만이나 무리한 다이어트도 생리 불순의 원인이 될 수 있으므로 평소 생활 습관도 되돌아보아야 합니다.

착상혈

임신 극초기에 출혈이 있으면 생리로 착각하거나 갑작스러운 출혈에 당황할 수 있습니다. 착상혈은 자궁 내막에 수정란이 착상할 때 생기는 출혈로, 임신 초기 증상 중 하나이며 임산부나 태아에게 해가 되지 않습니다. 매우 소량이며 분홍색이나 갈색을 띱니다. 보통 소변을 볼 때 비치거나 속옷에 묻어나며, 1~3일 정도 짧게 지속됩니다. 전체 임산부의 10~30% 정도가 착상혈을 경험합니다.

임신을 확인하는 방법

일반적으로 임신을 확인하는 방법은 네 가지입니다. 간편하게 집에서 확인할 수 있는 자가 임신 진단 시약 테스트가 있고, 병원에 가서 확인할 수 있는 소변 검사, 혈액 검사, 초음파 검사가 있습니다.

임신 진단 시약 테스트 가장 간단하게 임신을 확인하는 방법으로 흔히 '임테기'라고 부르는 임신 테스트기를 사용합니다. 소변에 섞여 나오는 임신 호르몬을 측정하여 임신 여부를 표시해 줍니다. 수정 후 2주 정도 지나서(생리 예정일 이후) 검사하는 것이 좋고, 임신 호르몬이 농축되어 배출되는 아침 첫 소변으로 검사했을 때 정확도가 더 높아집니다. 임신 테스트기의 정확도는 상당히 높은 편이지만 검사 시기나 방법, 테스트기의 오류 등으로 잘못된 결과가 나올 수 있으므로, 테스트 결과가 음성이어도 계속 임신 초기 증상이 나타난다면 병원에 가서 검사를 받아 보아야 합니다.

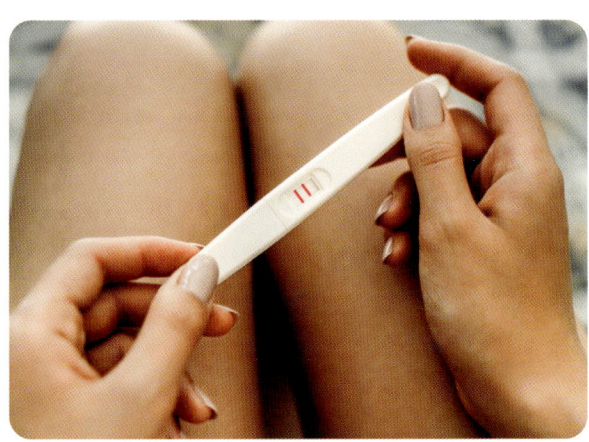

보통 테스트기에 두 줄이 나타나면 임신이고, 한 줄만 나타나거나 줄이 없으면 임신이 아닙니다. 두 줄이 희미하다면 2~3일 지나 다시 검사해 보는 것이 좋습니다.

소변 검사 병원에 갔을 때 임신을 확인하는 첫 번째 검사입니다. 소변 검사도 임신 테스트기 검사와 마찬가지로 임신 호르몬인 인간 융모성 성선 자극 호르몬(human Chorionic Gonadotropin, hCG)을 이용하는 방법입니다. 수정 후 2주가 지난 시점부터 정확도가 높아집니다.

혈액 검사 혈액 속에 녹아 있는 임신 호르몬의 농도를 재서 임신 여부를 진단하는 방법으로, 임신 테스트기나 소변 검사보다 정확합니다. 수정 후 2주가 지난 시점부터는 임신 여부를 정확히 알 수 있습니다.

초음파 검사 임신 4~5주 정도부터 질식 초음파 검사를 하여 임신 여부를 확인할 수 있습니다. 질식 초음파는 질 안에 진단 장치를 넣는 방식으로 보통 임신 초기에 이 검사 방식을 사용합니다. 초음파 검사에서 아기집(태낭, 임신낭)이 확인되면 정상적으로 임신되었다는 뜻입니다.

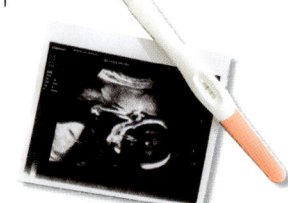

*초음파 검사에 대한 자세한 내용은 22~25쪽 참고

화학적 임신과 화학적 유산

임신 테스트기상 양성 소견이 나오나 초음파에서는 아기집이 확인되지 않은 채 생리처럼 출혈로 흘러나오게 되는 아주 초기 유산을 화학적 임신이라고 합니다. '화학적'이란 표현이 들어간 이유는 수정란이 자궁 내 착상되어 임신 호르몬을 분비하나 아기집으로 발육하는 데는 실패하여 화학적 검사상에서만 임신 여부를 확인할 수 있기 때문입니다. 보통 임신 5주 차 이전에 일어나기 때문에 대부분의 경우 모르고 넘어갈 수도 있습니다.

화학적 임신은 의학적으로 임신으로 분류하지 않으며, 화학적 유산에 대해서도 별다른 조치를 하지 않습니다. 화학적 유산이 일어난 뒤 곧바로 임신을 준비해도 됩니다. 다만, 화학적 유산이 반복된다면 원인을 찾아 치료를 해야 임신 성공률을 높일 수 있습니다. 화학적 유산의 주된 원인은 배아의 염색체 이상으로 알려져 있습니다. 이 밖에 자궁 내막 문제, 호르몬 불균형, 면역 반응, 극심한 스트레스, 음주와 흡연 등이 원인으로 꼽힙니다.

임신을 계획하고 있다면

먼저 산부인과에 가서 상담을 받아요

임신 전 상담을 받으면 임신하기에 적절한 건강 상태인지 확인하고 그에 맞는 처방을 받을 수 있습니다. 예를 들어 고혈압, 당뇨병, 갑상샘 질환과 같이 임신에 영향을 주는 질병이 있는지 확인하여 이런 질환이 있다면 임신 전에 체계적으로 체중 관리와 혈압 조절, 혈당 관리를 해야 임신 합병증의 위험을 줄일 수 있습니다. 갑상샘 약과 같이 지속적으로 복용하는 약이 있다면, 임신한 후에 계속 먹어도 될지, 태아에게 더 안전한 약으로 바꾸어야 할지, 일정 기간 약을 끊어야 할지 등을 상담하고 복용 계획을 세울 수 있습니다.

가족 중 유전 질환을 겪는 사람이 있을 때도 상담이 필요합니다. 상담과 진단을 통해 유전 질환의 발생 가능성, 임신 중 태아의 유전 질환 검사 등에 대해 미리 알고 대비할 수 있습니다. 예비 임산부의 과거 병력도 중요한 상담 항목입니다. 기형아 분만, 조산·태반 이상, 반복적인 유산 등을 경험한 여성이라면 꼭 상담하여 전문의의 도움을 받아야 합니다.

풍진, 수두, B형 간염의 면역 여부를 검사하여 면역이 없는 경우라면 예방 접종을 해야 합니다. 특히 풍진이나 수두 백신은 대표적인 생백신(살아 있는 바이러스를 넣은 백신)으로 임신 기간에 맞으면 위험할 수 있으므로 꼭 임신 전에 접종하여 항체를 만들어 두어야 합니다. 그 밖에 식단이나 생활 습관 등에 대해서 조언을 들을 수 있습니다.

폴산(엽산)을 챙겨 먹어요

임신을 계획하고 있다면 꼭 폴산을 챙겨 먹도록 합니다. 폴산은 임신 초반에 태반을 만들고 기형을 예방하는 데 중요한 역할을 하는 영양소입니다. 폴산이 부족하면 태아의 신경관 발달에 문제가 생길 수 있고 조산이나 유산, 저체중아 출산의 위험성도 높아집니다. 신경관 결손은 임신 극초기에 발생할 수 있으므로 임신 전부터 폴산을 충분히 섭취해야 합니다. 가능하면 임신 3개월 전부터 폴산을 섭취하세요.

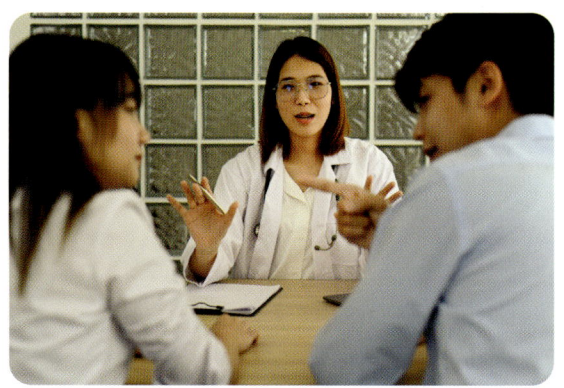

임신 전 상담을 받으면 막연하게 걱정하던 임신 관련 문제에 대한 해결책을 듣거나, 잘못 알고 있던 임신 상식을 바로잡을 수 있습니다. 또한 일반적으로 건강한 사람이더라도 상담과 진단을 통해 생각지도 못한 부분에서 임신과 관련된 문제를 발견하고 미리 대비할 수 있습니다.

Q 임신을 했는데 임신 증상을 느끼지 못해요. 괜찮은 걸까요?

A 임산부마다 건강 상태와 호르몬 변화 정도가 다르므로 임신 증상을 느끼는 정도도 다 달라요. 증상을 거의 느끼지 않고 지나가는 사람도 있고, 증상이 있다가 없어지기도 합니다. 임신 증상을 느끼지 못한다고 해서 불안해하지 말고, 정기 검진을 받을 때 담당의에게 신경 쓰이거나 염려되는 부분을 자세히 물어보세요. 상담을 받고 나면 마음이 훨씬 편안해질 거예요.

Part 1 임신 기초 정보

첫 산부인과 진료 미리 보기

임신 증상이 나타나거나 임신 테스트기로 임신 양성 반응을 확인했다면 산부인과 병원에 가서 산전 초기 검사를 받아야 합니다. 첫 진료에서 어떤 검사를 받는지, 또한 검사를 통해 확인하는 내용은 무엇인지 알아봅니다.

산전 초기 검사를 꼭 받아야 하나요?

산전 검사는 임신 중 산모와 태아의 건강 상태를 검사하는 것입니다. 산전 초기 검사는 임신 징후를 느끼거나 확인한 후 제일 처음 받는 검사로, 반드시 받아야 합니다. 초기 검사를 통해 임신이 정상적으로 진행되고 있는지 확인할 수 있고, 임산부와 태아의 건강 상태를 정확하게 판단할 수 있습니다. 이때 확인한 결과를 바탕으로 이후의 산전 검사 계획을 세우고 진행합니다. 특히 임산부와 태아에게 영향을 미칠 수 있는 지병이나 감염병이 있는지 확인하여 예방과 치료 계획을 세움으로써 더욱 안전하고 건강하게 임신 기간을 보낼 수 있는 기초를 제공합니다.

❗ 임신 징후를 느껴서 병원에 갔어도 임신 주수가 너무 이르면 아기집을 확인할 수 없습니다. 이 경우 몇 주 후에 다시 병원에 가서 초기 검사를 받아야 합니다. 일반적으로 임신 5~8주로 예상되는 시기에 가면 임신 확진과 더불어 산전 초기 검사까지 한꺼번에 받을 수 있습니다. 다만, 개인의 건강 상태나 임신 이력에 따라 좀 더 초기부터 관리해야 하는 임산부도 있으니 참고하세요.

첫 진료인데 무엇을 준비해야 하나요?

준비물 신분증과 질문 메모지를 챙기세요. 신분증은 반드시 가져가야 하고, 질문 메모지는 의사에게 궁금한 내용을 물어보는 데 필요합니다. (스마트폰 메모장을 활용해도 좋아요.) 질문 내용을 미리 적어 두지 않으면 막상 의사를 대면했을 때 궁금한 사항을 빠짐없이 묻기가 쉽지 않습니다. 태아의 건강 상태, 임신 징후, 생활 방식, 기호식품 섭취 등 임신과 관련하여 궁금한 것은 무엇이든 메모해서 가져가세요. 그리고 병원에 가서 접수한 후, 초진 시 의사가 기본적으로 알아야 할 정보를 문진표에 작성해야 하므로 다음 내용을 미리 정리해 두면 좋습니다.

산부인과 첫 진료 시 일반적인 문진 내용

- 마지막 생리 시작일
- 생리 주기
- 첫 생리 나이
- 약물 복용 여부
- 유산/조산 경험 여부
- 선천성 질환, 지병 유무
- 가족력
- 큰 병, 수술 이력
- 알레르기 여부
- 난임 치료력
- (출산 경험이 있는 경우) 임신 경과 및 출산 시 문제 유무

옷차림/화장 내진할 때 속옷을 벗어야 하므로 입고 벗기 편한 속옷을 입는 것이 좋고, 바지보다는 치마 차림이 좋습니다. 또한 검진 시 혈색을 알아볼 수 있게 화장은 연하게 합니다.

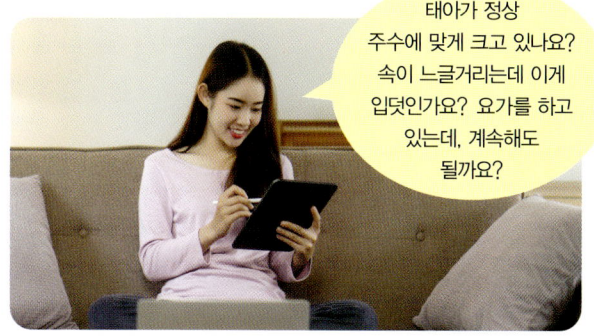

태아가 정상 주수에 맞게 크고 있나요? 속이 느글거리는데 이게 입덧인가요? 요가를 하고 있는데, 계속해도 될까요?

첫 진료에서 어떤 검사를 받나요?

검사 항목	검사 목적	비고
몸무게, 혈압 측정	• 임산부와 태아의 기본적인 건강 지표	• 내원 시 매번 측정함 • 혈압이 높으면 임신 중독증으로 발전할 수 있으므로 꾸준히 혈압을 측정하여 관리함
소변 검사	• 임신 여부 확인 • 당뇨/단백뇨 여부 확인 • 신장·방광·요도의 감염 여부 확인	처음 나온 소변은 버리고 중간에 나온 소변을 종이컵 1/4쯤 받으면 가장 정확하게 측정할 수 있음
문진	• 임산부에 대한 정보 확보 • 산전 진단 검사의 기초 자료	문진표의 답변 내용을 바탕으로 의사가 질문함
촉진, 내진	• 촉진: 의사가 손으로 복부 등을 만져서 자궁과 난소의 상태를 검사함 • 내진: 질 안에 기구를 넣어 상세 관찰	진찰 방식은 상황에 따라 다를 수 있음
질식 초음파 검사	• 아기집 위치와 크기 확인 • 태아의 심장 박동 확인 • 임신 주수 확인 • 자궁 내 환경(정상 임신 여부) 확인	이때 자궁 경부의 세포를 채취하는 자궁 경부암 검사를 함께 진행하기도 함
혈액 검사	• 빈혈, 간 기능, 콩팥 기능, 갑상샘 기능 확인 • 혈액형 및 Rh 인자 확인 • 간염 항체 유무 확인 • 에이즈 및 매독, 풍진 감염 여부 확인	• 임산부와 태아가 둘 다 Rh+이거나 Rh−이면 괜찮지만, 서로 다를 경우 태아가 태내에서 사망하거나 태어난 직후 황달이 심해질 수 있음 • 종합 병원이나 산부인과 전문 병원에서는 당일~1일 이내, 개인 병원에서는 3~4일 내에 검사 결과가 나옴
자궁 경부암 검사	• 자궁 경부암 여부 확인	1년 이내 검사 이력이 없는 경우에 검사함

임신이 확진되면 병원에서 '임신 확인서'를 발급해 주고, 산모 수첩을 제공합니다. 그리고 국민건강보험공단에 임산부 등록도 해 줍니다. 직장인이라면 단축 근무 신청에 필요한 의사 진단서나 소견서도 요청하여 한 번에 받아 두면 편리합니다. *정부 지원 제도에 대한 자세한 내용은 28~34쪽 참고

Q 성관계를 한 다음 날 검사를 받아도 괜찮을까요?

A 성관계 후 24시간 이내에는 검사 결과가 정확하지 않을 수 있습니다. 따라서 검사 전날에는 성관계를 하지 않는 것이 좋습니다. 병원에 가기 전에 몸을 깨끗이 씻되, 분비물 검사를 해야 하므로 질 안은 씻지 않습니다.

Q 질식 초음파 검사나 자궁 경부암 검사를 받을 때 아픈가요?

A 약간의 이물감이나 불편함은 느낄 수 있지만, 큰 통증은 없으니 안심하세요. 긴장하지 않고 몸에서 힘을 빼면 거의 통증 없이 검사를 받을 수 있습니다.

Part 1 임신 기초 정보

임신 주수와 분만 예정일 계산 방법

병원에서 임신을 확인하면 보통 임신 5~6주 차라는 이야기를 듣습니다. 이제 막 임신한 것 같은데 벌써 임신 2개월 차라니 믿어지지 않지요. 임신 주수와 분만 예정일을 계산하는 방법, 지금부터 알아봅니다.

임신 280일과 10개월에 담긴 의미

보통 임신 기간을 280일이라고 하는데, 이는 생리 주기 28일(4주)을 기준으로 놓고 정한 기간입니다. 의과학이 발달하면서 소변 검사나 초음파 검사로 임신 여부를 정확히 확인할 수 있게 되었지만, 예전에는 마지막 생리 일자로 임신을 추정했습니다.

생리 주기가 28일이라고 할 때, 마지막 생리 시작일부터 배란이 일어나는 14일간은 사실상 임신 기간이 아니므로, 정확한 (평균) 임신 기간은 266일이라고 봐야 합니다. 그러나 정확한 수정 날짜나 착상 날짜를 알기 어려워 이 14일을 포함하여 임신 기간을 280일이라고 한답니다.

임신 주수와 분만 예정일을 왜 알아야 할까요?

기본적으로 분만 예정일을 알아야 임신 기간의 산전 관리와 분만 준비를 원활하게 할 수 있습니다. 보통 임신 기간을 초기·중기·후기로 나누고, 4주를 한 달로 계산하여 임신 1개월, 2개월처럼 개월로 표시하기도 합니다. 그러나 임산부와 태아의 성장 및 건강 상태를 정확하게 파악하고 안전하게 관리하려면 임신 주수를 알아야 합니다. 특히 태아는 일주일 차이로도 발달 상태가 크게 달라지고, 분만 예정일보다 너무 일찍 태어나거나 너무 늦게 태어나는 경우 일주일 차이는 태아의 건강에 악영향을 끼칠 수 있습니다. 그래서 병원에서 산전 관리 일정을 계획할 때도 전부 임신 주수를 기준으로 합니다.

임신 주수를 어떻게 계산하나요?

마지막 생리 시작일(기준일)부터 일주일간을 0주라고 하고, 7~13일을 임신 1주, 14~20일을 임신 2주, 21~27일을 임신 3주라고 합니다. 따라서 분만 예정일 직전에는 임신 39주가 되고, 예정일부터는 임신 40주가 됩니다. 이를 표로 나타내면 다음과 같습니다.

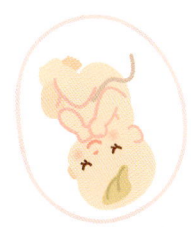

주수	개월	시기 구분
0주 0일~3주 6일	1개월	초기
4주 0일~7주 6일	2개월	초기
8주 0일~11주 6일	3개월	초기
12주 0일~15주 6일	4개월	중기
16주 0일~19주 6일	5개월	중기
20주 0일~23주 6일	6개월	중기
24주 0일~27주 6일	7개월	중기
28주 0일~31주 6일	8개월	후기
32주 0일~35주 6일	9개월	후기
36주 0일~39주 6일	10개월	후기
40주 0일	분만 예정일	

*이러한 주수 표현은 만 나이 계산법으로, 세계보건기구에서 정한 방법입니다.
*이 책에서는 주수/개월/시기 구분을 위 표를 기준으로 하였습니다.

분만 예정일을 어떻게 계산하나요?

스스로 계산하는 방법

마지막 생리일 + 280일

가장 기본적인 계산법입니다. 생리 주기 28일을 기준으로 하여 마지막 생리일에 280일을 더한 날을 분만 예정일로 계산합니다. 만약 생리 주기가 25일이면 3을 뺀 277일을 분만 예정일로 보면 됩니다. 반대로 생리 주기가 28일보다 길다면 길어진 날짜만큼 더합니다. 혼자서도 쉽게 할 수 있는 계산법이지만, 평소에 생리가 불규칙하다면 다른 계산법을 사용합니다.

네겔식 계산법

19세기에 독일 산부인과 의사인 프란츠 네겔이 고안한 계산법입니다. 마지막 생리 달 수에서 3을 빼고(뺄 수 없을 때는 9를 더함), 마지막 생리일에 7을 더하는 방식입니다. 즉, 다음과 같이 계산합니다.

- 마지막으로 생리한 달이 1~3월일 경우: (M+9)월 (D+7)일
- 마지막으로 생리한 달이 4~12월일 경우: (M−3)월 (D+7)일
- 마지막 생리한 날짜가 25일 이후일 경우: 예를 들어 4월 28일이 마지막 생리 시작일이라면 (4−3)월 (28+7)일 이므로 예정일은 1월 35일. 하지만 1월은 31일까지 있으므로 예정일은 2월 4일이 됨.

기초 체온 곡선 확인법

충분한 수면을 취한 뒤 일어나 곧바로 측정한 체온을 기초 체온이라고 합니다. 일반적으로 배란 후에는 배란 전에 비해 기초 체온이 올라가는데, 임신이 되면 출산 때까지 고온기가 계속 유지됩니다. 반면에 배란 후 임신이 되지 않으면 생리를 시작하면서 체온이 떨어집니다. 이러한 기초 체온의 특성을 이용하여 배란일을 확인해서 이 날짜에 266일(38주)을 더해 분만 예정일을 산출합니다. 평소에 기초 체온을 꾸준히 재어야 정확히 알 수 있습니다.

분만 예정일 계산기/임신 관련 앱

포털 사이트에서 임신 주수 계산기를 검색하면 쉽게 찾을 수 있습니다. 마지막 생리 시작일과 기준일(현재 날짜)을 입력하여 임신 주수와 분만 예정일을 간단하게 확인할 수 있습니다.

스마트폰에서 임신 관련 앱을 내려받아 쓸 수도 있습니다. 앱을 사용하면 기본적인 임신 주수와 분만 예정일 확인뿐 아니라 주수별 임산부·태아의 상태에 대한 안내, 임신·출산·육아 관련 정보, 커뮤니티 등을 활용할 수 있습니다.

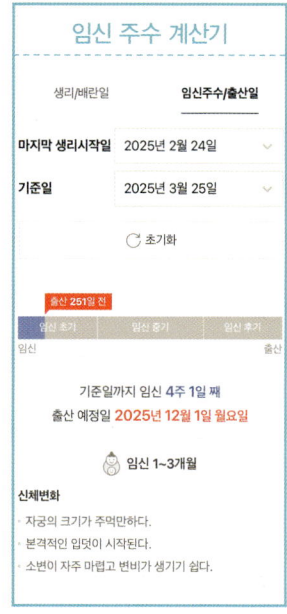
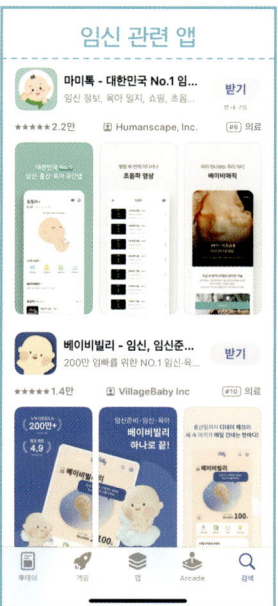

병원에서 계산하는 방법

초음파 검사

생리 주기가 불규칙하거나 마지막 생리 날짜를 정확히 모를 때 초음파 검사로 분만 날짜를 예측할 수 있습니다. 극초기에는 아기를 감싸고 있는 아기집의 크기로, 임신 7~12주에는 태아의 머리끝부터 엉덩이까지의 길이(CRL)로, 임신 12주 이후에는 태아의 머리 크기를 기준으로 분만 예정일을 산출합니다.

자궁저 높이

태아가 자라고 있는 자궁의 크기, 특히 자궁저 높이를 재서 임신 주수를 추정할 수 있습니다. 자궁저 높이는 골반 앞쪽의 치골부터 자궁의 가장 높은 곳까지의 길이를 말합니다. 보통 임신 20~31주의 자궁저 높이는 임신 주수와 거의 일치합니다. 가령 임신 24주면 자궁저 높이는 약 24cm입니다. 자궁저 높이는 임신 9개월에 가장 높고, 만삭 때는 태아가 밑으로 내려오므로 조금 낮아집니다.

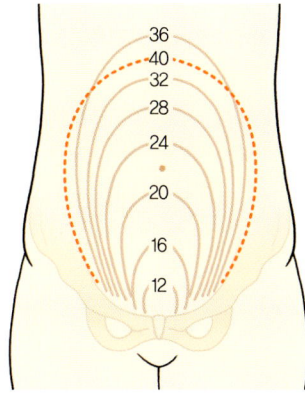

◀ 자궁저 높이
주수에 따른 자궁저 높이를 나타냅니다. 9개월에 해당하는 36주차에 가장 높습니다.

분만 예정일은 정확한가요?

분만 예정일에 아기를 낳는 경우는 전체 임산부의 5~7% 수준입니다. 대다수 임산부가 분만 예정일보다 조금 빨리 분만하거나 조금 늦게 분만합니다. 초산부는 예정일이 거의 다 되어 분만하거나 예정일보다 늦게 분만하는 경우가 많고, 경산부는 초산부에 비해 일찍 분만하는 경우가 많습니다.

분만 예정일은 정상적인 분만의 기준점 역할을 합니다. 임신 37주부터 41주 6일 사이에 분만하면 정상적인 분만으로 봅니다. 37주 이전에 낳으면 조산/조기 분만, 42주 이후에 낳으면 과숙/지연 분만에 해당하며, 둘 다 태아의 건강에 안 좋은 영향을 끼칠 수 있습니다. 따라서 분만 예정일을 기준으로 조산이나 과숙 분만의 징후가 보이면 병원에서는 임산부와 태아의 건강과 안전을 고려하여 최선의 판단을 하여 조치를 취합니다.

임신, 배란에서 착상까지

임신이 되려면 배란 → 수정 → 착상의 세 단계를 거쳐야 합니다.

배란 난자가 난소에서 나팔관으로 배출되는 것을 말합니다. 난자를 배출하는 날이 곧 '배란일'입니다. 배란일은 다음 생리 예정일로부터 14일 전이며, 배란 예정일 5일 전부터 배란 예정일 이후 2~3일까지가 가임기에 해당합니다. 따라서 생리가 규칙적이면 배란일과 가임기를 쉽게 예측할 수 있습니다.

[예시] 생리 주기가 30일로 규칙적이고 가장 최근 생리 시작일이 6월 28일이면?
- 다음 생리 예정일: 7월 28일
- 배란 예정일: 7월 28일-14일= 7월 14일
- 가임기: 7월 9일~7월 17일

수정 난자와 정자가 만나 결합하는 것을 말합니다. 성관계를 통해 질 속으로 들어간 수억 개의 정자들이 긴 꼬리로 헤엄을 쳐서 나팔관에 도착하는데, 난자와 결합하는 정자는 보통 한 개입니다. 수정이 되면 그 순간 난자 표면에 단단하고 두꺼운 막이 만들어져 다른 정자가 더 이상 들어오지 못합니다. 이렇게 난자와 정자가 하나로 합쳐진 결합물을 '수정란'이라고 합니다.

착상 수정란이 자궁 내막의 표면을 녹이고 파묻히는 것을 착상이라고 합니다. 이 상태가 되어야 비로소 임신되었다고 합니다. 착상된 수정란은 그때부터 모체로부터 영양분을 공급받아 자라기 시작합니다. 보통 수정 후 착상까지 일주일 정도 걸립니다.

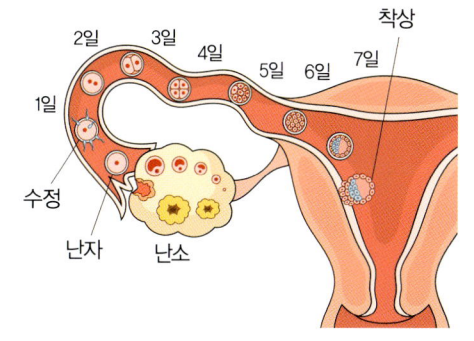

Part 1 임신 기초 정보

시기별 산전 검사

산전 관리는 반드시 받아야 합니다. 정기적인 산전 검사를 통해 임산부와 태아의 건강 상태를 확인하고, 임신과 관련하여 생길 수 있는 이상이나 질병을 예방·치료할 수 있기 때문입니다.

산부인과에 가서 첫 번째 산전 검사를 한 이후에는 임신 주수를 기준으로 정기적인 산전 검사를 받아야 합니다. 보통 임신 28주까지는 4주 간격으로, 28주부터 36주까지는 2주 간격으로, 36주 이후인 막달에는 1주 간격으로 검사를 받습니다. 병원 방문 간격은 임산부와 태아의 상태나 임산부의 이전 병력 등에 따라 조정되기도 합니다.

기본적으로 병원에 올 때마다 혈압과 체중을 재고, 태아의 심장 박동을 확인합니다. 그리고 임신과 관련된 증상이나 특이 사항이 있는지 물어봅니다.

❗ 병원에 갈 때는 병원에서 제공한 산모 수첩을 꼭 가지고 가세요. 산모 수첩에는 주기별로 받아야 할 검사 내용과 임신 관련 정보가 들어 있고, 내원할 때마다 기본적인 검사 기록(주수, 체중, 혈압 등)과 다음 진찰일 등을 작성해 줍니다. 임산부 등록을 하면 보건소에서도 산모 수첩을 받을 수 있습니다. 최근에는 산모 수첩의 기능을 스마트 기기로 옮긴 어플이 많이 활용되고 있습니다.

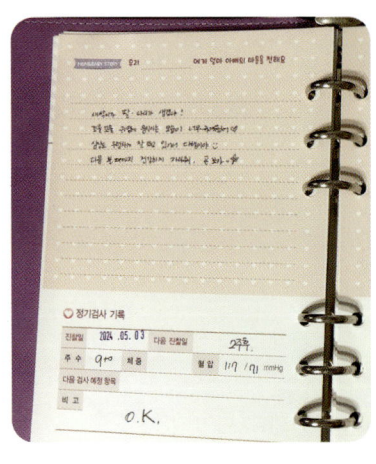

병원마다 산모 수첩의 구성이나 형태가 달라요. 임신 일기를 쓰거나 초음파 사진을 붙일 수 있게 구성한 산모 수첩도 있어요.

시기별 산전 검사의 특징을 알려 주세요

초기 산전 검사 임산부와 태아의 건강 상태를 전반적으로 확인합니다. 다운 증후군 등의 염색체 이상 위험군도 이 시기에 발견할 수 있습니다.

중기 산전 검사 기형아 검사를 비롯해 여러 정기 검사를 진행하여 태아의 발달 상태를 면밀하게 살펴봅니다. 초음파 검사를 통해 태아의 각 기관이 제대로 발달하고 있는지 확인하고, 필요한 경우 추가적인 혈액 검사와 유전자 검사를 시행합니다.

후기 산전 검사 태아의 성장 정도, 태아의 위치, 양수의 양 등을 확인합니다. 또한 임산부와 태아의 건강 상태를 면밀히 점검하는 검사들을 진행합니다. 36주 이후에는 분만을 위한 최종 검사를 진행하고 분만 방법에 대해 논의합니다.

수많은 산전 검사, 다 받아야 할까요?

산전 검사 중에는 필수 검사가 있고, 임산부의 필요에 의해 선택적으로 받는 검사도 있습니다. 따라서 어떤 검사를 언제, 왜 받는지 알아 두어야 합리적인 의사 결정을 할 수 있습니다. 다만, 35세 이상이거나 유전 질환 등이 있는 고위험 임산부라면 전문의가 권유하는 검사를 가능하면 받는 것이 좋습니다.

또한 정기 검진 시기가 아니라도 질 출혈, 지속적이거나 심한 복통, 소변 시 이상 증세, 심한 멀미·구토·두통, 갑작스러운 시력 저하, 오한과 발열, 파수 등의 증상이 발생하면 바로 병원에 가야 합니다.

[임신 시기별 산전 검사]

시기(주수)	선별 검사	진단 검사	비고
10주~	• NIPT 검사		
11~13주	• 초기 정밀 초음파 검사 (태아 목덜미 투명대 측정) • 1차 기형아 검사 (다운 증후군 선별 검사)	• 융모막 검사 (염색체 이상 시)	폴산제 복용 권장 (임신 3개월 전~임신 12주)
15~20주	• 2차 기형아 검사 (다운 증후군 선별 검사)	• 양수 검사 (염색체 이상 시)	철분제 복용 시작 (출산 후 3개월까지. 빈혈이 있으면 초기부터 복용)
20~24주	• 중기 정밀 초음파 검사 (외형적 기형, 장기 기형 판단)		
24~28주	• 임신성 당뇨 검사	• 입체 초음파 검사	
28~32주	• 빈혈 검사		
36주 이후	• 분만 전 혈액 검사 • 태동 심박 검사 • 둔부 태위 검사		내진, 분만 방법 논의

기형아 검사는 이름이 주는 느낌 때문에 임산부들이 더 무서워하는 경향이 있습니다. 하지만 선별 검사에서 대부분 정상으로 나오니 너무 걱정하지 마세요. 혹시 이상 소견이 나와도 진단 검사에서 대부분 정상 판정이 나옵니다.

[산전 검사 쉽게 이해하기]

NIPT 검사 산모의 혈액 속에 있는 태아의 DNA를 분석하는 검사로, 안전하고 높은 정확도를 가지고 있습니다.

태아 목덜미 투명대 초음파로 태아의 목덜미 투명대의 두께를 재서 태아의 염색체 이상을 예측합니다. 두께가 정상 범위(3mm)를 넘어서면 선천성 기형이나 유전 질환과 관련성이 있다고 봅니다.

융모막 검사 염색체 이상에 대한 확인이 필요한 경우에 실시하는 검사입니다. 태반의 융모막 융모 조직 일부를 떼어 내어 검사합니다.

양수 검사 기형아 선별 검사 결과에 이상이 있을 때 선택할 수 있는 검사입니다. 양수에 있는 태아 세포에서 DNA와 염색체를 추출하여 이상 여부를 확인합니다.

선별 검사, 진단 검사 태아 기형 검사는 크게 선별 검사와 진단 검사로 나뉩니다. 선별 검사는 기형 여부를 평가하는 검사로 임산부의 혈액을 채취하여 검사합니다. 선별 검사 결과에서 기형일 확률이 높게 나온 경우에 진단 검사로 재확인합니다. 융모막 검사, 양수 검사가 이런 진단 검사에 속하며, 주삿바늘을 직접 자궁 안에 넣어 태아에서 유래한 검체를 검사하는 침습적 진단으로 정확도는 99% 이상입니다.

처음부터 진단 검사를 하지 않는 이유는 진단 검사가 선별 검사에 비해 유산 위험성이 있고 검사 비용도 훨씬 비싸기 때문입니다. 다음과 같은 경우에 양수 검사를 권합니다. *기형아에 대한 자세한 내용은 37~39쪽 참고

- 태아 목덜미 투명대 두께가 3mm 이상인 경우
- 선별 검사에서 고위험군 판정을 받은 경우
- 35세 이상의 고위험 임산부
- 염색체 이상이 있는 태아를 분만한 경험이 있거나 가족력이 있는 경우
- 원인 불명의 사산아를 출산한 경험이 있는 경우

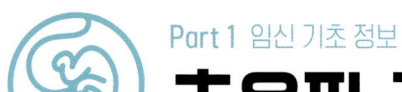

Part 1 임신 기초 정보

초음파 검사와 초음파 사진 읽기

초음파 검사를 하고 나서 받은 초음파 사진은 보고 또 봐도 신기하기만 합니다. 초음파 검사 방법과 진단 내용, 초음파 사진 읽는 방법에 대해 자세히 알아봅니다.

초음파 검사, 어떻게 하나요?

산전 진단에서 초음파 검사는 진단 장치에서 발생하는 초음파가 태아의 몸에 부딪혀 되돌아오면 이를 이용하여 태아의 모습으로 이미지화한 것입니다. 초음파 검사는 검사 방식에 따라 질식 초음파 검사와 복부 초음파 검사로 나뉩니다.

질식 초음파 검사 길쭉한 막대 모양의 검사용 프로브(탐촉자)를 질에 넣어 검사하는 방식입니다. 태아가 아주 작은 임신 초기에 시행하며 자궁 내 기관의 이상 여부, 아기집, 난황, 태아 심박동 등을 확인할 수 있습니다.

복부 초음파 검사 바로 누운 자세에서 복부에 초음파 젤을 바르고 앞이 둥근 검사용 프로브로 문지르면서 진단하는 방식입니다. 임신 중기부터는 복부 초음파 검사로 바꾸어 검사합니다.

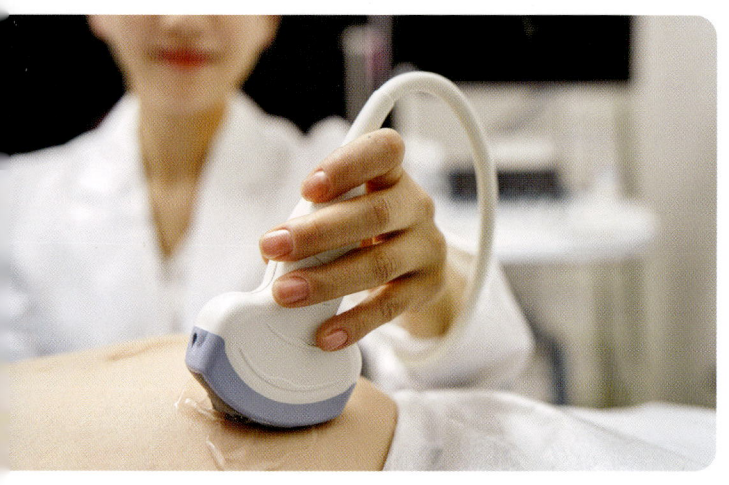

임산부가 복부 초음파 검사를 받는 모습이에요.

초음파 검사 종류에는 어떤 것이 있나요?

진단 목적에 따라 일반 초음파 검사, 정밀 초음파 검사, 입체 초음파 검사를 실시합니다.

일반 초음파 검사 태아와 태아를 둘러싼 자궁 환경이 건강한지를 전반적으로 확인합니다.

정밀 초음파 검사 일반 초음파 검사보다 더 세밀하게 관찰하는 검사로, 고해상도 초음파 기기를 사용합니다. 임신 20~24주에 진행하는 중기 정밀 초음파 검사가 가장 중요하며, 이때 태아의 손발, 팔다리 같은 외형과 뇌, 심장 등의 주요 장기에 선천성 기형이 있는지를 중점적으로 관찰합니다.

입체 초음파 검사 태아의 모습을 입체적으로 확인할 수 있는 검사로, 3D(정지 화면)와 4D(실시간 움직임) 초음파가 있습니다. 태아의 외형을 자세히 관찰한다는 점에서 정밀 초음파 검사의 진단 목적과 비슷한데, 이에 더해 태아의 실제 모습과 거의 유사한 형태로 볼 수 있어 임산부와 태아 간의 정서적 교감을 높이는 데 도움이 됩니다. 보통 아기의 이목구비가 뚜렷해지고 양수의 양이 적절한 28주 무렵에 검사를 진행하며, 검사 시간은 40분~1시간 정도로 일반 초음파 검사(5~10분), 정밀 초음파 검사(40분 전후)보다 긴 편입니다. 한편, 입체 초음파 검사는 필수가 아니며, 건강 보험 적용 대상이 아니라는 점도 기억해 두세요.

❗ AI 편집 기술을 갖춘 입체 초음파 기기를 도입하여 더욱 현실감 있고 또렷하게 태아의 모습을 보여 주는 병원도 있습니다.

병원에 갈 때마다 초음파 검사를 받나요?

임산부들은 태아의 상태를 눈으로 확인하고 싶어서 병원에 갈 때마다 초음파 검사를 받는 경우가 많습니다. 그러나 의료적 관점에서 보면 그렇게 할 필요는 없습니다. 초음파 검사가 꼭 필요한 시기가 아니면 초음파로 보더라도 임산부와 태아의 건강 관리에 필요한 정보를 많이 얻을 수 없기 때문입니다.

일반적인 건강한 임산부가 임신 기간에 꼭 받아야 하는 초음파 검사는 다음 네 가지입니다.

- 임신 여부를 확인하는 검사
- 임신 초기, 태아 목덜미 투명대 검사
- 임신 중기, 태아의 발달 상태를 면밀히 살피는 검사
- 임신 후기, 태반과 태아의 위치 및 성장 상태를 살피는 검사

이 네 가지 외에는 임산부와 태아의 건강 상태에 따라 달라집니다. 다태 임신이거나 조기 진통에 의한 조산 경험이 있는 임산부는 초음파 검사를 더 자주 합니다. 저체중아가 의심되거나 질 출혈이 있는 임산부 등 태아와 임산부의 건강에 이상 징후가 있는 경우에도 초음파를 더 자주 봅니다. 초음파가 혹시 태아에게 해로울까 걱정하는 분들이 있는데, 초음파 검사는 방사선을 사용하는 전자 기기와 달리 고주파의 음파를 사용하므로 태아와 임산부 모두에게 안전합니다.

건강 보험이 적용되는 초음파 검사

초음파 검사는 다음과 같이 임신 기간에 총 7회 건강 보험이 적용됩니다. 이때는 매우 저렴한 비용으로 초음파 검사를 받을 수 있습니다. 이 횟수를 넘어가면 본인이 전액을 부담해야 하므로 주수별 초음파 검사 계획을 잘 세워서 불필요한 검사 비용이 발생하지 않도록 하세요.

시기	초음파 종류	적용 횟수
13주 이하	일반	2회
11~13주	정밀	1회
14~19주	일반	1회
16주 이후	정밀	1회
20~35주	일반	1회
36주	일반	1회

*주수별로 적용 횟수가 넘어가면 건강 보험 적용이 안 됩니다.
*주수별로 인정되는 초음파 검사 횟수를 채우지 못했어도 다음 회차로 이월되지 않습니다.
*임신 과정 중 의학적 판단에 따라 태아에게 이상이 있거나 이상이 예상되는 경우에는 추가로 건강 보험 적용을 받을 수 있습니다.
*초음파 검사 시 건강 보험이 적용되었는지 확인할 수 있는 가장 좋은 방법은 진료비 영수증을 확인하는 것입니다.

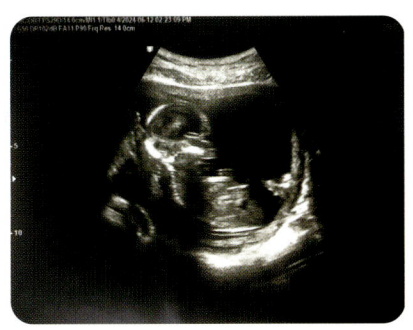

일반 초음파: 14주 차 태아와 자궁 안 환경

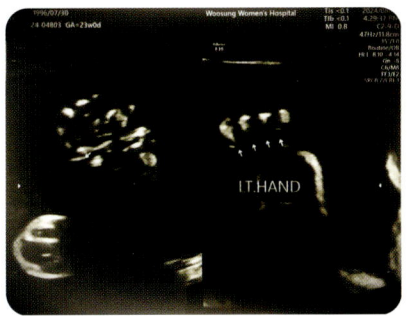

정밀 초음파: 23주 차 태아의 왼쪽 손과 손가락 다섯 개 확인

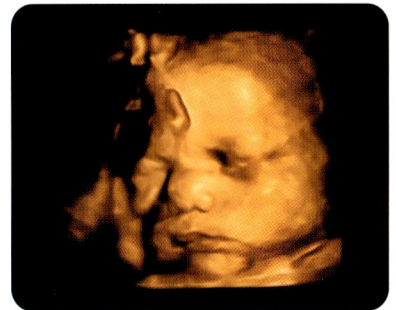

입체 초음파: 28주 차 태아의 입체적인 얼굴 모습

초음파 사진, 아는 만큼 보여요

태아 초음파 사진을 보면 일반적으로 우측 상단에는 초음파 기기에 대한 정보가 적혀 있고, 우측 하단에는 태아의 성장 상태를 확인할 수 있는 여러 가지 초음파 용어가 약어로 적혀 있습니다. 태아가 성장함에 따라 임신 초기와 중기 이후에 확인할 수 있는 주요 용어가 달라집니다.

임신 초기 초음파

초음파 사진에서 뼈처럼 단단한 조직은 하얗게 보이고, 부드러운 조직은 회색으로 보입니다. 양수, 혈관 등 액체가 있는 부분은 음파에 반응하지 않아 검은색으로 나타납니다.

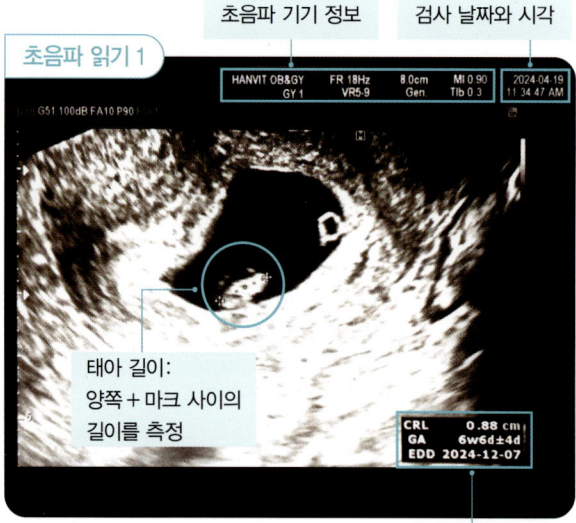

초음파 읽기 1 / 초음파 기기 정보 / 검사 날짜와 시각
태아 길이: 양쪽 + 마크 사이의 길이를 측정

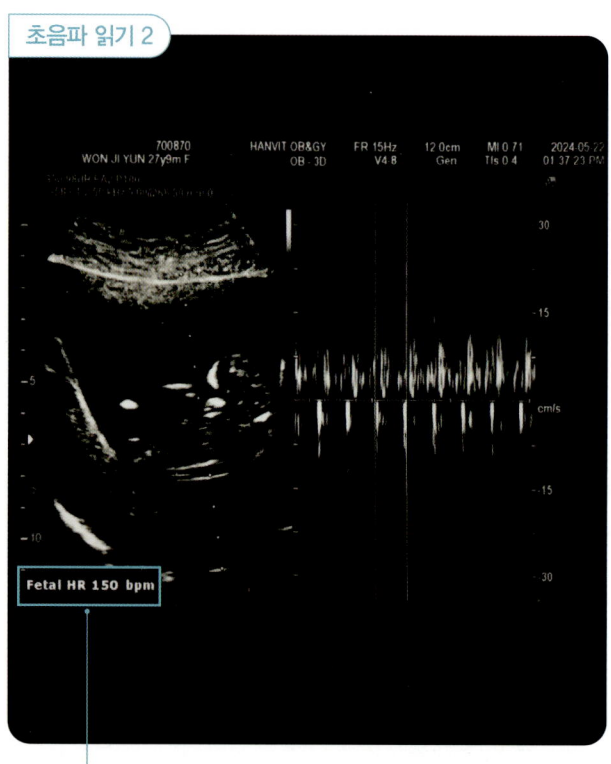

초음파 읽기 2

Fetal HR 150 bpm

CRL(Crown Rump Length): 태아의 머리~엉덩이 길이
GA(Gestational Age): 추정 임신 주수. w는 주수, d는 일자
EDD(Expected Date of Delivery): GA를 통해 산출된 분만 예정일

Fetal HR(Fetal Heart Rate): 태아의 심장 박동 수. 정상 범위는 110~180bpm

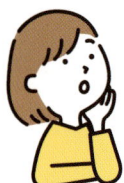

우리 아기는 지금 머리부터 엉덩이까지 길이가 0.88cm구나. 6주 6일째인데 앞뒤로 4일 오차가 있을 수 있대. 현재 성장 상태에서 분만 예정일은 12월 7일이야!

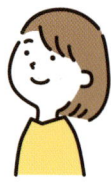

심박수가 150이면 완전 정상! 잘 자라 줘서 고마워!

임신 중기·후기 초음파

BPD, AC, FL, EFW 밑에 나오는 GA와 EDD는 각 지표를 바탕으로 산출된 추정 임신 주수와 추정 분만일입니다. 그래서 조금씩 차이가 납니다. 실제 임신 주수는 임신 초기인 7~9주에 정해지며, 이후의 추정 임신 주수에 의해 분만 예정일이 바뀌지는 않습니다.

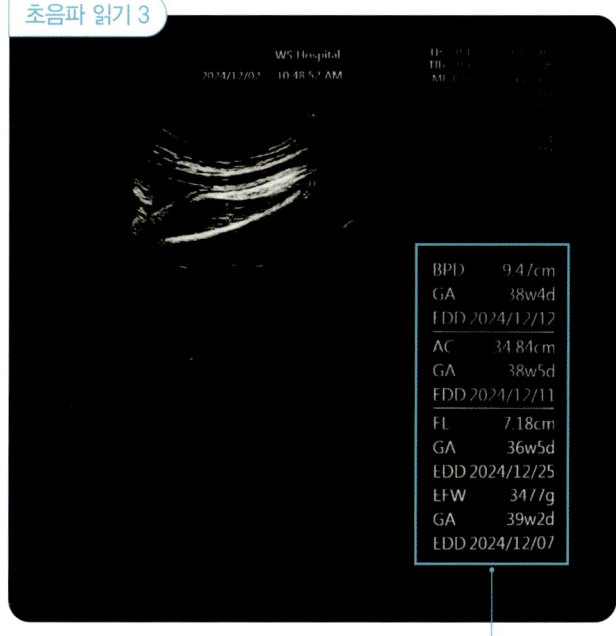

초음파 읽기 3

BPD(Biparietal Diameter): 머리 지름
AC(Abdominal Circumference): 복부 둘레
FL(Femur Length): 골반과 무릎 사이의 허벅지 뼈 길이
EFW(Expected Fetal Weight): 예상 몸무게. BPD/AC/FL을 바탕으로 추정

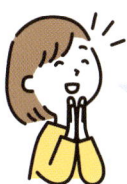

우리 아기 머리 지름은 9.47cm, 배 둘레는 34.84cm, 허벅지 길이는 7.18cm이구나. 이 지표들을 바탕으로 예상한 몸무게는 3,477g!

초음파 사진 잘 찍는 팁!

초음파 검사 당일, 배에 크림이나 오일 바르지 않기 배에 크림이나 오일이 남아 있으면 프로브가 확인하는 것을 방해하기 때문에 초음파 사진의 선명도가 떨어질 수 있습니다.

당 충전하기 초음파 검사를 하기 전에 달콤한 과일 주스나 초콜릿 우유를 마시면 태아가 좀 더 활발하게 움직입니다. 다만, 정밀 검사를 할 때 태아가 너무 많이 움직이면 검사 시간이 더 오래 걸릴 수 있으니 주의해 주세요.

검사 전 화장실 다녀오기 방광에 소변이 차 있으면 방광이 자궁을 밀어내어 태반의 위치를 정확히 알 수 없습니다. 특히 임신 초기에 질식 초음파 검사를 할 때 방광에 소변이 차 있으면 잘 보이지 않습니다.

Q 초음파 검사를 자주 해도 괜찮을까요?

A 초음파 검사를 반복적으로 해도 태아나 임산부에게 해가 되지 않습니다. 다만, 탯줄과 태아의 혈관 내 혈액 흐름을 확인하는 도플러 초음파 검사의 경우, 높은 에너지를 사용하기 때문에 임신 초기에는 최대한 적은 횟수로 30초 이내에 검사합니다. 입체 초음파 검사도 태아가 긴 시간 초음파에 노출되면 스트레스를 받을 수 있으므로 불필요한 반복 검사는 삼가야 합니다. 전문 검사자가 이런 사항들을 고려하여 안전하게 검사하므로 크게 걱정하지 않아도 됩니다.

Q 초음파 검사 예정일에 컨디션이 나빠도 검사를 꼭 받아야 할까요?

A 컨디션을 고려해 한두 번 건너뛰어도 괜찮습니다. 산전 진찰에서 임산부의 건강 상태가 양호하고 태동이 안정적이면 검사를 생략할 수 있습니다. 그러나 시기마다 꼭 필요한 검사가 있으므로 가능하면 예정된 검사들을 받고, 최소한 분기별로 한 번은 검사를 받아야 합니다.

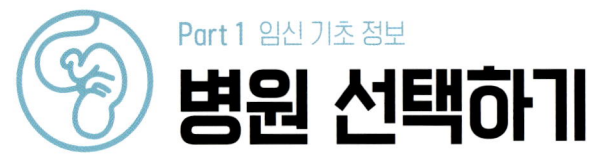

Part 1 임신 기초 정보
병원 선택하기

임산부와 태아의 건강을 지키고 안전하게 분만하려면 병원을 신중하게 선택해야 합니다. 병원별 특징과 병원 선택 시 고려할 사항을 꼼꼼히 살펴보고, 자신에게 가장 잘 맞는 병원을 선택하세요.

병원 규모별 특징

병원	장점	단점	비고
개인 병원	• 집이나 직장에서 가까운 곳을 선택할 수 있어 편하게 다니기 좋다. • 진료 대기 시간이 짧다. • 진료 시간이 충분하여 궁금한 점이 있을 때 편하게 질문하고 자세한 답변을 들을 수 있다. • 진료/출산 비용이 상대적으로 저렴하다.	• 진료 과목이 산부인과로 한정된 경우가 많아 임신 기간에 다른 질병이 생기거나 위기 상황이 발생했을 때 신속하게 처치를 받기가 어렵다. • 마취과 전문의가 24시간 상주하지 않는 경우가 많아 분만 시 무통 주사가 필요할 때 시기를 놓칠 수도 있다.	• 임산부와 태아가 건강해서 특별한 문제가 없는 경우에 추천 • 분만 시설이 없는 개인 병원도 있음
산부인과 전문 병원	• 임신·출산과 관련된 진료과 (소아청소년과, 내과, 비뇨기과 등)가 함께 있어서 여성 질환 전체에 대한 전문적인 관리를 받을 수 있다. • 다양한 분만 시설을 갖추고 있다. • 모유 수유 방법, 태교, 호흡법 등 임산부 교육 프로그램이 잘 갖추어져 있다.	• 개인 병원에 비해 진료 대기 시간이 길다. • 개인 병원에 비해 진료/출산 비용이 비싸다.	• 고위험 임산부에게 추천 • 상당수 전문 병원이 산후조리원과 연계되어 있음
종합/대학 병원	• 임신 중 합병증을 비롯해 산부인과와 직접적으로 관련 없는 질환이 발견된 경우 적절한 치료를 받을 수 있다. • 위기 상황에 즉각적인 대처를 할 수 있다.	• 진료 대기 시간이 상당히 길다. • 진료를 담당하는 의사와 분만을 담당하는 의사가 다를 수 있다. • 진료/출산 비용이 가장 비싸다.	• 고위험 임산부에게 추천

병원을 선택할 때 무엇을 고려해야 하나요?

건강에 문제가 없는 직장인 임산부라면 회사와 가까운 개인 병원을 선택하길 권합니다. 회사 근처에 적당한 병원이 없다면 회사와 집 사이의 동선이 좋은 곳에 있으면서 야간 진료가 가능한 병원을 선택하는 것이 좋습니다.

집/직장 간 거리 우리나라 임산부들이 분만할 때까지 병원에 가는 횟수는 평균 15회 정도입니다. 정기 검진 시기가 아니어도 이상 징후가 있으면 바로 병원에 가야 하고, 임신 막달에는 일주일에 한 번씩 병원에 가서 검진을 받습니다. 병원이 집이나 직장에서 차로 20~30분 이내에 있거나 걸어서 갈 수 있는 거리라면 마음 편하게 다닐 수 있습니다.

의료진에 대한 신뢰 임신을 하면 태아의 건강 상태에 대한 걱정과 불안이 많아집니다. 임신 선배의 조언이나 임신/출산 관련 커뮤니티를 통해 얻을 수 있는 병원과 의료진에 대한 평가를 참고하여, 경험이 많고 신뢰할 수 있는 의사를 선택하세요.

임산부의 건강 상태 특정 질환이나 임신 합병증 등이 있는 고위험 임산부라면 종합 병원이나 산부인과 전문 병원을 선택해야 합니다.

병원 시설과 위생 상태 24시간 분만이 가능한지, 분만실에 가족이 함께 있을 수 있는지, 입원실 종류와 비용은 어떻게 되는지 등 병원 시설과 서비스를 확인해야 합니다. 또한 출산 직후에는 산모와 아기의 면역력이 많이 떨어져 있으므로 직접 병원을 방문하여 위생적이고 안전하게 관리되고 있는지 살펴보는 것이 좋습니다.

분만 방법 자연주의 분만, 수중 분만, 가족 분만 등 특수 분만을 생각하고 있다면, 원하는 분만이 가능한 병원을 찾아야 합니다.

병원을 중간에 옮길 수도 있나요?

개인 병원을 다니다가 특정 질병이 발견되거나 임신 중독증 등이 생겼다면 전문 병원이나 종합 병원으로 옮기는 것이 좋습니다. 분만 시설이 없는 병원에서 검진을 받고 있다면 적절한 시점에 분만 시설을 갖춘 병원으로 옮겨야 합니다. 그 밖에 의사와 소통이 잘되지 않거나 갑자기 먼 곳으로 이사를 하게 되는 등의 이유로 병원을 옮길 수 있습니다.

병원을 옮겨야 한다면 가능하면 빨리 옮기는 것이 좋고, 늦어도 출산 2~3개월 전에는 옮길 것을 권합니다. 담당 의가 임산부와 태아의 상태를 충분히 파악할 시간이 필요하기 때문입니다. 병원을 옮기기 전에, 다니던 병원에서 그동안 받은 검사 결과와 건강 상태를 기록한 의사 소견서, 산모 수첩을 챙기도록 합니다.

조산원에서 출산하고 싶다면

대다수 임산부들이 병원에서 분만을 하지만, 자연주의 출산에 관심이 높은 임산부 중에는 분만 장소로 조산원을 고려하는 분들도 꽤 많습니다. 조산원은 병원과 달리 가정집 같은 공간에서 분만을 진행하므로 안정되고 편안한 분위기를 느낄 수 있습니다. 조산사가 출산 전후로 산모와 아기를 세심하게 돌보아 준다는 점도 장점입니다.

반면, 무통 주사나 유도 분만 같은 의료적 행위를 할 수 없어 출산의 고통을 줄이고 싶은 임산부에게는 적합하지 않습니다. 또한 출산 중이나 출산 후에 위급 상황이 발생했을 때 즉각적인 의료 지원을 받을 수 없다는 단점이 있습니다.

임산부와 태아가 건강해서 조산원을 고려하고 있다면 다음 사항을 체크해 보고 선택하세요.

- 가까운 병원과 협력 관계를 맺고 있는가?
- 응급 상황에 잘 대비되어 있는가?
- 조산사의 경험과 경력이 충분한가?
- 산후 관리까지 충분히 받을 수 있는가?
- 시설이 깨끗하고 위생적으로 관리되고 있는가?

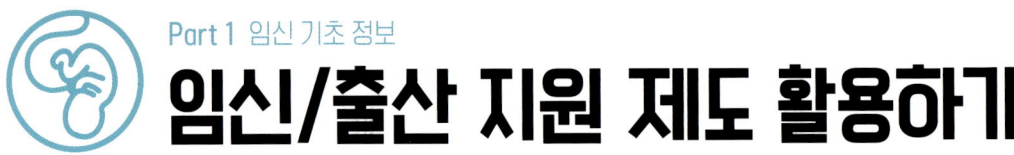

Part 1 임신 기초 정보
임신/출산 지원 제도 활용하기

저출산 문제가 심각해지면서 정부에서는 임신과 출산을 장려하기 위해 다양한 지원 제도를 만들어 운영하고 있습니다. 이런 제도의 혜택을 받으면 든든한 마음과 함께 경제적인 여유도 생길 것입니다. 알쏭달쏭 복잡한 복지 혜택, 한눈에 알기 쉽게 정리했습니다.

임신 관련 혜택 신청 순서

필수 과정

임신 확인서 받기 → 임산부 등록하기 → 국민행복카드 신청하기

- 임신 확인서 받기
  - 병원 발급
  - 병원마다 발급 시기 상이함 (보통 4~7주)
  - 사진 찍어 두기: 임산부 혜택 신청 시 필요함

- 임산부 등록하기
  - 병원에서 등록해 줌
  - 국민건강보험 홈페이지에서 직접 등록할 수 있음

- 국민행복카드 신청하기
  - 병원 내 카드 부스에서 신청 → 제일 편함
  - 발급 가능한 카드사에 직접 연락
  - 육아 정보 사이트에서 카드사별 혜택 비교 → 사은품 제공

출산 관련 혜택 신청 순서

필수 과정

출생 증명서 받기 → 아기 이름 짓기 → 출생 신고하기

- 출생 증명서 받기
  - 병원 발급

- 아기 이름 짓기
  - 작명소, 철학관, 작명 어플 활용

- 출생 신고하기
  - 출생 신고 준비물: 아기 이름(한글, 한자), 부모 신분증, 가족 관계 증명서

국민행복카드(www.boucher.go.kr)

국민행복카드는 정부에서 제공하는 바우처를 통합해서 쓸 수 있는 카드입니다. 따라서 정부가 임산부에게 제공하는 바우처들도 국민행복카드로 들어옵니다. 국민행복카드는 연회비가 없고, 카드사별 신용·체크카드의 혜택도 그대로 받을 수 있다는 이점도 있습니다. 국민행복카드로 바우처 서비스를 이용하려면 카드를 발급받은 후, 바우처 서비스를 별도로 신청해야 합니다. 이미 국민행복카드를 소지하고 있다면 카드 발급 절차 없이 바로 바우처 서비스를 신청할 수 있습니다.

 국민행복카드
 정부24 원스톱 서비스
 사회서비스 전자바우처 제공 기관 검색
 복지로서비스 목록

➡ **정부/지자체 임신 지원 서비스 신청하기**

[보건소 방문 신청 시]
- 임산부 주민 등록 소재지 보건소 방문
- '맘편한임신원스톱서비스'로 정부/지자체 서비스를 한 번에 신청해 줌

[온라인 신청 시]
- '정부24〉원스톱 서비스〉맘편한 임신' 사이트에서 정부 서비스를 한꺼번에 신청할 수 있음

자동차 보험사 연락하기	임산부에 대한 보험 할인 확인 / 임신 시기부터 5~7세까지 할인 가능
우체국 무료 보험 가입하기	국가에서 보험료 전액 지원
산후조리원 계약하기	인기 있는 곳은 예약이 빨리 차는 편
건강 관리사 서비스 신청하기	정부 지원 신청 기간 전에 '사회서비스 전자바우처' 누리집에서 업체 선정 후 예약해 두는 것이 유리함

➡ **정부/지자체 출산 지원 서비스 신청하기**

- 출생 신고가 되어 아기의 주민 번호가 나와야 지원 서비스를 신청할 수 있음(계좌 번호, 국민행복카드 지참)
- '정부24〉원스톱 서비스〉행복출산' 누리집에서도 신청할 수 있음

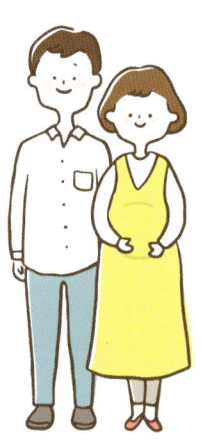

출생 신고와 출산 지원 서비스 신청은 꼭 해요!

임신 관련 정부 지원 주요 서비스

☐ '정부24 〉 원스톱 서비스 〉 맘편한 임신' 통합 신청 서비스 대상

신청 시기	대상		지원명	주요 혜택
임신 전		20~49세 남녀 (결혼 여부, 자녀 수 무관/ 15~19세 남녀 중 부부)	임신 사전 건강 관리 (필수 가임력 검사) 지원	• 여성: 최대 13만 원/남성: 최대 5만 원 • 지원 횟수: 최대 3회
임신 직후	공통	보건소 등록 임산부	임산부 폴산제, 철분제 지원	• 지원 기간 폴산제 지원 • 철분제 5개월분 지원
		보건소 등록 임산부	표준 모자보건수첩	임산부 수첩 및 아기 수첩 제공
		코레일 멤버십에 가입하고 임산부 등록 완료한 회원	맘편한 KTX	임산부와 동행 보호자 1인에 대한 할인 혜택 • KTX 특/우등실 요금을 일반실 가격으로 제공 • KTX 일반실 운임 40% 할인 • 일반 열차 운임 40% 할인
		SRT 임산부 할인 등록을 완료한 SR 회원	SRT 임산부 할인	임산부와 동행 보호자 1인에 대한 할인 혜택 • 좌석 운임 요금의 30% 할인
		임신 또는 출산이 확인된 건강 보험 가입자 또는 피부양자	임신 출산 진료비 지원	임신/출산과 관련된 의료비 경감 혜택 • 임신 1회당·태아당 100만 원 지원(다태아는 초기 140만 원 지원 후, 20주 이상 유지 시 추가 지급)
		22주 이내 임산부 (주계약: 태아 특약: 17~45세 임산부)	우체국 대한민국 엄마 보험	공익 보험으로 국가(우체국)에서 보험료 전액 지원 • 주계약: 태아의 희귀 질환 진단 보험금 100만 원 • 특약: 임신 중 질환(임신 중독증 10만 원, 임신 고혈압 5만 원, 임신성 당뇨병 3만 원) 진단 보험금
임신 중 신청 기간	선별	19세 이하 임산부	청소년 산모 임신 출산 의료비 지원	임신 1회당 120만 원 이내 의료비 지원
		기준 중위 소득 150% 이하 가정	산모·신생아 건강 관리	출산 가정에 건강 관리사를 파견하여 산모와 신생아의 건강 관리 서비스 제공
		기초 생활 수급 자격자로 임신 중이거나 출산 후 6개월 미만인 임산부	에너지 바우처	난방 및 냉방(전기, 도시가스, 연탄, 등유, LPG 등) 비용 할인 혜택

지원 기간	지원 형태	문의처	비고/유의 사항
	현금	보건복지 상담센터(129)/ 보건소	먼저 진료비를 납부하고 추후 보건소에 청구함 (검사일로부터 1개월 내 청구)
폴산제: 임신 3개월 전~임신 3개월/철분제: 임신 16주 이후	현물	보건복지 상담센터(129)	
	현물	보건소	
분만 예정일+1년	현금(감면)	코레일 고객 센터 (1544-7788)	• 다른 할인과 중복 적용되지 않음 • 동반인이 어린이, 동반 유아일 경우 어린이, 동반 유아 할인 적용 • 최저 운임 이하 할인 없음
분만 예정일+1년	현금(감면)	정부24 고객 센터 (1588-2188)	• 특실 서비스 요금 제외(운임만 할인) • 다른 할인과 중복 적용되지 않음
신청일~출산일(분만 예정일) 후 2년까지	바우처 (국민행복카드)	국민건강보험 공단 고객 센터 (1577-1000)	• 분만 취약지의 경우 태아당 20만 원씩 추가 지원 • 진료비, 약제비, 치료비 등 의료비에 한정함(2세 미만 영유아 의료비 포함) • 지원 기간 내 사용하지 않으면 자동 소멸
주계약: 10년 만기 특약: 분만 시까지(최대 10개월)	보험료 전액	우체국 보험 고객 센터 (1599-0010)	• 태아만 가입할 경우 22주 이후~출산 전까지 가능 • 주계약/특약 각각 최초 1회에 한함 • 신청: 전국 우체국/우체국 보험 누리집, 잇다 보험 앱
카드 수령일~분만 예정일 후 2년까지	바우처 (국민행복카드)	보건복지 상담센터(129)	신청: 사회서비스 전자바우처 누리집 (www.socialservice.or.kr) • 지원 기간 내 사용하지 않으면 자동 소멸
태아 유형, 출산 순위, 소득 구간에 따라 서비스 기간 달라짐	바우처 (국민행복카드)	보건소	신청: 보건소/복지로 누리집(www.bokjiro.go.kr) (분만 예정일 40일 전~분만일로부터 30일까지)
지정된 사용 기간 내	바우처 (국민행복카드)	보건복지 상담센터(129)	신청: 행정복지센터/복지로 누리집 (2024년 기준, 5월 말~12월 말 신청)

*'정부24〉원스톱 서비스'에서는 '난임 부부 시술비 지원' 서비스도 신청할 수 있습니다. 지원 자격, 신청 방법, 지원 내용에 대한 자세한 사항은 해당 사이트를 참조하거나 보건 복지 상담 센터(129)로 문의하세요.
*2025년 기준 자료. 지원 신청과 관련한 자세한 사항은 정부24 원스톱 서비스에서 확인하거나 해당 문의처에 문의하세요.

출산 관련 정부 지원 주요 서비스

☐ '정부24〉원스톱 서비스〉행복출산' 통합 신청 서비스 대상

신청 시기	대상		지원명	주요 혜택
출산 직후	공통	출생 신고된 아동	첫만남 이용권	아동 양육에 따른 경제적 부담 경감 • 출생아당 1회 지원(첫째는 200만 원, 둘째 이상 300만 원, 첫 출산 쌍둥이는 500만 원)
		2세 미만 아동	부모 급여	가정 양육 시, 0세(0~11개월) 아이 부모에게 월 100만 원, 1세(12~23개월) 아이 부모에게 월 50만 원 지급
		생후 24~85개월 아동	양육 수당	가정 양육 시 아동 1인당 월 10만 원 지급
		8세 미만(0~95개월) 아동	아동 수당	아동 1인당 월 10만 원 지급
		출생 신고된 3세 이하 아기가 있는 가구	출산 가구 전기료 경감	매달 전기 요금 30% 감면(16,000원 한도)
출산 전후	선별	• 기저귀 지원: 2세 미만 아동을 둔 저소득층 가정 • 조제분유 지원: 기저귀 지원 대상자 중 모유 수유가 불가능한 경우	저소득층 기저귀·조제분유 지원	기저귀 구매 비용(월 90,000원), 조제분유 구매 비용(월 110,000원) 지원
		생계, 의료, 주거급여 수급자 세대가 출산 예정이거나 출산한 경우	해산 급여	아동 1인당 70만 원 지원(쌍둥이 출산 시 140만 원)
출산 후 해당 기간 내		장애인으로 등록된, 출산(유산·사산 포함)한 여성 장애인	여성 장애인 출산 비용 지원	태아 1인당 120만 원 지급
		고위험 임신 질환으로 진단받고 입원 치료를 받은 임산부	고위험 임산부 의료비 지원	고위험 임산부 입원 치료비의 급여 중 전액 본인 부담금 및 비급여 진료비의 90% 지원
		• 출생 후 24시간 이내에 중환자실에 입원한 미숙아 • 출생 후 2년 이내에 선천성 이상(Q코드)으로 진단, 2년 이내에 수술받은 영아	미숙아 및 선천성 이상아 의료비 지원	• 선천성 이상아: 1인당 500만 원 이내 • 미숙아: 300만 원~1,000만 원(몸무게별 상이)
		다자녀 세대	다자녀 자동차 취득세 감면	• 2자녀 이상은 취득세 50% 경감 • 3자녀 이상은 취득세 면제

*아래 주요 지원 서비스 외에도 여러 가지 다자녀 가정 지원 서비스와 지역별 출산 지원 서비스를 확인하고 통합하여 신청할 수 있습니다.
*2025년 기준 자료. 지원 신청과 관련한 자세한 사항은 정부24 원스톱 서비스에서 확인하거나 해당 문의처에 문의하세요.

지원 기간	지원 형태	문의처	비고/유의 사항
제한 없음	바우처 (국민행복카드) 또는 현금	보건복지 상담센터(129)/ 보건소	• 사용 범위 제한 없음(단, 조리원 결제 시, 연말 정산 공제 불가) • 출생 신고와 동시에 자동으로 신청됨
출생~23개월	현금	보건복지 상담센터(129)/ 보건소	• 보육 기관을 이용해도 지원받음(단, 이 경우 보육료 바우처가 국민행복카드로 들어오고 나머지는 현금으로 입금) • 부모 급여 이후에 아동 수당 신청 가능(단, 아이가 보육 기관이나 아이돌봄 서비스를 이용하면 지원 불가)
생후 24~85개월	현금	보건복지상담센터 (129)/보건소	생후 0~23개월은 부모 급여로 대체
출생~95개월	현금	보건복지 상담센터(129)/ 보건소	부모 급여 또는 양육 수당을 받아도 중복 지원 가능
출생일로부터 3년간	현금(감면)	한전 고객 센터(123)	• 신청만 하면 출생일 기준 3년간 자동 적용됨 • 이사하거나 명의를 변경하면 재신청해야 함 • 아파트 거주자면 관리실에 '출산 가정 할인' 신청했다고 고지하고, 신청 다음 달 관리비 내역에서 할인 적용 여부 확인 바람
출생~24개월	바우처 (국민행복카드)	보건복지 상담센터(129)/ 보건소	출생일로부터 60일 이내에 신청해야 소급하여 24개월간 혜택을 누릴 수 있고, 60일을 넘기면 신청한 시점부터 혜택이 제공됨
제한 없음	현금	보건복지 상담센터(129)/ 주민센터 (주민행복센터)	• 출산 예정 4주 전부터 신청 가능 • 기본 조건: 생계·의료·주거 급여 전체 수급자에 해당해야 함 • 사산·유산·합법적 인공 임신 중절 수술을 받은 경우에도 해당함 • 긴급 복지 해산비 지원과 중복 지원 불가
제한 없음	현금	보건복지 상담센터(129)/ 보건소	• 첫만남 이용권, 해산 급여와 중복 지원 가능 • 출산 후 6개월 이내에 신청해야 함
	현금	보건복지 상담센터(129)	• 신청: 분만일로부터 6개월 이내 • 병실 입원료 및 환자 특식은 제외/1인당 300만 원 한도
	현금(건강 보험 급여 중 전액 본인 부담금 및 비급여 진료비)	보건복지 상담센터(129)/ 보건소	최종 퇴원일로부터 6개월 이내 신청
2025.1. ~2027.12.	현금(감면)	관할 구청/세무서	• 취득한 날로부터 60일 이내 신고(세대당 1대만 신청 가능) • 신차/중고차에 취득세율 동일 적용 • 신차: 출고일 기준/중고차: 매입일 기준

근로자 임신·출산 관련 정부 지원 주요 서비스

*통상 임금은 기본급뿐 아니라 고정적으로 지급하는 수당을 포함한 임금이며, 급여는 정부 지원금을 말합니다.

지원 종류	지원명	내용	비고/유의 사항
휴가·휴직 및 급여 지원	출산 전후 휴가 및 급여	[대상] 임신한 여성 근로자 • 출산 전후 90일 휴가 사용 • 미숙아 출산 시 100일, 다태아 임신 시 120일 휴가 사용 [급여] 통상 임금에 해당하는 금액(상한액 210만 원)/ 대기업 근로자는 30일, 중소기업 근로자는 90일 지원	출산 휴가와 육아 휴직을 함께 신청하여 이어서 쓸 수 있음
	유산·사산 휴가 및 급여	[대상] 유산 또는 사산한 여성 근로자 임신 기간에 따라 휴가 기간 상이함(최소 10일, 최대 90일) [급여] 출산 전후 휴가 및 급여 지원과 동일	휴가 기간은 유산·사산한 날로부터 계산함
	배우자 출산 휴가 및 급여	[대상] 남편인 근로자 근로자가 배우자의 출산을 이유로 휴가를 고지한 경우, 20일의 휴가 사용 [급여] 휴가 기간에 대한 통상 임금(상한액 약 160만 원)	• 3회 분할하여(4번으로 나눠서) 사용 가능 • 배우자가 출산한 날로부터 120일 이내에 사용해야 함
	난임 치료 휴가 및 급여	[대상] 난임 치료를 하려는 남녀 근로자 연간 6일까지 사용 가능 [급여] 최초 2일에 대해 통상 임금 지급(상한액 약 16만 원)	급여 지급 대상은 중소기업 근로자에 한함
근로 시간 단축 등	임신기 근로 시간 단축	[대상] 임신한 여성 근로자 임신 12주 이내 또는 32주 이후에 1일 2시간의 근로 시간을 단축할 수 있음(임금 감소 없음)	유산, 조산 등의 위험이 있다고 진단받은 경우, 임신 전 기간 단축 근무 가능
	태아 검진 시간 허용	[대상] 임신한 여성 근로자 정기 건강 검진에 필요한 시간을 청구할 수 있음(임금 감소 없음)	
	시간 외 근로 금지	[대상] 임신 중이거나 산후 1년이 지나지 않은 여성 근로자 • 임신 중인 여성은 시간 외 근로 금지 • 산후 1년이 지나지 않은 여성은 1일 2시간, 1주일 6시간, 1년 150시간을 초과하는 시간 외 근로 금지	
	야간 근로·휴일 근로 제한	[대상] 임신 중이거나 산후 1년이 지나지 않은 여성 근로자 오후 10부터 오전 6시까지의 시간 및 휴일 근로 금지	대상 근로자의 동의 또는 청구가 있으면 근무 가능
근무 업종 배려	유해·위험 업종 근무 금지	[대상] 임신 중이거나 산후 1년이 지나지 않은 여성 근로자 도덕상 또는 보건상 유해하거나 위험한 업종에 근무 금지	
	근로 전환	[대상] 임신 중인 여성 근로자 근로자의 요구가 있으면 쉬운 업무로 전환해야 함	

*2025년 기준 자료. 지원 신청과 관련한 자세한 사항은 고용노동부 고객 상담 센터(1350) 또는 전국 고용 센터에 문의하세요. 고용노동부 일생활 균형(www.worklife.kr) 누리집에서도 자세히 안내하고 있습니다.

Part 1 임신 기초 정보
보건소 활용하기

임신 계획 단계부터 출산 이후까지, 보건소에서는 임산부를 위한 다양한 서비스를 제공하고 있습니다. 보건소를 잘 활용하여 임신과 출산에 따른 의료 비용을 줄이고, 다양한 혜택을 알뜰하게 챙겨 보세요.

보건소 이용 전에 알아 둘 점이 있나요?

모든 보건소에서 공통으로 제공하는 서비스가 있는가 하면, 지역에 따라 달라지는 서비스도 있습니다. 대부분의 서비스는 주소지 관할 보건소에서만 받을 수 있습니다. 따라서 보건소를 방문하기 전에 해당 보건소 모자 보건 사업 부서에 전화하여 제공 서비스와 조건, 운영 시간 등을 미리 확인하는 것이 좋습니다. 보건소에 갈 때는 기본적으로 신분증과 병원에서 받은 산모 수첩을 가져갑니다.

❗ 임산부 등록이 되어 있어야 보건소에서 제공하는 임산부 관련 서비스를 받을 수 있습니다. 아직 임산부 등록이 되어 있지 않다면 보건소에 갈 때 임신 확인서를 가져가세요. 바로 임산부 등록을 할 수 있습니다. 임산부 등록은 온라인으로도 할 수 있습니다.

보건소에서 어떤 서비스를 제공하나요?

전국 보건소의 공통 서비스를 중심으로 살펴보면 다음과 같습니다.

임산부 배지·주차증 제공 임산부 배지는 대중교통을 이용할 때 편리하고, 주차증은 공공 주차 구역에서 주차 비용을 감면받는 데 필요합니다.

폴산제와 철분제 제공 임산부 필수 영양제입니다. 제공 시기는 보건소마다 다를 수 있습니다.

❗ 폴산제와 철분제는 보건소에서 직접 받으면 '일반 의약품'으로 받고, 온라인으로 신청하여 택배로 받으면 '건강 기능 식품' 종류로 받게 됩니다.

기본적인 산전 검사 임신 반응 검사, 혈액 및 소변 검사, 에이즈·매독 검사, B형 간염 검사, 풍진 항체 검사, 임신성 당뇨 검사, 다운 증후군 선별 검사 등 기본적인 산전 검사를 무료로 제공합니다. 보건소에 따라 임신 시기별로 더 많은 검사를 무료 또는 저렴한 비용으로 제공하기도 하고, 병원에서 사용할 수 있는 쿠폰 형태로 제공하기도 합니다.

❗ 보건소에서 무료 또는 저렴한 비용으로 제공하는 산전 검사를 받고 해당 검사의 검사지를 병원에 가져가면 병원에서는 보건소에서 받은 검사 항목을 제외하고 검사하므로 검사 비용을 아낄 수 있습니다. 단, 고위험 임산부를 비롯해 정밀 검진이 필요한 임산부는 반드시 병원에서 검사받길 권합니다.

유축기 대여 대다수 보건소에서 유축기를 무료로 대여해 줍니다. 대여 기간, 유축기 종류 등 세부 사항은 보건소마다 다르므로 미리 확인하세요.

그 밖에 태교 교실, 임산부 마사지, 순산 체조 교실, 모유 수유 교실 등 임산부를 대상으로 하는 프로그램을 무료로 운영하기도 합니다. 가제 손수건, 아기 양말, 튼살 크림 등 임신 축하 선물을 주거나 출산 축하금, 육아 지원금 등을 지원하는 보건소도 있습니다.

e-보건소(www.e-health.go.kr)에서는 다양한 임산부 지원 서비스와 의료 서비스를 제공하고 있습니다. 오른쪽 QR 코드를 찍어 보세요.

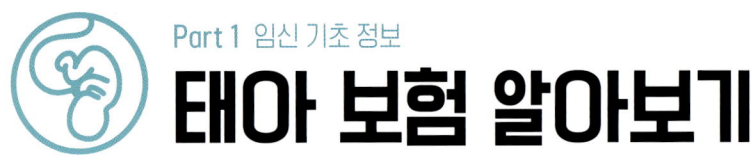

Part 1 임신 기초 정보
태아 보험 알아보기

태아 보험은 아이가 태어났을 때 발생할 수 있는 여러 위험에 대비할 수 있는 보험입니다. 고령 임신이 늘어나면서 태아의 건강에 대한 걱정도 높아져 태아 보험에 관심을 보이는 임산부가 많아졌습니다. 태아 보험의 특성과 가입 요령에 대해 알아봅니다.

태아 보험이 뭔가요?
태아 보험은 간단히 말하면 어린이 보험에 태아 특약을 추가한 보험이에요. 어린이 보험은 어린이에게 일어날 수 있는 각종 질병과 상해에 대한 의료비를 보장하는 보험이고, 태아 특약은 아기가 엄마 뱃속에 있을 때 발생한 질환에 대해 출생 직후의 의료비를 보장하는 거예요. 따라서 임신 중 태아 보험에 가입하면 나중에 어린이 보험은 안 들어도 됩니다.

태아 보험을 꼭 들어야 할까요?
태아 특약에서는 기본적으로 선천성 기형, 저체중아(미숙아) 출생, 신생아 질환 등에 대한 의료비를 보장합니다. 엄마와 태아가 모두 건강해서 딱히 염려되는 부분이 없다면 굳이 태아 보험을 들 필요는 없습니다. 그러나 태아의 건강이 염려되어 대비하고 싶다면 태아 보험을 고려해 보세요.

언제 가입하는 게 좋을까요?
태아 보험을 들 예정이라면 가급적 임신 12주 전에 가입하는 걸 권하고, 늦어도 임신 22주 전에 가입하는 것이 좋습니다. 보통 임신 12주 무렵에 기형아 검사를 하는데 이 검사에서 이상이 발견되면 보험 가입이 어려울 수 있기 때문입니다. 또한 태아 특약은 임신 22주 6일 이전에만 가입할 수 있는 경우가 많습니다. 임산부의 건강 상태도 중요합니다. 임신 중 당뇨, 고혈압, 갑상샘 질환 등이 발견되면 보험 가입이 제한될 가능성이 높습니다. 한마디로, 임신 22주 이전에 태아와 임산부의 건강 상태에 이상이 없을 때 가입해야 유리한 조건으로 보험을 들 수 있습니다.

가입 시 고려할 점을 알려 주세요
태아 보험을 고를 때 기본적으로 다음 두 가지를 결정해야 합니다.

만기일 크게 '30세 만기' 상품과 '100세 만기' 상품이 있습니다. 30세 만기 상품은 보험료가 싼 대신 만기 전에 큰 병에 걸릴 경우 이후에 보험 가입이 어렵습니다. 100세 만기 상품은 보험료가 비싼 대신 보장 기간이 길어 든든합니다. 두 상품의 절충형인 35세 만기, 90세 만기 상품도 있습니다.

특약 필요한 항목을 꼼꼼히 따져서 가입합니다. 일반적으로 보장받기 까다롭거나 보장 금액은 적은 데 반해 보험료가 비싼 특약, 발병률이 낮은 질병 특약, 다른 특약으로 지원되는 특약은 불필요한 특약입니다. 특약에 가입한 후, 아이가 커서 필요 없어진 특약은 그때 해지하여 보험료를 줄일 수 있습니다.

태아 보험 비교 사이트를 활용하여 여러 보험사의 상품을 비교한 후 선택하는 것이 좋습니다. 보험료는 보험사마다 천차만별입니다. 보장 범위와 금액을 꼼꼼히 확인하여 필요한 보장이 포함되어 있는지 알아보고, 예산에 맞게 적절한 보험료를 선택하도록 합니다.

Part 1 임신 기초 정보
태아 기형과 기형아 검사 이해하기

결혼과 임신 연령이 높아지고 환경 오염 문제가 심각해지면서 기형아 출산에 대한 우려도 커지고 있습니다. 막연하게 불안해하기보다는 태아의 기형을 선별하는 기형아 검사를 받고, 태아 기형에 대한 정확한 정보를 바탕으로 이에 대비하는 자세가 중요합니다.

태아 기형이란 정확히 어떤 의미인가요?
선천적인 원인으로 태어날 때부터 외형상 또는 기능상으로 이상이 있는 상태를 태아 기형이라고 합니다. 태아 기형은 크게 대기형과 소기형으로 구분합니다. 대기형은 생명과 직결되거나 큰 수술이 필요한 기형, 심각한 외모 이상으로 사회생활에 지장이 있는 기형으로 무뇌아나 심장 기형, 구개열 등이 여기에 속합니다. 소기형은 외모나 기능에 큰 영향을 미치지 않는 경미한 기형으로 손·귀의 작은 변형, 작은 피부 반점 등이 여기에 속합니다.

❗ 태아 기형 중 대기형은 전체 임산부의 1% 정도에서 나타납니다. 여기에 소기형 비율까지 합하면 기형아 출산 비율은 대폭 올라갑니다. 한편, 통계적으로 보면 태아 기형의 수는 해마다 점진적으로 줄어드는 추세이지만, 출산율이 하락하고 진단 기술이 발달하면서 기형 발견 비율이 높아진 측면도 있습니다.

태아 기형은 왜 생기나요?
태아 기형의 원인은 매우 다양하지만 크게 유전적 요인과 환경적 요인으로 나눌 수 있고, 두 요인이 복합적으로 작용하여 생기기도 합니다. 그러나 원인을 알 수 없는 경우도 40~60%에 이릅니다.

유전적 요인은 염색체 이상과 유전자 돌연변이가 대표적입니다. 염색체가 정상보다 많거나 적으면 심각한 이상이 나타나는데, 대표적인 예가 다운 증후군입니다. 여러 유전 인자와 환경 요인이 상호 작용하여 발생하기도 하는데, 대표적인 예가 심장 기형과 신경관 결손증입니다. 소인증, 혈우병, 자폐증 등은 하나의 유전 인자에 이상이 생겨 발생하는 기형입니다. 환경 요인에는 임산부의 질병이나 감염, 일부 약물 복용, 알코올 섭취 등이 있습니다. 임신 전 당뇨를 앓았거나 성병에 걸린 경우 일반 임산부에 비해 기형아 출산율이 높아집니다.

고령 임신

의학적으로 35세 이후의 임신을 고령 임신이라고 합니다. 최근 결혼 연령이 높아지면서 고령 임신 비율도 늘어나고 있습니다.
고령 임산부는 임신 합병증에 걸릴 위험이 높으므로 주의해야 합니다. 20대 임산부에 비해 임신성 고혈압이나 임신성 당뇨, 임신 중독증에 걸릴 확률이 두 배 이상 높고, 유산 위험성도 두 배 가까이 높습니다. 임산부의 나이가 많을수록 기형아 출산 비율도 높아집니다. 따라서 고령 임산부는 산전 검사, 특히 기형아 검사를 꼭 받아야 합니다.
'고령 임신'이라는 단어가 주는 부담감 때문에 고령 임산부는 실제로 자신과 태아의 건강에 이상이 없는데도 지나치게 걱정하고 스트레스를 받기도 합니다. 균형 잡힌 식사와 적당한 운동을 꾸준히 하고 제때 필요한 검진을 잘 받으면 큰 무리 없이 임신 기간을 보내고 건강한 아이를 출산할 수 있습니다.

대표적인 태아 기형에는 어떤 것들이 있나요?

분류	기형 종류	설명
신경관 결함	척추 이분증	척추뼈가 완전히 닫히지 않아 신경이 외부로 노출됨. 다리 마비와 배변·배뇨 장애를 초래할 수 있음
	무뇌증	뇌가 없는 상태로 태어남. 대부분 생존 불가능
심장 기형	심방 중격 결손	심장의 두 심방 사이에 구멍이 생김. 혈액이 비정상적으로 흘러 심장에 부담을 줌
	심실 중격 결손	심실 사이에 구멍이 생김. 결손이 크거나 중증도인 경우 폐렴, 성장 장애, 심부전증으로 발전할 수 있음
	동맥관 개존증	폐동맥과 대동맥을 연결하는 동맥관이 출생한 후에도 닫히지 않은 상태. 동맥관이 작다면 대부분 증상이 없지만, 큰 경우 폐에 부담을 주어 호흡 곤란, 심부전증을 초래할 수 있음
안면 기형	구순열	윗입술이 제대로 융합되지 않아 갈라져 있는 상태
	구개열	입천장 조직이 제대로 융합되지 못해 발생하여 입천장이나 목젖이 갈라진 기형으로, 말하는 데 어려움이 생길 수 있음
사지 결손 및 기형	절단증/단지증	팔이나 다리가 없거나 완전히 발달하지 않은 상태/팔이나 다리가 비정상적으로 짧은 상태
	다지증/합지증	손가락이나 발가락이 정상보다 한 개 이상 더 많은 상태/손가락이나 발가락이 연결된 상태
	내반족(곤봉발)	발과 발목이 안쪽으로 휘어지는 기형. 증상이 심한 경우 정상 보행이 어려울 수 있음
소화기 계통의 기형	식도 폐쇄	식도와 기도가 분리되는 과정에 문제가 생겨 식도가 막힌 상태
	장 폐쇄	장의 일부가 막히거나 붙은 상태. 십이지장 폐쇄, 공장 폐쇄, 회장 폐쇄가 주로 발견됨
	횡격막 탈장	횡격막이 제대로 발달하지 않아 장기들이 가슴으로 밀려 올라오는 기형. 폐가 정상적으로 발달하지 못해 호흡 곤란을 초래함
	배꼽 탈장	배꼽 구멍 밖으로 장이 빠져나온 상태
	배벽 갈림증	배가 제대로 닫히지 않아 벌어진 공간 사이로 복강 내 장기가 밖으로 빠져나온 상태
유전적 기형	다운 증후군	21번 염색체가 3개인 상태. 정신 지체와 함께 심장 기형이나 면역 기능 저하가 동반되는 경우가 많음. 대부분 생존함
	파타우 증후군	13번 염색체가 3개인 상태. 중증의 신체적·지적 장애를 보이며 생존 기간이 매우 짧음
	에드워드 증후군	18번 염색체가 3개인 상태. 중증의 신체적·지적 장애를 보이며 생존 기간이 매우 짧음
	터너 증후군	성염색체 이상으로 X 염색체 한 개만 있어 여성으로 태어남. 키가 작고 생식 기능이 없으며 심장 질환 등의 합병증 발생 위험이 높음

기형아 검사는 어떻게 진행되나요?

기형아 검사는 1차와 2차로 나누어서 진행됩니다.

보통 임신 11~13주 무렵에 1차 기형아 검사를 진행하는데, 이때는 태아 목덜미 투명대의 두께를 확인하고 혈액 검사를 합니다. 태아 목 뒤의 피하 두께를 측정하여 3mm 이상이면 염색체 이상 가능성이 있으므로 추가 검사를 합니다. 혈액 검사로는 임산부의 호르몬 수치를 분석하여 염색체 이상(다운 증후군, 에드워드 증후군, 파타우 증후군)이 있을 가능성을 판단합니다.

임신 15~20주 무렵에는 2차 기형아 검사를 진행합니다. 이때도 혈액 검사를 하는데, 보통 쿼드 검사를 진행합니다. 쿼드 검사(Quad Test)는 알파 태아 단백(AFP), 인간 융모성 성선 자극 호르몬(hCG), 비포합 에스트리올(uE3), 억제소(AInhibin-A)의 4개 호르몬 수치를 분석하여 염색체 이상과 함께 신경관 결손증 위험도를 판단합니다.

이렇게 1차 검사와 2차 검사를 완료한 후 두 검사의 결과를 모아 통합해서 분석하기 때문에 '통합 선별 검사'라고 부릅니다. 1, 2차 검사는 태아 기형의 위험성이 높은 임산부를 가려내는 선별 검사이므로 이 검사에서 양성이 나왔다 해도 너무 걱정하지 마세요. **선별 검사에서 양성(고위험군)은 진단 검사를 받는 것이 좋겠다는 의견이지 태아가 기형아라는 확진이 아닙니다.**

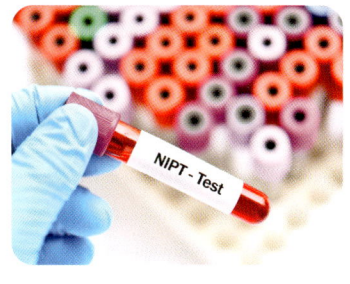

선별 검사 중 NIPT 검사(보통 니프티 검사라고 부름)가 있습니다. 임산부의 혈액 속에 있는 태아 DNA를 분석하는 방법으로, 역시 산모의 혈액을 채취하여 검사합니다. 앞선 통합 선별 검사는 다운 증후군 발견율이 95% 정도이지만 NIPT 검사는 다운 증후군을 99% 정도 선별할 수 있어 훨씬 정확하다는 장점이 있습니다. 파타우 증후군이나 에드워드 증후군도 높은 확률로 선별하며, 성염색체 개수 이상에 대한 진단율은 95% 정도 됩니다. NIPT 검사는 임신 10주 차 이후부터 가능합니다.

선별 검사에서 고위험으로 나온다면 주삿바늘을 자궁에 찔러 양수를 채취해서 검사하는 양수 검사를 받아야 합니다. 양수 검사는 100%에 가까운 정확도를 보이는 진단 검사이므로 태아의 기형 여부를 가장 정확하게 확진할 수 있습니다. 다만, 양수 검사는 드물지만 양수 채취 과정에서 유산 위험성이 있으므로 반드시 전문의와 상담한 후에 검사 여부를 결정해야 합니다.

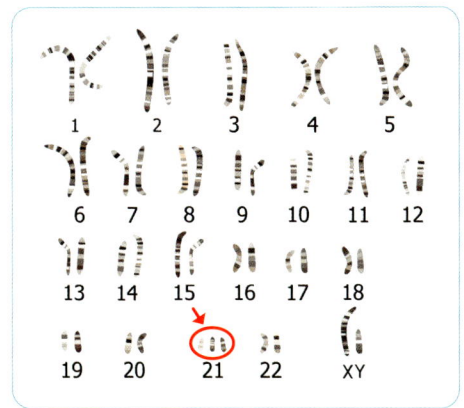

다운 증후군 염색체

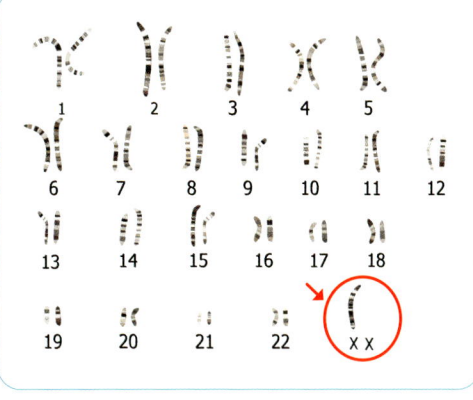

터너 증후군 염색체

정상적인 사람의 체세포 염색체 수는 46개이고, 이 중 44개는 쌍을 이루는 상염색체이며 나머지 2개는 성염색체입니다. 다운 증후군은 21번 염색체가 한 쌍이 아닌 3개이고, 터너 증후군은 성염색체가 X 하나입니다.

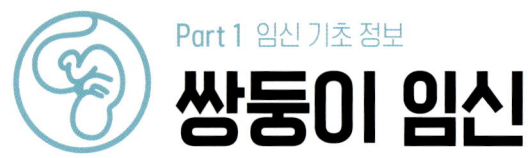

Part 1 임신 기초 정보
쌍둥이 임신

통계청 발표에 따르면 다태아 출생아 수 비율은 2013년 3.3%에서 2023년 5.5%로 꾸준히 증가하고 있습니다. 다태아를 임신하면 기쁨도 크지만 신경 쓸 일도 늘어나지요. 쌍둥이 임신을 중심으로 다태 임신의 특징과 주의할 점을 알아봅니다.

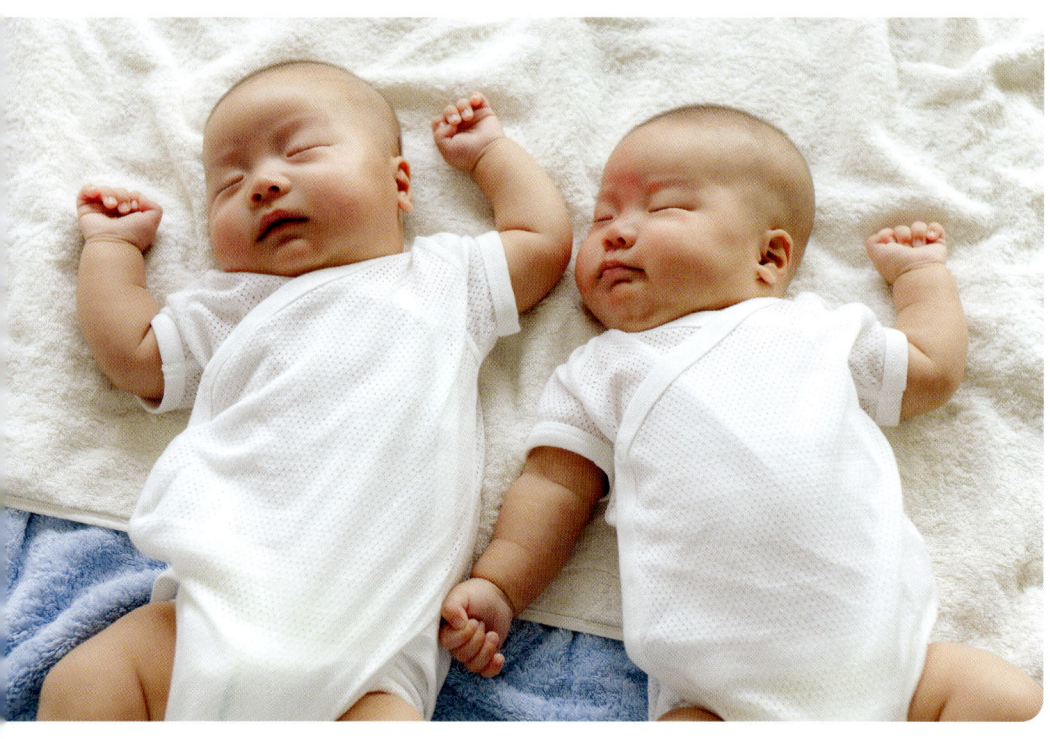

신생아 20명 중 1명꼴로 태어나는 다태아. 물론 쌍둥이 비율이 압도적으로 높고, 세쌍둥이 비율도 증가하는 추세입니다. 다태 임신은 원래 유전적인 요인이 크지만, 다태아가 급격하게 증가하는 주된 이유는 인공수정과 시험관 아기 시술이 늘었기 때문입니다.

일란성과 이란성 쌍둥이는 어떻게 다른가요?

일란성 쌍둥이는 난자 하나와 정자 하나가 결합한 수정란이 둘로 갈라져서 자라는 태아이므로 성별과 혈액형이 같고 생김새와 성격도 비슷합니다. 반면 이란성 쌍둥이는 두 개의 수정란에서 각각 자란 태아이므로 성별이나 혈액형이 다를 수 있고 생김새도 다른 경우가 많습니다.

일란성 쌍둥이는 수정란이 언제 분할되느냐에 따라 여러 형태로 나뉩니다. 수정 후 3일 이내에 분할되면 태반이 분리된 쌍둥이(2융모막 2양막), 수정 후 4일에서 8일 사이에 분할되면 양막이 분리된 쌍둥이(1융모막 2양막), 수정 후 8일 이후에 분할된 경우 1개의 양막 안에 두 태아가 공존합니다. 수정 후 13일 이후에 분할되면 몸의 일부가 붙은 형태로 자라 이른바 샴쌍둥이가 됩니다.

❗ 융모막은 태아를 둘러싼 바깥쪽 막이고, 융모막 바로 안쪽에 양수로 가득 찬 양막이 있습니다. 융모막의 개수와 태반의 개수는 같습니다.

융모막의 개수를 알아야 하나요?

다태 임신이라면 임신 초기에 융모막의 개수를 정확히 알아 두어야 산전 관리를 원활하게 할 수 있습니다. 융모막이 1개라는 것은 태반이 1개라는 의미인데, 이런 경우 태반 내에서 비정상적으로 태아들의 혈관이 연결되어 있어 여러 가지 합병증이 생길 수 있습니다.

대표적인 합병증이 쌍태아 수혈 증후군입니다. 쌍태아 수혈 증후군은 한쪽 태아가 다른 태아에게 혈액을 공급함으로써 발생하는 질환으로 일란성 쌍둥이의 10~15%에서 나타납니다. 이 경우 혈액을 보낸 태아는 잘 자라지 않고 양수도 부족해지는 반면, 혈액을 받은 태아는 늘어난 혈액을 심장이 감당하지 못해 심부전에 빠집니다. 따라서 단일 융모막 쌍태 임신이면 이 같은 합병증이 발생했을 때 빨리 치료할 수 있도록 더 자주 병원에 가서 진찰을 받아야 합니다.

융모막이 2개인 쌍태 임신이면 쌍태아 수혈 증후군이 발생할 가능성은 없습니다.

만약 양막도 1개라면 더 세심하게 관찰해야 합니다. 두 태아가 하나의 양막 안에 있으므로 탯줄이 꼬이거나 몸의 일부가 붙어 있을 수 있기 때문입니다.

ℹ️ 임신 14주 이내에는 융모막의 개수를 정확히 알 수 있습니다. 임신 14주를 지나면 태아가 자라면서 융모막이 밀착되고 얇아져 발견이 어려울 수 있습니다. 융모막이 1개면 일란성 쌍태 임신이고, 융모막이 2개이며 성별이 같다면 일란성과 이란성을 구별할 수 없습니다.

쌍둥이 임신은 어떤 점에 주의해야 하나요?

조산과 제왕 절개 가능성 염두에 두기 단태 임신 만삭 기준은 40주이지만, 쌍둥이 임신은 37주입니다. 그런데 실제로는 37주 이전에 조산하는 경우가 절반이 넘습니다. **따라서 쌍둥이를 임신했다면 아기가 미숙아로 태어날 가능성을 염두에 둬야 합니다. 또한 쌍둥이 임산부는 제왕 절개를 하는 경우가 많고, 위급 상황이 발생할 가능성도 높습니다.** 따라서 분만 시설과 미숙아 치료 시설이 잘 갖춰져 있는 병원을 선택하는 것이 좋습니다.

체중 관리하기 단태아 임산부가 평균 10~13kg 정도 체중이 느는 데 비해 쌍둥이 임산부는 평균 15~20kg 정도 늘고 증가 속도도 빠릅니다.

체중이 너무 늘면 임신 중독증이나 임신성 당뇨 같은 임신 합병증에 걸릴 위험이 크므로 체중 조절에 신경 써야 합니다. 태아가 둘이므로 단태아 임산부에 비해 더 많은 영양소와 에너지가 필요하지만, 칼로리가 높은 간편식이나 간식은 자제하도록 합니다.

식단을 잘 관리하여 질 좋은 단백질과 신선한 과채류를 많이 섭취하는 것이 좋습니다. 가벼운 산책이나 맨손 체조를 꾸준히 하면 체중을 관리하고 유연성을 유지하는 데 도움이 됩니다.

철분제와 폴산제 잘 챙겨 먹기 폴산은 하루에 1mg, 철분제는 하루에 60~100mg 정도 섭취해야 합니다. 특히 쌍둥이를 임신하면 빈혈이 생기기 쉬우므로 신경 써서 철분제를 복용하도록 합니다.

Q 쌍둥이 임신이면 자연 분만을 할 수 없나요?

A 쌍둥이의 머리가 모두 아래로 향하고 있다면 자연 분만을 시도할 수 있습니다. 쌍둥이 중 한 명이라도 역아이거나 분만 도중 문제가 생긴다면 제왕 절개술이 안전합니다.

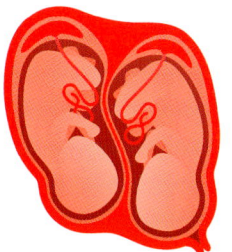
2융모막 2양막

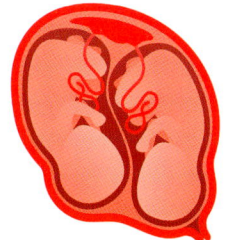
1융모막 2양막

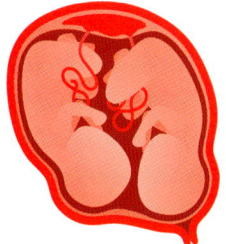
1융모막 1양막

Part 1 임신 기초 정보

태아를 길러 내는 공간, 자궁

태아는 엄마의 자궁 안에서 열 달 동안 무럭무럭 자랍니다. 태아가 잘 자랄 수 있도록 돕는 것들이 자궁 안에 있는 덕분이지요. 어떤 것들이 어떤 역할을 하는지 알아볼까요?

양수란?

태아를 둘러싼 양막 안에 차 있는 액체입니다. 엄마의 혈장 성분으로 전해질과 단백질이 섞여 있습니다.

양수가 하는 일은?
- 외부의 충격을 흡수하여 태아를 보호하는 완충 작용을 합니다.
- 탯줄이 눌리거나 손상되지 않도록 하여 태아에게 산소와 영양 공급이 안정적으로 이루어지도록 돕습니다.
- 태아가 양수에 떠 있는 상태로 팔다리와 몸통을 자유롭게 움직임으로써 근육과 골격계의 발달이 원활해집니다.
- 양수를 삼키고 내뱉는 과정을 통해 폐 발달이 촉진됩니다.
- 양수가 장으로 들어가 흡수되는 과정을 거치면서 장 발달이 촉진됩니다.
- 양수는 일정한 온도를 유지하여 태아의 체온을 조절하고, 외부의 질병을 차단해 태아를 안전하게 지킵니다.
- 분만 시 양수가 먼저 터져서 태아가 잘 나올 수 있도록 산도를 촉촉하게 해 줍니다.

태반이란?

태아와 산모의 자궁을 연결하는 원반 모양의 조직입니다. 수정란이 자궁 내막에 착상한 후 가느다란 혈관이 뻗어 나와 자궁벽에 붙어 덩어리를 이룬 것으로 암갈색을 띱니다.

태반이 하는 일은?
- 탯줄을 통해 모체로부터 산소와 영양분을 받아 태아에게 전달하고, 태아의 몸에서 나온 배설물이나 이산화탄소를 모체로 배출합니다.
- 세균 감염을 막고, 모체로부터 면역체를 전달받아 태아에게 전달합니다.
- 임신 호르몬인 에스트로겐과 프로게스테론을 만들어 자궁 내막을 보호하고 자궁 수축을 막아 줍니다.

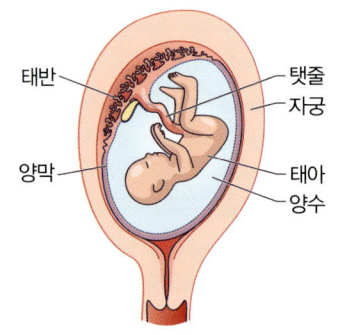

탯줄이란?

태아와 태반을 연결하는 기다란 띠 모양의 관으로, 두 개의 동맥과 한 개의 정맥으로 이루어져 있습니다. 탯줄의 평균 길이는 55cm 정도입니다. 탯줄이 너무 짧으면 분만 시 밑으로 내려오지 못해 분만이 지연되고, 너무 길면 눌리거나 감기기 쉽습니다.

탯줄이 하는 일은?
모체의 산소와 영양분은 탯줄의 정맥을 통해 태아에게 공급되고, 태아의 배설물과 이산화탄소는 탯줄의 동맥을 통해 태반으로 운반됩니다.

제대혈: 갓 태어난 아기의 탯줄 속에서 뽑아낸 혈액을 제대혈이라고 합니다. 제대혈을 채취해 냉동 보관하면 향후 암이나 유전성 질환을 치료하는 데 도움을 받을 수 있습니다. 보관과 기증 중 선택할 수 있습니다. 제대혈 채취를 결정했다면 제대혈 은행을 선정한 후, 산부인과 담당의에게 제대혈을 채취하겠다고 미리 알려야 합니다.

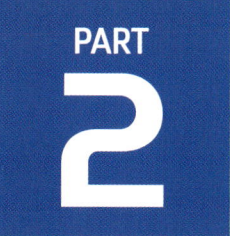

PART 2
임산부 몸의 변화와 태아의 성장

임신 기간 열 달. 임산부의 몸은 어떻게 바뀌어 갈까요?
깨알만 하게 보이던 태아가 묵직한 수박 크기로 자랄 때까지
어떤 성장 과정을 거치게 될까요? 임산부와 태아의 개월별 변화 과정부터
임신 초·중·후기에 생길 수 있는 트러블과 대처 방법, 임신 단계마다
남편이 해야 할 일까지 촘촘하게 정리했습니다. 특히 태아는 주마다
발달 정도가 크게 차이 나기 때문에 주수별 특징을 소개하여
태아가 자라는 과정을 생생하게 느끼고
이해할 수 있도록 구성하였습니다.

임신 초기

임신 2개월

4~7주 아기가 생겼어요

생리를 하지 않아 자신이 임신했음을 처음으로 알게 되는 시기입니다. 눈에 띄는 외형적인 변화는 없지만 임신 상태를 유지하려는 호르몬의 영향으로 여러 가지 컨디션의 변화가 느껴집니다.

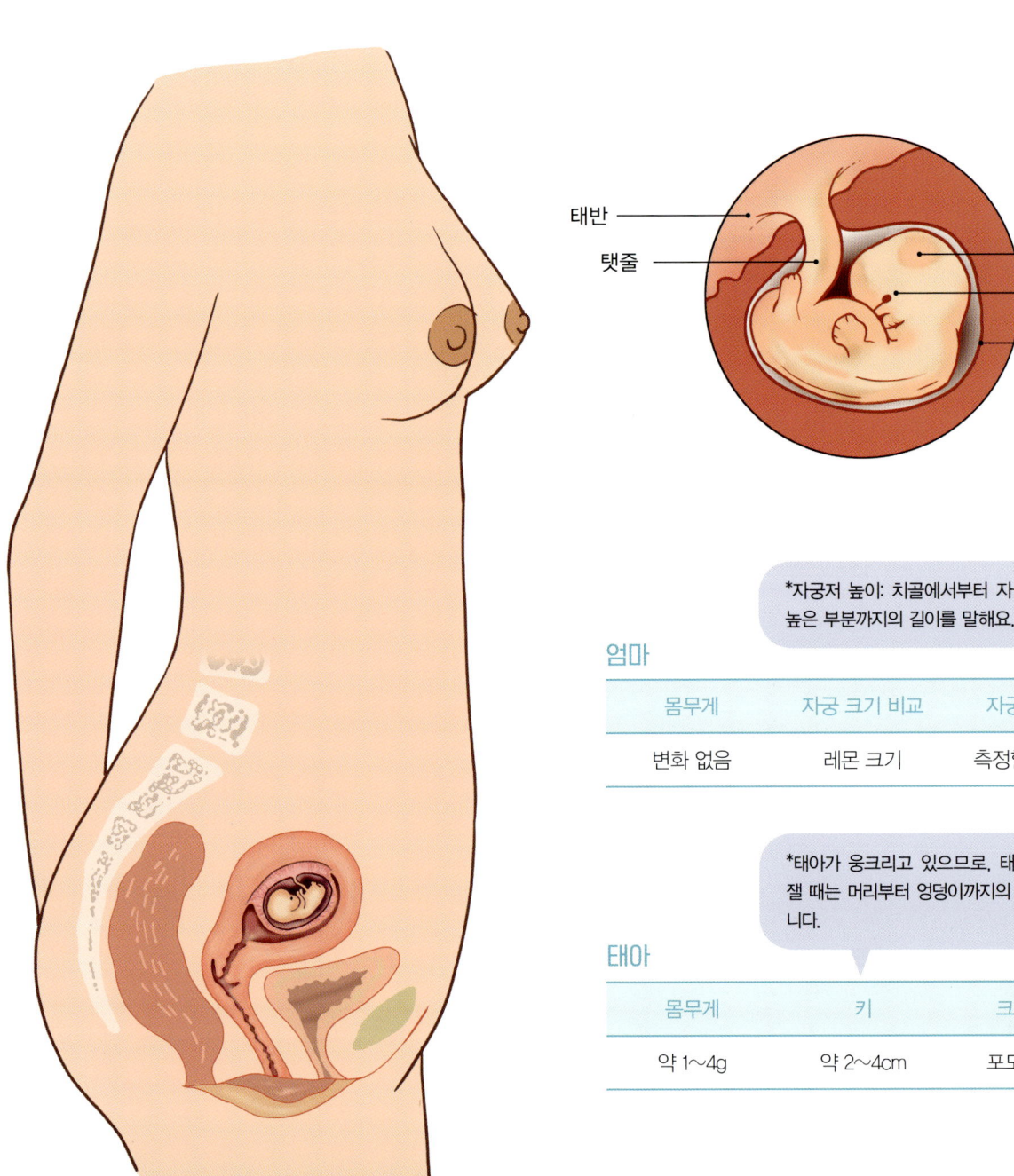

태반 / 탯줄 / 뇌 / 눈 / 양막

*자궁저 높이: 치골에서부터 자궁의 가장 높은 부분까지의 길이를 말해요.

엄마

몸무게	자궁 크기 비교	자궁저 높이
변화 없음	레몬 크기	측정할 수 없음

*태아가 웅크리고 있으므로, 태아의 키를 잴 때는 머리부터 엉덩이까지의 길이를 잽니다.

태아

몸무게	키	크기 비교
약 1~4g	약 2~4cm	포도알 크기

엄마 몸은 이렇게 달라져요

✓ 한기가 느껴져요
마치 감기에 걸린 것처럼 몸이 으슬으슬하고 쉽게 피로해집니다.

❗ 감기약은 태아에게 좋지 않습니다. 임신을 계획하고 있거나 임신 가능성이 있다면 감기약을 먹기 전에 임신 여부를 확인해 보세요.

✓ 미열이 느껴져요
임신 초기에는 기초 체온이 올라가 열이 있는 것처럼 느껴지기도 합니다.

❗ 임신 초기에 기초 체온이 갑자기 내려가면 유산의 징조일 수 있으므로 이때는 빨리 병원에 가야 합니다.

✓ 유방이 부풀어 올라요
생리하기 직전처럼 유방이 당기듯이 아프거나 부풀어 오릅니다. 유두가 민감해져서 옷에 스치기만 해도 따끔거립니다.

✓ 입덧을 시작해요
입덧과 구토 증세가 나타납니다. 보통 아침 공복에 가장 심하며, 속이 쓰리고 자주 메스꺼움을 느낍니다. 대개 임신 5~6개월 정도 지나면 자연스럽게 사라집니다.

✓ 화장실을 자주 가요
자궁이 커져서 방광을 압박하고, 혈액이 골반 주위로 몰려 방광이 자극을 받기 때문에 소변이 자주 마렵습니다. 화장실을 갔다 와도 금세 다시 가야 할 것 같은 느낌이 듭니다.

태아 몸은 이만큼 자라요

✓ 태반과 탯줄이 만들어져요
자궁 내벽에 태반이 만들어집니다. 이 태반이 탯줄을 통해 산소와 영양분을 태아에게 공급하고 배설물을 태아의 몸 밖으로 내보냅니다.

✓ 심장과 뇌가 발달해요
심장이 형태를 갖추어 가고, 초음파로 작은 심장 박동 소리를 들을 수 있습니다. 뇌와 척수도 생기기 시작합니다.

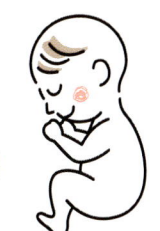

✓ 얼굴 구조와 신체 구조가 만들어져요
눈, 코, 입, 귀 등의 얼굴 구조와 팔과 다리가 만들어져 형태를 갖추어 갑니다. 손가락과 발가락도 생기기 시작합니다.

☑ 건강한 임신 생활을 위한 **이달의 체크 리스트**

☐ **단백질, 폴산(엽산), 칼슘 섭취하기**
Why? 태아의 뇌가 급속도로 발달하고 DNA가 합성되는 시기이므로 질 좋은 단백질과 폴산이 필요하고, 태아의 골격이 형성되는 시기이므로 칼슘도 충분히 섭취해야 해요.
*자세한 내용은 152쪽 참고

☐ **섬유소가 풍부한 채소와 과일 먹기**
Why? 장 기능이 떨어져 변비에 걸리기 쉬운 시기이기 때문이에요.

☐ **몸에 무리가 가는 행동 피하기**
Why? 임신 초기에는 유산의 위험이 높으므로 무거운 것을 들거나 오래 서 있거나 격렬한 운동을 하지 않도록 합니다.

임신 2개월 | 주수별 특징과 주의 사항

4주

엄마는
- 생리 예정일에 생리가 없습니다.
- 초음파로 아기집을 볼 수 있습니다.
- 몸이 나른하고 쉽게 피로를 느낍니다.
- 예민한 사람은 입덧 증세가 시작될 수 있습니다.

주의해야 해요!
- 임신이 확인되면 병원에 가서 정확한 진단을 받습니다.
- 신선한 채소와 과일을 많이 먹습니다.
- 함부로 약물을 복용하지 말고 의사의 지시를 따릅니다.
- PT나 수영 강습처럼 끊어 놓은 운동은 연기해 두고, 산책 같은 일상 활동 정도의 운동량을 유지하도록 합니다.
- 임신 초기에는 성관계를 자제하는 것이 좋습니다.

*자세한 내용은 58, 157쪽 참고

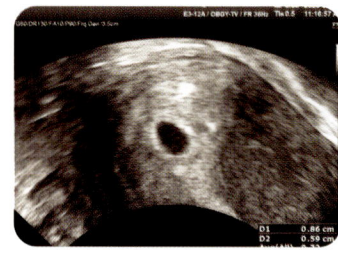
동그라미 모양의 아기집이 보여요.

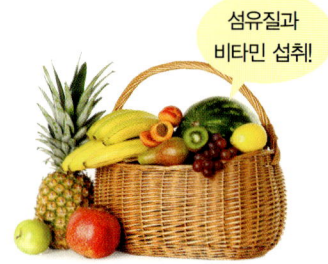
섬유질과 비타민 섭취!

5주

엄마는
- 초음파로 배아를 볼 수 있습니다.
- 메스꺼움과 구토 증상이 나타날 수 있습니다.
- 유방이 커지고 유두와 유륜의 색이 짙어집니다.
- 자궁이 커지면서 방광을 눌러 소변을 자주 봅니다.
- 소량의 착상혈과 노르스름한 분비물이 속옷에 묻을 수 있습니다.

주의해야 해요!
- 아직 착상이 불안정하여 유산의 위험이 있으므로 무리하지 않도록 합니다.
- 엽산을 꾸준히 복용합니다.
- 산모 수첩을 준비하여 검진 스케줄 등을 짜 봅니다.

*자세한 내용은 20쪽 참고

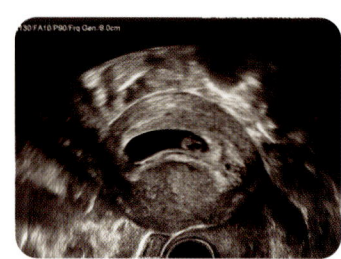
아기집이 더 확실하게 보이고, 난황도 생겼어요.

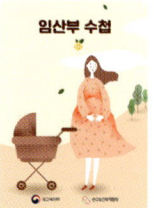

6주

엄마는
- 입덧이 심해지고, 변비가 생길 수 있습니다.
- 호르몬의 영향으로 땀과 질 분비물이 늘어나고, 피부결이 안 좋아지거나 뾰루지 등의 피부 트러블이 생길 수 있습니다.
- 태아의 심장 박동 소리를 들을 수 있습니다.

아기는
- 머리 몸통의 형태가 생기고 팔다리 싹(Limb Bud)이 만들어지기 시작합니다.
- 심장, 간, 신장, 폐의 초기 형태도 만들어집니다.

주의해야 해요!
- 규칙적이고 부담 없는 운동을 꾸준히 합니다.
- 태아가 본격적으로 크는 시기이니 임의로 약을 복용하지 마세요.

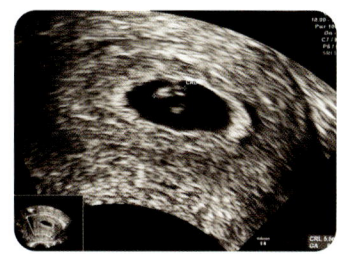

길쭉한 쌀알 모양의 태아가 보여요.

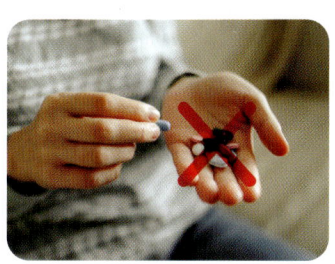

7주

엄마는
- 호르몬의 영향으로 두통, 현기증 등의 트러블이 나타나고 기미, 주근깨 같은 색소 침착이 나타나기 쉽습니다.

아기는
- 목과 팔다리를 구분할 수 있고, 이목구비의 형태가 잡혀 갑니다.
- 소뇌가 발달하고, 심장이 완전히 만들어집니다.
- 폐에 기관지가 생기고, 위와 창자도 모양을 갖추어 갑니다.

주의해야 해요!
- 땀을 흘린 뒤에는 반드시 물을 많이 마셔 수분을 보충합니다.
- 입덧으로 인해 식욕을 잃지 않도록 당기는 음식을 조금씩 자주 먹도록 합니다. 카페인 섭취에 주의합니다.

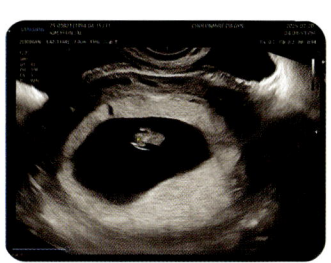

좀 더 사람 모습에 가까워졌어요.

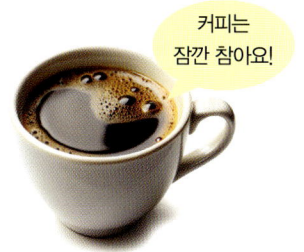

커피는 잠깐 참아요!

임신 초기

임신 3개월
8~11주 머리, 몸통, 다리! 3등신이랍니다

초기 유산 가능성이 높은 시기이므로 무리하지 않고 안정된 생활을 해야 합니다. 아직 배는 나오지 않았지만, 자궁이 커지고 초음파로 태아의 모습을 확실하게 볼 수 있습니다.

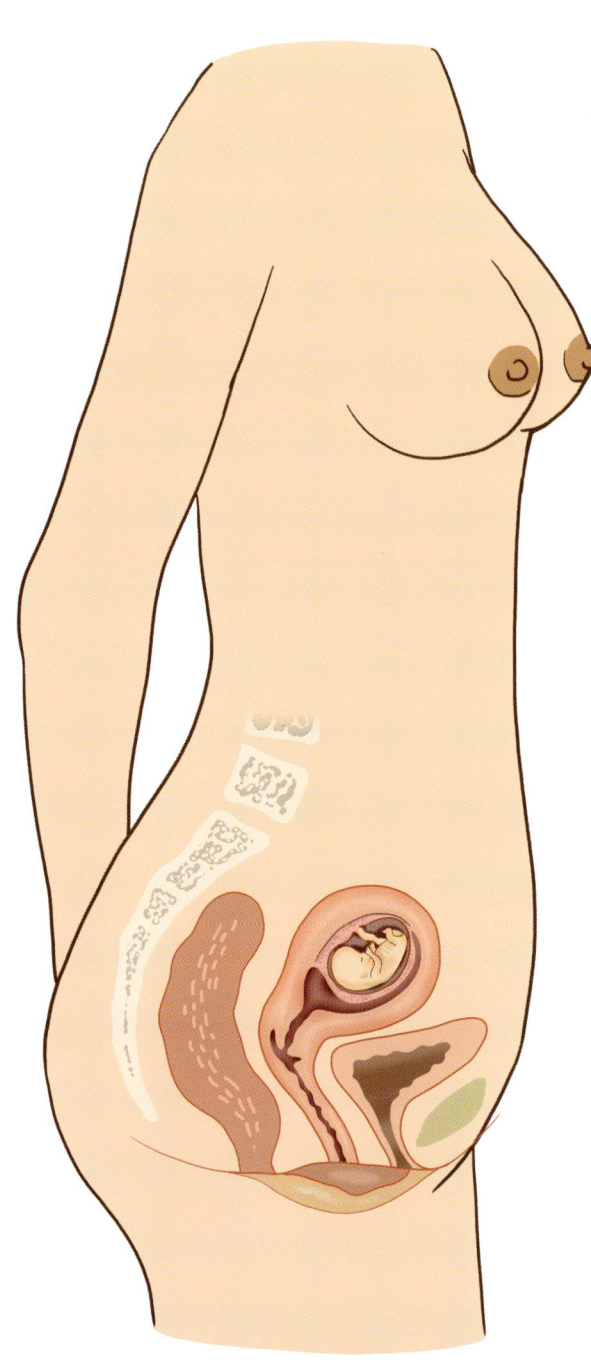

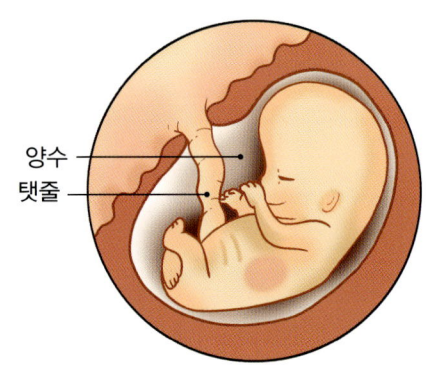

양수
탯줄

엄마

몸무게	자궁 크기 비교	자궁저 높이
거의 변화 없음	어른 주먹 크기	측정할 수 없음

태아

몸무게	키	크기 비교
약 10~20g	약 4~6cm	딸기 크기

엄마 몸은 이렇게 달라져요

✅ 입덧이 심해져요
메스꺼운 느낌과 구토 증상이 심하게 나타날 수 있습니다. 냄새에도 예민해지고 평소 좋아하던 음식이 싫어지기도 합니다.

❗ 속이 불편할 때는 자극적인 음식이나 기름진 음식을 피하고, 당기는 음식을 조금씩 자주 먹는 것이 좋습니다. 탄산수, 레몬차, 입덧 캔디 등이 증상을 완화하는 데 도움이 될 수 있습니다. 하지만 커피나 홍차, 콜라처럼 이뇨 작용을 일으키는 음료는 피하세요.

✅ 배변하기가 힘들어요
자궁이 커져 장을 압박하고 호르몬의 변화로 장운동이 느려지면서 변비가 생기기도 합니다. 심한 입덧 때문에 수분 섭취가 어려워 신체 내 수분이 부족해지면 변이 단단해져 변비를 유발하기도 합니다.

✅ 질 분비물이 많이 나와요
여성 호르몬이 증가한 영향으로 질 분비물이 늘어납니다. 분비물의 색깔이 유백색을 띠거나 투명하고 냄새가 없으면 정상입니다.

✅ 유방이 더 커지고 통증이 느껴져요
유방의 지방층이 두꺼워지고 유선과 혈액량이 늘면서 유방이 커지고 단단해져 통증이 생기기도 합니다. 유두와 유륜도 함께 커지고 색도 적갈색으로 짙어집니다.

❗ 통기성과 신축성이 좋고, 커진 유방을 잘 지지해 줄 수 있는 브래지어를 착용하면 유방통을 줄이는 데 도움이 됩니다. 와이어가 없는 순면 브래지어가 좋습니다.

태아 몸은 이만큼 자라요

✅ 머리, 몸통, 다리가 확실히 구분돼요
꼬리가 완전히 없어지고 점점 사람다운 형태를 갖추어 갑니다. 배아기에서 태아기로 넘어온 것입니다.

❗ 임신 8주 전까지의 자궁 속 개체를 배아(胚芽)라고 합니다. 배아기는 중요한 신체 기관과 신경계가 형성되는 시기입니다. 임신 8주차부터 출산할 때까지는 태아(胎兒)라고 부릅니다. 배아기를 잘 넘기고 태아기에 접어든 아이라면 기형이 거의 발생하지 않습니다.

✅ 얼굴 생김새를 구분할 수 있어요
눈, 코, 입, 귀 등의 얼굴 구조와 팔과 다리가 만들어져 사람다운 형태를 갖추어 갑니다.

✅ 배설 기능을 시작해요
신장이 요관과 연결되면서 배설을 할 수 있게 되어 마신 양수를 오줌으로 내보냅니다.

✅ 주요 신체 기관이 대부분 완성돼요
심장의 움직임이 활발해집니다. 간장, 신장, 폐 등의 다른 주요 기관과 뇌의 기능도 대부분 완성됩니다.

☑ 건강한 임신 생활을 위한 **이달의 체크 리스트**

☐ **여유 있게 천천히 움직이기**
Why? 유산의 위험이 높은 시기이므로, 허리와 배에 무리가 가는 행동을 삼가야 해요.

☐ **청결 유지하기**
Why? 땀이나 분비물이 많아지므로 하루 1회 따뜻한 물로 가볍게 샤워하고, 순면으로 된 속옷을 자주 갈아입는 것이 좋아요.

임신 3개월 | 주수별 특징과 주의 사항

8주

엄마는
- 본격적으로 입덧을 합니다.
- 소화가 잘 안 되고 아랫배와 옆구리에 통증이 생기기도 합니다.

아기는
- 관절이 생겨서 팔꿈치, 손목, 발목이 구분됩니다.
- 눈이 더 커지고 코와 입술이 형태를 갖추기 시작합니다.
- 손과 발을 버둥거립니다.

주의해야 해요!
- 심한 출혈이 있거나 입덧이 너무 심하면 병원 진료를 받으세요.
- 유산 위험이 높은 시기이므로 태아의 심장 박동에 주의를 기울이고, 몸에 무리가 되는 자세나 행동을 하지 않도록 조심합니다.

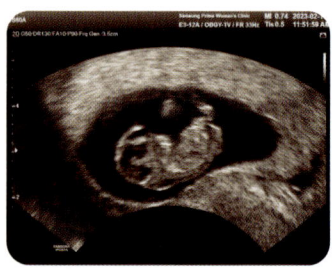

손과 발이 보여요. 태아가 옆으로 누워 있으면 탯줄이 보이기도 해요.

8주 차에는 태아의 머리부터 엉덩이까지의 길이(CRL)를 측정하여 정확한 임신 주수와 분만 예정일을 산출할 수 있어요.

9주

엄마는
- 자궁이 커져 위쪽으로 올라가고 골반 주변이 불편하게 느껴져요.
- 유방이 부쩍 커집니다.

아기는
- 머리, 몸통, 다리가 뚜렷하게 구분되고, 심장이 완성됩니다.
- 팔다리가 길어지고 손가락과 발가락도 발달하기 시작합니다.
- 얼굴에 이목구비가 나타나면서 얼굴 모양을 갖추기 시작합니다.
- 몸 전체를 움직이면서 양수 안을 헤엄칩니다.
- 뼈가 점점 단단해지는 '골화'가 진행됩니다.

주의해야 해요!
- 변비가 생기지 않도록 수분 섭취에 신경 쓰세요.

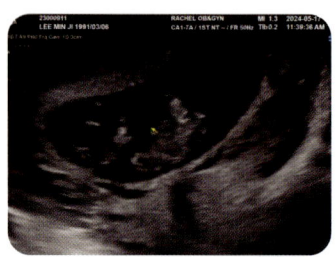

머리, 몸통, 손과 발이 확실하게 구분되어 보여요.

초음파에서 태아의 머릿속이 검게 보이는 이유는 뇌 조직이 발달하고 있기 때문이에요.

10주

엄마는
- 임신 전보다 몸무게가 1~2kg 늘어나기도 합니다.

아기는
- 눈, 코, 입이 뚜렷해집니다. 입술도 만들어지고 턱선도 생깁니다.
- 손가락과 발가락이 길어지고 따로 떨어집니다. 발목도 생깁니다.
- 외성기 발육이 시작되어 남녀 생식기의 특징이 나타납니다. 하지만 아직 초음파로 성별을 확인할 수는 없습니다.

주의해야 해요!
- 기초 대사량이 임신 전보다 25% 정도 높아져 열량을 빠르게 소비하므로 단백질과 칼로리를 더 많이 섭취해야 합니다.
- 산전 진단 검사에 대해 알아보고 담당의와 상의합니다.

*자세한 내용은 20~21쪽 참고

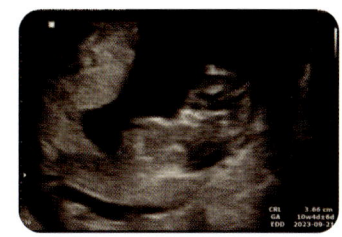

거의 사람의 모습을 갖추고 있어요. 양수 속에서 팔다리를 꼬물거려요.

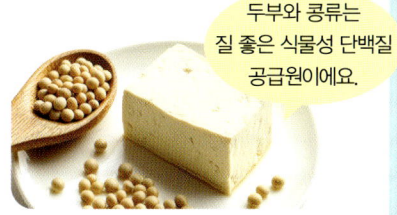

두부와 콩류는 질 좋은 식물성 단백질 공급원이에요.

11주

엄마는
- 배가 약간 불룩해지고, 피로감은 조금씩 줄어 가는 느낌입니다.

아기는
- 목이 길어져서 고개를 끄덕이거나 좌우로 돌릴 수 있습니다.
- 뇌, 간장, 신장, 폐 등이 대부분 완성되어 제 기능을 발휘합니다.
- 척추 신경이 발달하여 등뼈 윤곽이 뚜렷하게 드러납니다.
- 손톱과 발톱이 생깁니다.
- 속귀가 만들어져 소리 전달 구조가 형성되기 시작합니다.

주의해야 해요!
- 감정 기복이 커지고 불안감이나 우울감이 늘기도 합니다. 호르몬 변화로 인한 자연스러운 증상이므로 마음을 편하게 가지세요.

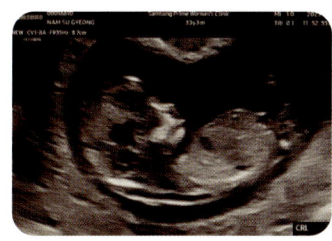

태아의 얼굴 윤곽을 확인할 수 있어요. 빠른 아이는 발로 차거나 손발을 함께 움직이기도 해요.

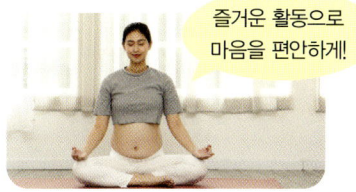

즐거운 활동으로 마음을 편안하게!

임신 초기

임신 2~3개월

4~11주 트러블 관리하기

임신을 하면 전에 없던 다양한 증상들이 나타날 수 있습니다. 임신 중기나 후기에 비해 초기 증상이 심한 경우도 많지요. 어떤 증상들이 있고 각 증상에 어떻게 대처하면 좋을지 알아봅니다.

출혈이 있어요

임신 초기 질 출혈은 임산부 3명 중 1명에게 나타날 정도로 흔하게 나타나는 증상입니다. 소량의 출혈이라면 수정란이 자궁에 착상하면서 일어나는 착상혈인 경우가 많으니 크게 걱정하지 않아도 됩니다. 그러나 간혹 자궁 외 임신이나 유산이 출혈의 원인일 수도 있으니 출혈이 발생했다면 빨리 병원에 가서 진찰을 받는 것이 좋습니다.

배가 당기고 통증이 있어요

임신 초기에 나타나는 일반적인 증상입니다. 편안한 자세로 누워 안정을 취하면 대개 증상이 좋아집니다.

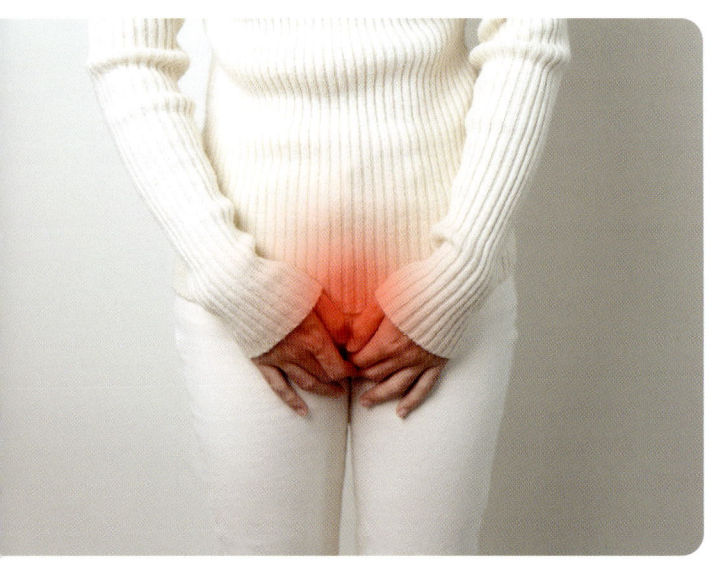

통증 정도가 심하거나 출혈을 동반하는 경우라면 유산, 자궁 외 임신, 난소 꼬임 등과 관련이 있을 수 있으므로 전문의의 진단을 받는 것이 좋습니다.

질 분비물이 갑자기 늘었어요

임신을 하면 호르몬의 영향으로 질 내 점액 분비가 증가하며 자궁 경부에서 나오는 분비물이 늘어납니다. 유백색으로 냄새가 나지 않는다면 정상입니다. 하지만 색깔이 짙고 끈적거리거나 냄새가 나거나 가려움증이 동반된다면 질염일 가능성이 높습니다. 질염을 방치하면 자궁과 태반이 세균에 감염될 수 있고, 심하면 태아도 감염되어 조산할 위험이 있으므로 반드시 치료를 받아야 합니다.

질염 예방법

- **청결한 위생 관리** 샤워를 할 때 외음부를 깨끗하게 씻어 줍니다. 이때 물로만 씻고, 샤워 후에는 외음부를 완전히 말려 줍니다. 또한 대변을 본 후에는 항상 앞에서 뒤로 닦아야 합니다.
- **속옷 선택** 통기성이 좋은 면 소재의 속옷을 입고, 너무 꽉 끼는 옷은 입지 않습니다.
- **건강한 식습관과 생활 습관 유지** 균형 잡힌 식사, 충분한 수면, 스트레스 관리로 면역력을 강화하고 몸의 전반적인 건강을 유지하는 것이 중요합니다. 유산균이 풍부한 요구르트나 프로바이오틱스를 섭취하면 질 내 유익균을 유지하는 데 도움이 됩니다.

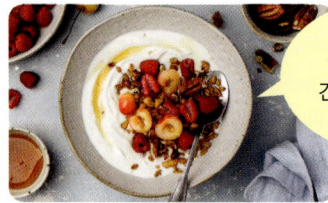

요구르트에 신선한 과일이나 견과류를 곁들이면 더 좋아요.

소변이 자주 마려워요

빈뇨는 임산부가 겪는 일반적인 증상이지만, 소변을 볼 때 배가 아프고 통증이 느껴지며, 소변을 봐도 개운하지 않고 잔뇨감이 느껴진다면 방광염일 가능성이 높습니다. 방광염은 치료를 받으면 금세 없어지지만, 방치하면 신장염으로 발전할 수 있으므로 빨리 병원에 가는 것이 좋습니다. 방광염을 예방하려면 평소 물을 많이 마시고 카페인은 삼가는 게 좋습니다. 또한 소변을 참지 않고(미리 소변 보기), 배뇨와 배변 후 청결에 신경 써야 합니다.

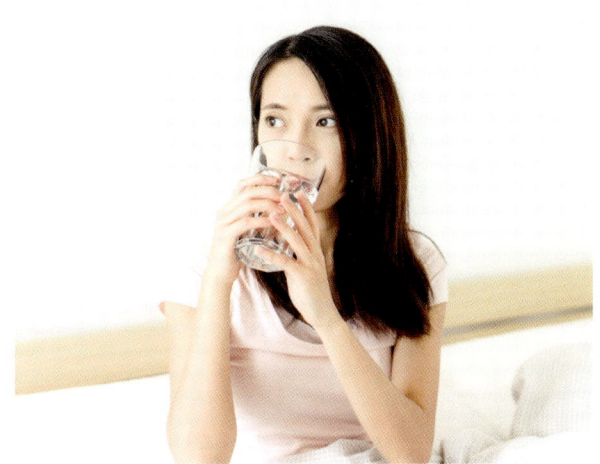

임산부의 하루 물 섭취 권장량은 2리터예요. 대략 9~10잔 정도.

Q 커피를 너무 좋아하는데, 임신 중에는 커피를 한 잔도 마시면 안 되나요?

A 건강한 임산부라면 하루에 한 잔 정도는 괜찮은데, 디카페인 커피를 더 추천합니다. 디카페인 커피는 일반 커피에 비해 카페인 함량이 1/10 수준이에요.

두통이 생겼어요

두통은 임신 초기에 흔하게 나타나는 증상입니다. 주로 호르몬 변화나 수면 부족, 스트레스 때문에 발생하므로 긴장을 풀고 쉬는 것이 좋습니다. 마사지를 하거나 가벼운 운동을 하는 것도 두통을 줄이는 데 도움이 됩니다. 만약 두통이 점점 더 심해진다면 임신성 고혈압 등 다른 원인이 있을 수 있으므로 이때는 담당의와 상의하여 순환기 내과에서 진료를 받도록 합니다.

Q 임신 초기에는 누워만 있어야 하나요?

A 유산 징후가 없다면, 평소 가벼운 스트레칭이나 산책을 하는 것이 임산부에게 더욱 좋습니다. 그래야 혈액 순환도 잘되고 심신 안정에도 도움이 된답니다.

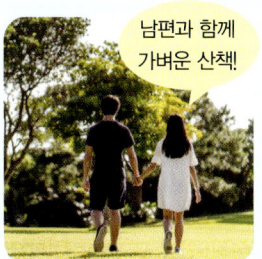

남편과 함께 가벼운 산책!

자주 어지러워요

임산부는 혈압의 변화가 심해서 현기증이 일어나기 쉽습니다. 현기증이 발생하면 그 자리에 앉거나 기댄 채 증상이 가라앉을 때까지 기다리는 것이 좋습니다. 평소 너무 오래 서 있거나 갑자기 움직이지 않도록 주의해야 합니다. 실내에서는 밀폐된 곳을 피하고 종종 창문을 열어 신선한 공기를 쐬어 주세요.

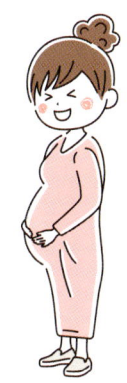

Doctor's Guide

임신 초기에는 호르몬의 영향으로 감정 기복이 심해지고 사소한 일에도 크게 스트레스를 받을 수 있습니다. 임산부가 스트레스를 받으면 스트레스 호르몬이 나와 자궁 혈관이 수축되지요. 그러면 태아에게 갈 영양분과 산소가 잘 전달되지 않습니다.
엄마가 즐겁고 행복해야 태아도 건강하게 잘 자랄 수 있습니다. 평소 좋아하는 취미 생활을 해 보면 어떨까요? 산책이나 요가, 가벼운 운동도 스트레스를 푸는 좋은 방법입니다.

임신 초기

임신 2~3개월

4~11주 입덧 극복하기

전체 임산부 중 70~85% 정도가 입덧 증세를 겪습니다. 대개 임신 초기인 4~5주쯤 시작되는데, 사람마다 입덧을 하는 시기가 다르고 입덧의 원인과 증상도 다양합니다.

입덧은 병인가요?

임신 중에 나타나는 메스꺼움, 헛구역질, 구토, 식욕 부진, 음식물에 대한 기호 변화 등 소화기 계통의 불쾌 증상을 입덧이라고 합니다. 보통 임신 4~5주에 시작하여 10~12주쯤 가장 심해지며 16~20주쯤 사라지지만, 임신 기간 내내 입덧을 겪는 사람도 있습니다. 입덧은 기본적으로 생리 현상이지 병이 아닙니다.

왜 입덧을 하나요?

입덧을 하는 원인은 아직 분명히 밝혀지지 않았지만 호르몬 변화와 심리적 요인을 주요 원인으로 보고 있습니다.

호르몬 변화 태반에서 생성되는 인간 융모성 성선 자극 호르몬(hCG)과 여성 호르몬인 에스트로겐의 수치가 급격히 상승하면서 입덧을 유발하는 것으로 알려져 있습니다. 또한 호르몬의 수치가 상승하면서 위장 운동이 느려져 소화가 잘 안 되면서 메스꺼움과 구토를 일으키기도 합니다.

심리적 요인 임신에 대한 불안감이나 스트레스, 입덧에 대한 공포 등이 입덧을 유발하고 악화하기도 합니다.

입덧 증상에는 어떤 것들이 있나요?

입덧 증상은 개인차가 큽니다. 대표적인 입덧 증상은 다음과 같습니다.

통계에 따르면 전체 임산부의 약 50%에서 구역(메스꺼움)과 구토 증세가 함께 나타나고, 25%는 구역 증세만 보입니다. 입덧을 전혀 하지 않는 임산부는 전체의 25% 정도입니다.

심한 입덧, 임신 오조

입덧 증상이 점점 심해져서 구토가 지속되고, 몸무게가 많이 줄고(임신 전보다 체중이 5% 이상 감소한 경우), 급성 탈수 증상을 보이면 임신 오조로 진단합니다. 전체 임산부 중 임신 오조의 발생 빈도는 0.5% 이하입니다.

임신 오조 상태가 되면 태아에게도 영향을 끼쳐 발달이 지연되거나 조산을 초래할 수 있습니다. 따라서 입덧 초기 단계에서 입덧이 악화되어 임신 오조가 되지 않도록 적절히 관리하는 것이 중요합니다. 임신 오조로 입원하면 먼저 수액을 맞아 수분 및 전해질을 보충하고 심신의 안정을 취하면서 부드러운 음식을 조금씩 섭취합니다. 증상이 심각한 경우 의사와 상담하여 입덧 약을 처방받을 수 있습니다.

구토 음식 냄새를 맡거나 음식을 먹으면 속이 불편해서 토하는 증상으로, 가장 기본적으로 알고 있는 입덧이에요. 모든 음식에서 증상이 나타날 수도 있고 특정 음식에만 반응할 수도 있습니다. 그리고 치약이 입에 들어가거나 양치질을 할 때 구토가 올라오기도 합니다. 그 외에 입에 고여 있는 침이 역해서 삼킬 수 없기도 합니다. 입안에 침을 수시로 뱉어낼 수밖에 없어 고역입니다.

울렁거림 공복 상태에서는 속이 울렁거려 수시로 음식을 먹어야 속이 편해집니다. 이로 인해 급격한 체중 증가로 이어질 수 있습니다. 이 경우, 식사 시간 외에는 방울토마토나 오이 등 칼로리가 낮은 음식을 섭취하여 체중 조절을 해야 합니다.

체증 먹기만 하면 속이 더부룩하고 꽉 막힌 느낌이 드는 증상이에요. 입덧이 체증으로 오면 온종일 체한 듯 속이 불편해서 일상생활이 힘들어집니다. 이 증상은 구토와 함께 오는 경우가 많습니다.

입덧을 줄이려면 어떻게 해야 할까요?

식습관 조절하기

조금씩 자주 먹기 보통 공복일 때 입덧이 더 심해지므로 음식을 조금씩 자주 먹는 습관을 들이는 게 좋아요.

건조한 음식 먹기 크래커나 토스트 같은 음식을 먹으면 메스꺼운 느낌을 줄일 수 있습니다.

새콤한 음식 먹기 레몬, 귤 같은 새콤한 과일은 입맛을 돋워 줍니다. 레몬 캔디도 좋아요.

수분 보충하기 구토를 하면 수분이 빠져나가므로 수분 보충을 꼭 해야 합니다. 얼음 조각을 녹여 먹거나 물을 조금씩 자주 마십니다. 스포츠 음료나 주스, 보리차, 우유 등도 좋습니다.

차갑게 먹기 차가운 음식은 냄새가 덜 나서 먹기 좋아요.

생활 습관 조절하기

기분 전환하기 입덧 때문에 우울해지지 않도록 산책이나 쇼핑, 취미 생활을 하며 활력을 찾습니다.

스트레스 관리하기 입덧은 심리적인 영향이 크므로 마음을 편안하게 하는 것이 중요합니다. 입덧 시기에는 먹기 싫은 음식은 피하고, 집안일도 줄여 보세요.

마사지하기 손과 발의 지압점을 눌러 주면 메스꺼움을 줄이는 데 도움이 됩니다.

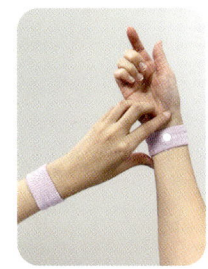 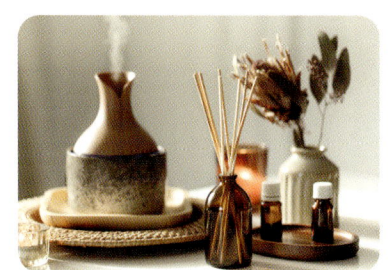

입덧 완화 밴드나 아로마 세러피를 활용하면 입덧을 완화시킬 수 있습니다.

약 처방받기

입덧이 심하다면 무조건 참지 말고 의사와 상담하여 입덧을 줄여 주는 약을 처방받을 수 있습니다. 현재 국내에서 입덧 약으로 허가된 약물은 비타민 B6의 일종인 피리독신과 항히스타민제인 독실아민 성분의 복합제가 있습니다.

남편의 입덧, 쿠바드 증후군

남편도 임신한 아내와 비슷한 신체적, 심리적 증상을 겪는 것을 쿠바드 증후군이라고 합니다. 남편은 아내와 마찬가지로 복통, 구토, 체중 증가, 허리 통증 등을 경험하는데, 아내의 임신으로 인한 심리적 불안감과 긴장으로 인해 호르몬 변화를 겪기 때문인 것으로 보입니다. 대개 아내의 입덧이 사라지면 남편의 입덧도 사라집니다.

임신 초기

임신 2~3개월

4~11주 유산 예방하기

엄마 뱃속에 들어온 소중한 생명이 잘 자라 주길 간절히 바라지만, 전체 임신의 20% 정도는 자연 유산이 됩니다. 유산의 원인과 종류, 예방 방법에 대해 알아봅니다.

자연 유산이란 무엇인가요?

임신 20주 이내에 태아가 사망하는 것을 자연 유산이라고 합니다. 이중 80% 이상이 임신 12주 이내에 일어나므로 임신 초기에 특히 조심하라고 하는 것입니다.

유산은 왜 발생하나요?

유산의 원인은 매우 다양합니다. 대표적인 원인 몇 가지를 살펴보면 다음과 같습니다.

염색체 이상 자연 유산 중 50~60%가 태아의 염색체 이상인 만큼, 염색체 이상을 유산의 가장 큰 원인으로 볼 수 있습니다. 수정란은 유전자 정보에 따라 세포 분열을 반복하면서 성장하는데, 염색체에 결함이 있으면 성장을 멈추게 되어 태아가 사망합니다.

호르몬 이상 황체 호르몬은 자궁 내막을 수정란이 착상하기 좋게 유지하는 데 중요한 역할을 합니다. 황체 호르몬의 분비가 원활하지 않으면 태아와 태반에 나쁜 영향을 주어 유산 위험성이 커집니다.

면역 체계의 이상 최근 습관성 유산의 원인으로 면역학적 요인에 대한 관심이 높아지고 있습니다. 자기 몸에 있거나 몸에서 나온 물질을 이물질로 잘못 인식하여 이에 대한 항체를 만들어서 공격하는 질환을 자가 면역 질환이라고 합니다. 이 경우 면역 체계가 정상인 임산부에 비해 유산할 가능성이 높아집니다.

자궁 근종 자궁 근층에 생긴 단단한 혹인 근종의 크기가 크고, 위치가 수정란의 착상이 일어나는 자궁 내막에 가까우면 임신 유지에 안 좋은 영향을 줍니다.

자궁 기형 자궁의 모양, 위치가 정상적이지 않을 때 유산될 수 있습니다. 자궁 기형의 경우, 임신 전에 알았다면 성형 수술을 하여 위치와 모양을 바로잡을 수 있으므로 전문의와 상의하기 바랍니다.

자궁 외 임신 수정란이 자궁이 아닌 장소에 착상된 것을 말합니다. 이 경우 수정란이 제대로 자라지 못해 유산되기 쉽습니다. 자궁 외 임신을 경험한 임산부가 다시 임신했을 때 자궁 외 임신이 될 확률은 7~15%에 이릅니다.

자궁 경부 무력증 자궁 경부는 분만할 때 아기가 나오는 산도로, 임신 중에는 태아를 둘러싼 양막을 보호합니다. 자궁 경부가 약해져서 벌어지면 양막이 질 쪽으로 돌출되거나 양수가 터져 유산될 수 있습니다.

그 밖에 스트레스, 약물 복용, 환경 독소, 흡연과 음주,

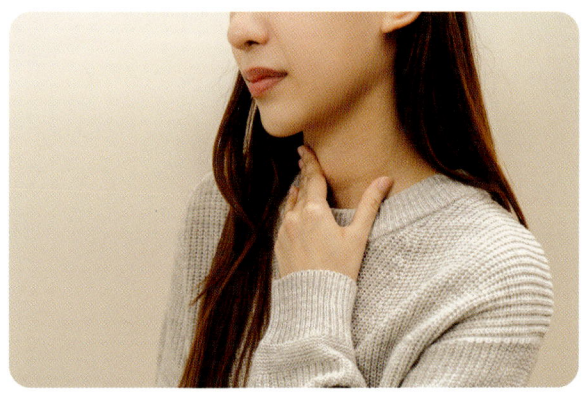

갑상샘 저하증이나 갑상샘 항진증 등의 갑상샘 질환도 유산에 영향을 주는 호르몬 이상으로 알려져 있습니다.

유산의 종류를 살펴보아요

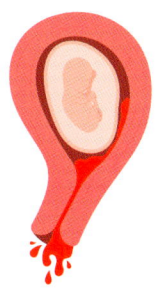

절박 유산
출혈과 복통 증세가 있지만 아직 임신을 지속할 수 있는 상태를 말해요. 초음파 검사를 하여 태아의 심장 박동이 확인되면 태아는 안전하다는 뜻입니다.

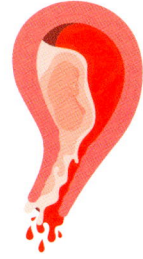

불가피 유산
자궁 경부가 열리면서 양막이 파열된 상태를 말해요. 이 경우 유산이 불가피합니다.

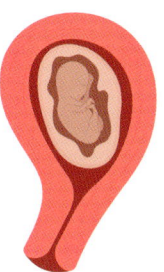

계류 유산
자궁 경부가 닫힌 상태에서 사망한 태아가 자궁 안에 남아 있는 경우를 말해요. 통증이나 출혈이 없어 알아차리지 못하다가 초음파 검사를 받고 발견하는 경우가 많습니다.

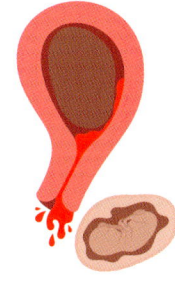

완전 유산
태아와 태반이 완전히 자궁 밖으로 나온 상태를 말해요.

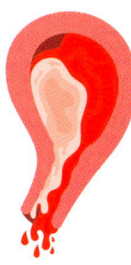

불완전 유산
태아나 태반 일부가 자궁 안에 남아 있는 상태를 말해요.

> 완전 유산이 아닌 유산이 되면 자궁 내용물을 제거하는 긁어냄술을 받습니다. 자궁 속에 태반 등의 잔여물이 남아 있으면 자궁 내막염이나 출혈의 위험이 있기 때문입니다.

지나친 카페인 섭취, 감염 등이 유산에 영향을 미칠 수 있습니다. 또한 분만 횟수가 많을수록, 임산부의 나이가 많을수록 유산이 증가하며 만삭 분만 후 3개월 이내에 임신한 경우에도 유산 빈도가 증가합니다.

유산 징후로는 어떤 것이 있나요?

대표적인 징후는 '출혈'과 '아랫배 통증'입니다. 출혈이 2~3일 이상 지속되거나 양이 많으면 반드시 병원에 가야 합니다. 또한 일상생활이 어려울 정도로 극심한 아랫배 통증이 있거나 출혈이 동반될 때에도 빨리 병원에 가야 합니다.

유산 후에 몸조리를 해야 할까요?

유산을 하면 자궁을 포함한 전반적인 신체 기능이 떨어져 있으므로 산후조리와 똑같이 몸조리를 해야 합니다. 긁어냄술을 받았다면 며칠 동안 가벼운 출혈과 아랫배 통증도 있습니다. 최소한 1~2주 정도 충분히 휴식을 취하고 영양 보충에 힘을 써야 건강을 회복할 수 있습니다. 한 달 정도는 부부 관계를 피하고 임신은 3개월 후에 하는 것이 좋습니다.

유산을 피하려면 어떻게 해야 하나요?

사전 검사, 계획 임신하기 태아의 성장에 영향을 미칠 부정적인 요인을 사전에 제거하기 위하여 임신 전에는 철저하게 검진하여 산모의 병력을 파악한 후 임신을 시도하는 것이 좋습니다. 35세 이상의 고령 임산부라면 혈액 검사를 하여 염색체 이상 여부를 미리 확인하는 것도 좋은 방법입니다.

정서적 안정 취하기 특히 임신 초기는 태반이 형성되는 시기이므로 긍정적인 생각을 하며 마음의 안정을 취하는 것이 매우 중요합니다.

균형 잡힌 식사하기 임신을 했다고 해서 특별한 음식을 먹어야 하는 것은 아니고, 균형 잡힌 영양 섭취가 중요합니다. 특히 폴산이 풍부한 식품을 섭취하면 태아의 세포 분열과 DNA 복제에 도움이 됩니다.

생활 습관 바꾸기 음주와 흡연을 삼가고 카페인을 지나치게 섭취하지 않도록 노력합니다. 약물을 복용한다면 담당의와 상의해야 하며, 독소나 중금속 같은 유독성 물질에 노출되지 않도록 조심합니다.

체중 조절하기 지나치게 살이 쪘거나 마른 사람은 유산 위험이 높습니다.

강도 높은 운동과 집안일 피하기 적당한 운동은 필요하지만 평소에 하지 않던 무리한 운동이나 복압이 높아질 수 있는 자세는 자제하는 것이 좋습니다. 무거운 물건 들기, 빨래하기, 화장실 청소하기 같은 힘든 집안일도 피해야 합니다. 잘못하다간 자궁 수축을 불러올 수 있기 때문입니다.

임신 초기 성관계 자제하기 임신 초기에는 수정란이 착상된 지 얼마 되지 않아 자궁이 불안정한 상태입니다. 또한 정액에는 자궁을 수축시키는 프로스타글란딘이란 물질이 들어 있습니다. 따라서 유산 가능성이 높은 임산부라면 임신 초기에는 과격한 성관계는 자제하는 것이 좋습니다.

습관성 유산

자연 유산을 3회 이상 한 경우를 습관성 유산이라고 합니다. 3회 연속으로 유산될 확률은 0.34% 정도라고 합니다. 유산을 경험한 횟수가 늘어날수록 유산 확률도 높아집니다.

습관성 유산에는 여러 원인이 있고, 원인을 찾기가 쉽지 않지만, 호르몬(내분비) 이상과 면역 반응 작용을 습관성 유산의 주요 원인으로 보고 있습니다. 해부학적 원인 중 자궁 경관 무력증이 원인인 경우도 많습니다. 이때는 임신 초기에 자궁 경관의 입구를 묶는 수술을 해 주면 대부분 유산을 막을 수 있습니다. 또 다른 원인으로 염색체 이상을 들 수 있습니다. 부부에게 염색체 이상이 있으면 유산될 위험이 높으므로, 이 경우 임신하기 전에 유전학 상담을 거치고 임신 중에는 반드시 기형아 검사를 진행해야 합니다.

습관성 유산을 관리하지 않으면 불임이 될 수 있으므로 세심하게 관리해야 합니다. 습관성 유산 검사는 유산의 원인을 알아내 앞으로 임신 성공 가능성을 높이는 데 중요한 역할을 하므로 전문의와 상담하여 개인의 상황에 맞게 검사를 진행하도록 합니다.

다음 임신의 유산율

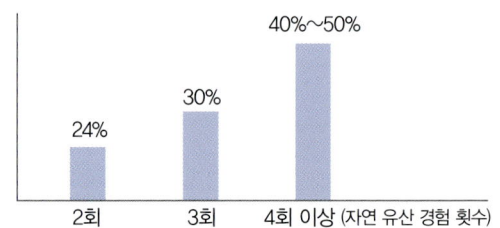

습관성 유산의 원인

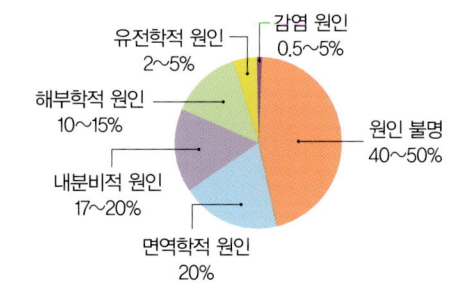

Q&A

입덧

Q 입덧을 안 하면 태아에게 나쁜 건가요?

A 입덧 여부가 태아의 건강에 영향을 미치지는 않습니다. 다만, 임신 초기에 유산이 되면 갑자기 입덧이 사라질 수 있습니다.

Q 입덧이 일찍 시작되면 일찍 끝나나요?

A 입덧이 일찍 시작되었다고 해서 일찍 끝나지는 않습니다. 입덧의 양상은 매우 다양합니다. 심지어 전혀 입덧을 하지 않는 임산부도 있습니다.

Q 입덧이 심한 것도 유전인가요?

A 입덧이 유전되는지는 확실히 밝혀진 바가 없습니다. 유전적 영향도 있을 수 있겠지만 심리적, 체질적, 환경적 영향이 복합적으로 작용하므로 마음을 편하게 가지는 것이 중요합니다.

Q 쌍둥이를 가지면 입덧이 더 심한가요?

A 개인차는 있지만 많은 쌍둥이 임산부들이 단태 임신일 때보다 입덧을 더 심하게 합니다. 쌍둥이를 임신하면 임신을 유지하는 호르몬이 태반에서 더 많이 분비되기 때문이에요.

유산

Q 자연 유산인 경우 꼭 긁어냄술을 해야 하나요?

A 꼭 수술을 해야 하는 건 아닙니다. 자연 유산으로 자궁 안에 잔여물이 남은 경우, 기다려 보거나 약물을 사용하여 자연 배출하는 방법도 있습니다. 담당의와 상의하여 환자의 상황이나 선호도, 합병증 가능성 등을 고려해서 결정합니다.

Q 자연 유산 후 곧바로 임신해도 괜찮은가요?

A 유산 후 임신을 금하는 기간이 명확히 정해진 건 아니지만, 일반적으로 유산 후 1~3개월이 지나서 한두 번의 생리를 한 뒤 임신을 시도하길 권합니다. 신체가 회복할 시간을 주고, 심리적으로도 안정된 상태를 유지하기 위함입니다.

Q 임신 중절 수술 경험이 있으면 유산 확률이 높아지나요?

A 중절 수술이 자연 유산율에 직접적인 영향을 미치지는 않습니다. 다만 중절 수술 부작용으로 자궁 내막이 손상을 입거나 감염이 발생한 경우, 자연 유산이나 자궁 외 임신과 관련성이 있을 수 있습니다.

임신 초기 | 임신 2~3개월

4~11주 직장 생활과 일상생활

임신 상태에서 직장에 다니는 것은 신체적·정신적으로 부담이 되지만 특별히 유해한 환경이 아니라면 충분히 병행할 수 있습니다. 직장 생활을 하면 오히려 임신 스트레스를 줄이는 데 도움이 되기도 합니다. 유산 위험이 높은 임신 초기에 직장 생활과 일상생활에서 어떤 점에 신경 써야 할지 알아봅니다.

임산부가 피해야 할 업무 환경

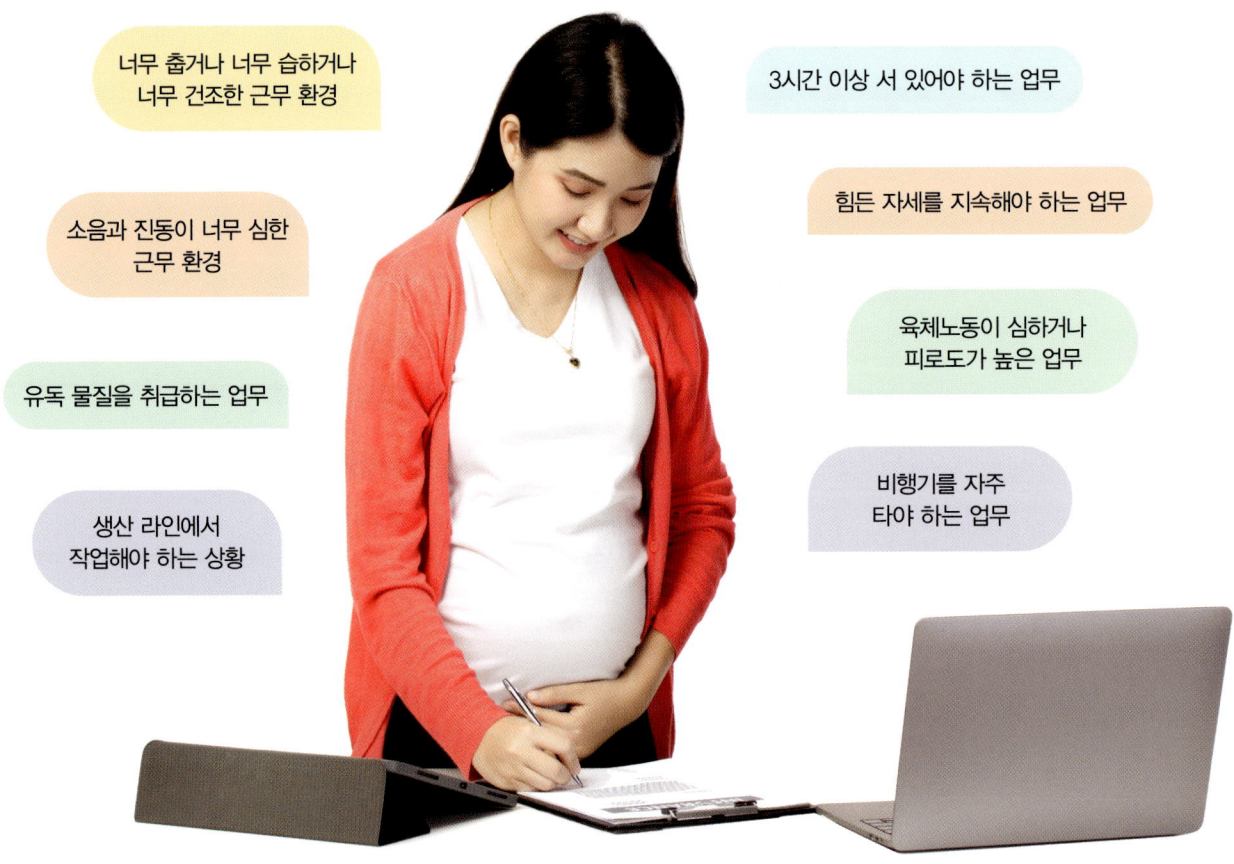

- 너무 춥거나 너무 습하거나 너무 건조한 근무 환경
- 소음과 진동이 너무 심한 근무 환경
- 유독 물질을 취급하는 업무
- 생산 라인에서 작업해야 하는 상황
- 3시간 이상 서 있어야 하는 업무
- 힘든 자세를 지속해야 하는 업무
- 육체노동이 심하거나 피로도가 높은 업무
- 비행기를 자주 타야 하는 업무

직장에 다니는 임산부가 아기를 낳으면 직장에 다니지 않는 임산부에 비해 만삭 기준으로 신생아의 체중이 200~300g 정도 적게 나가는 것으로 알려져 있습니다. 임신 전에 원래 저체중이었던 임산부, 임신 중독증이 있는 임산부, 서서 일하거나 계속 움직이는 직업을 가진 임산부는 충분한 휴식을 취하고 임신 관리를 더욱 철저히 해야 합니다.

임산부의 슬기로운 직장 생활, 어떻게 해야 할까요?

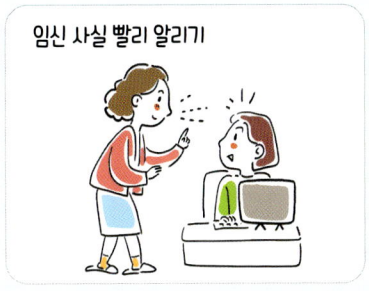

임신 사실 빨리 알리기

상사와 동료들에게 임신 사실을 빨리 알려서 이해를 구합니다. 임신 초기 증상인 입덧, 졸음, 피로가 심하다면 상사에게 알려 업무 분담·단축을 요청하는 것이 좋습니다.

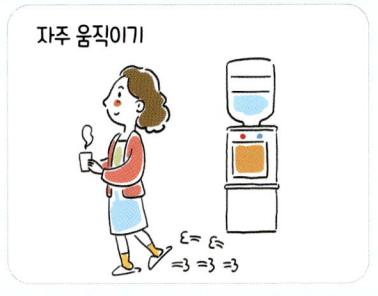

자주 움직이기

중간중간 휴식 시간을 가져야 혈액 순환이 원활해지고 자궁과 태반에 혈액이 잘 돕니다. (예: 정수기 물 마시러 왔다 갔다 하기/식사 후 산책하기)

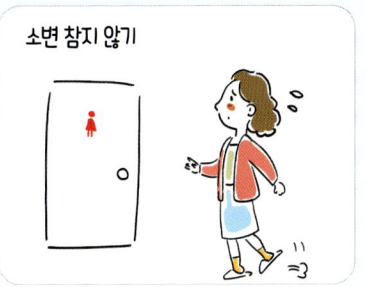

소변 참지 않기

임신을 하면 소변이 자주 마렵습니다. 바쁘다고 화장실 가는 것을 오래 참거나 오래 앉아 있으면 방광염이나 신우염에 걸릴 위험이 있습니다.

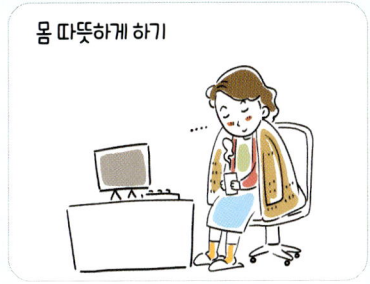

몸 따뜻하게 하기

몸이 차가우면 혈액 순환이 원활해지지 않아 태아의 혈액 순환에도 문제가 생길 수 있습니다. 개인 난방기를 옆에 두거나 카디건 등을 걸칩니다.

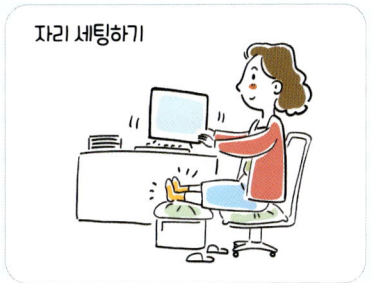

자리 세팅하기

일할 때 몸이 불편하지 않도록 업무 공간을 잘 세팅해야 합니다. (예: 모니터 받침대 이용하여 모니터 높이 조절하기/발 받침대에 다리 올리기/데스크 쿠션 사용하기)

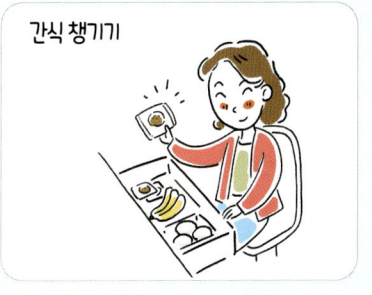

간식 챙기기

임신하면 평소보다 열량 소모가 많습니다. 고구마, 크래커, 바나나, 삶은 달걀 같은 간단한 간식을 챙겨 와 근무 중 허기가 질 때 조금씩 먹습니다.

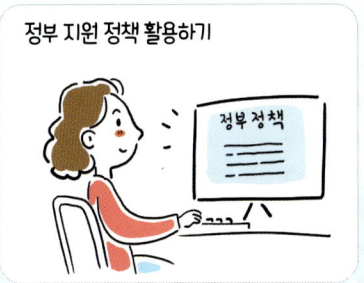

정부 지원 정책 활용하기

정부와 지자체의 임신/출산 정책 중에는 직장 내 모성 보호를 위한 정책들도 있으니 적극적으로 활용해 보세요.

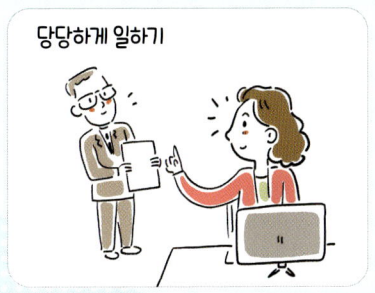

당당하게 일하기

법적 테두리 안에서 회사에 요구할 것을 확실히 요구하고, 본인이 맡은 업무를 확실하게 수행한다는 마음가짐으로 일해야 직장 생활로 인한 스트레스를 줄일 수 있습니다.

Q 출산 휴가는 언제 받을까요?

A 정상 임신 상태라면 진통이 올 때까지 일할 수 있습니다. 분만 전에 여유로운 시간을 가질지, 분만 후에 아기와 더 시간을 보낼지 생각하여 출산 휴가 계획을 세우면 됩니다. 다만 정상 분만의 경우 언제 출산하게 될지 알 수 없으므로 너무 서둘러 출산 휴가를 받지 않아도 됩니다.

임산부의 안전한 일상생활, 어떻게 해야 할까요?

버스·지하철 이용 시

임산부임을 적극적으로 알리기 임신 초기에는 배가 부르지 않아 임산부인 줄 알기 어려우므로 임산부 배지를 착용하고 임산부 배려석에 앉는 것이 좋습니다.

❗ 대부분의 보건소와 일부 지하철 역사에서 임산부 배지를 발급받을 수 있어요.

차의 중간쯤 자리 잡기 차의 맨 앞과 맨 뒤는 흔들림이 많으므로 중간쯤에 서거나 앉는 것이 안전합니다. 의자에 완전히 기대어 앉으면 차의 진동이나 흔들림이 몸에 전달되어 어지럼증이 일거나 속이 울렁거릴 수 있습니다. 이 경우 가볍게 기대어 앉는 것이 좋습니다.

혼잡한 시간대 피하기 사람이 많은 곳을 다니면 사람들에게 치여 배에 충격을 줄 수 있고, 자칫 넘어질 수도 있습니다. 출퇴근 시 조금 일찍 나오거나 단축 근무를 신청하는 것도 하나의 방법입니다. 회사에서 유연 근무제를 시행하고 있다면 적극적으로 활용하는 것이 좋습니다.

편안한 신발 신기 굽이 너무 낮은 신발도, 너무 높은 신발도 허리와 발에 충격을 줄 수 있습니다. 굽이 3cm 정도 되는 단화를 신는 것이 가장 좋습니다.

자동차 이용 시

안전 운전하기 임신을 하면 호르몬의 영향으로 반사 신경이 둔해지므로 운전이 익숙하지 않다면 운전하지 않는 게 좋습니다. 운전할 때도 임신하기 전보다 안전하게 방어 운전과 양보 운전을 합니다. 자동차에 임산부 차량 스티커를 부착하여 도로 위의 다른 운전자들에게 알리는 것이 좋습니다.

장거리 운전 하지 않기 운전 시간이 최대 2시간을 넘지 않도록 합니다. 오랜 시간 운전을 하면 배가 당기고 부종이 생길 수 있어요. 자동차 안처럼 밀폐된 곳에 오래 있다 보면 어지럼증이 생기기도 합니다. 운전 시간이 길어진다면 휴게소에 들러 몸을 풀어 주고 스트레칭을 합니다.

*임신 중 여행과 장거리 이동에 대한 자세한 내용은 160쪽 참고

처음 가는 길 피하기 익숙하지 않은 길이라면 운전하지 않는 것이 좋습니다. 모르는 길이면 당황하는 경우도 많고 긴장한 채 운전하므로 태아에 좋지 않은 영향을 끼칠 수 있기 때문이에요.

바른 자세로 운전하기 핸들과 좌석을 너무 가깝게 하지 않고 등받이는 110도 정도 젖혀 줍니다.

❗ 다른 사람이 운전하는 차에 탄다면 뒷좌석에 타는 것이 좋습니다. 만약 앞좌석에 앉는다면 사고에 대비하여 대시 보드나 팽창하는 에어백과의 충돌을 피할 수 있도록 가능하면 좌석을 뒤로 밀고 앉습니다.

안전벨트 매기 안전벨트가 복부를 압박하여 불편하다고 착용하지 않는 임산부가 간혹 있는데, 자신과 태아의 안전을 위해 안전벨트를 매는 것이 바람직합니다. 다만 안전벨트가 복부 위를 지나면 사고 시 자궁에 강한 압박이 가해져 유산 또는 조산의 위험이 있으므로 복부 밑으로 벨트를 매도록 합니다. 시중에 임산부용 안전벨트가 많이 나와 있으니 구입하여 사용하는 것도 좋은 방법입니다.

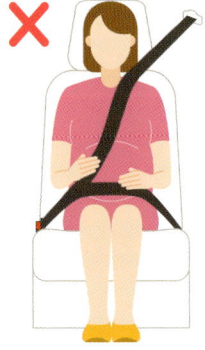 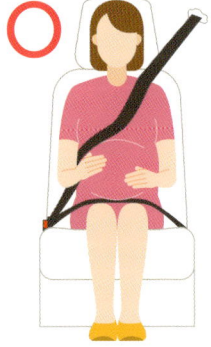

어깨 벨트는 가슴과 가슴 사이를 지나고 골반 벨트는 자궁 위치를 최대한 피해 배꼽보다 아랫부분을 지나도록 맵니다.

임신 2~3개월

4~11주 남편이 해야 할 일

아내의 임신 기간은 부부가 서로 더 이해하고 공감하는 기회가 될 수 있습니다. 임신 초기에는 유산 위험이 높고 입덧도 심한 데다 호르몬 변화로 감정 기복도 심해 아내가 많이 힘들어하므로 남편의 적극적인 배려와 도움이 필요합니다.

임신 소식에 크게 기뻐해 주세요
아내가 임신했음을 알려 줄 때 남편이 보이는 첫 반응은 매우 중요합니다. 아내의 기대에 부응해서 진심으로 기뻐해 주세요. 무반응이나 시큰둥한 반응을 보이면 아내는 두고두고 서운해합니다.

아내의 변화를 이해하고 공감해 주세요
임신한 아내는 신체적·정서적 변화를 겪습니다. 입덧, 두통, 현기증 등 다양한 증상이 나타나 힘들어하고, 호르몬 변화로 쉽게 짜증 내거나 기분이 가라앉습니다. 이럴 때 남편이 아내의 변화를 이해하고 공감해 주면 아내는 큰 힘을 얻습니다.

아기에 대한 사랑을 표현해 주세요
아직 임신 초기라 아내의 배가 부르지 않아 새 생명이 찾아온 것을 실감하지 못할 수 있습니다. 아기에게 태명을 지어 주고 아내의 배를 쓰다듬으며 아기에게 말을 걸어 보세요. 아기의 존재도 더 느껴지고 아내의 만족감과 자존감도 올라간답니다.

산부인과 병원에 함께 가세요
아내가 검진을 받기 위해 산부인과 병원에 갈 때 최대한 함께 가 주세요. 혼자 병원에 가는 아내는 몸도 힘들지만 마음도 외롭습니다. 아내와 함께 의사를 만나면 태아와 아내의 상태에 대한 정보를 들을 수 있고, 초음파 검사를 통해 태아를 눈으로 확인할 수 있어 아빠가 된다는 것을 더욱 실감할 수 있습니다.

아내와 함께 있어 주세요
아내와 함께하는 시간을 늘리고 대화를 많이 해 주세요. 함께 저녁 식사를 하고 산책을 하는 건 어떨까요?

아내가 먹고 싶어 하는 것을 사 주세요
입덧으로 고생하는 아내가 "○○이 먹고 싶다."라고 하면 두말없이 구해 주세요. 이럴 때 귀찮아하거나 난감해하면 아내는 더 서운하고 힘듭니다.

임신 시기별 특징을 공부하세요
임신한 아내와 태아에 대한 지식이 있어야 이해도 하고 공감도 할 수 있습니다. 관련 도서, 영상 등을 통해 임신/출산에 대한 기초 지식 정도는 파악해 둡니다.

힘든 집안일은 맡아서 해 주세요
화장실·베란다 청소하기, 무거운 물건 옮기기 등 힘들고 무리가 되는 일은 무조건 남편 몫입니다. 입덧이 심해 냄새에 예민한 시기이므로 식사 준비하기, 냉장고 정리하기, 쓰레기 버리기도 최대한 남편이 맡아서 합니다.

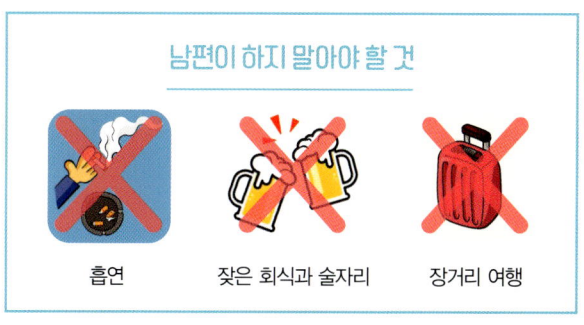

남편이 하지 말아야 할 것

흡연 | 잦은 회식과 술자리 | 장거리 여행

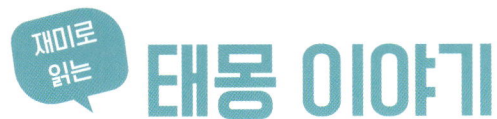

재미로 읽는 태몽 이야기

우리나라에서는 예로부터 태몽에 관심이 많았습니다. <삼국사기>와 <삼국유사>에도 위인의 태몽 이야기가 나오는 것을 보면 태몽의 역사가 얼마나 오래되었는지 알 수 있지요. 임신을 계획하고 있거나 임신 중인 부부 중에는 태몽에 관심이 있는 분들이 많을 겁니다. 하지만 과학적인 근거가 있는 것은 아니니 재미 삼아 가볍게 읽어 보세요.

태몽에는 어떤 특징이 있을까요?

태몽은 잉태를 암시하고 태아의 성별과 운명 등을 예측할 수 있는 꿈이에요. 태몽은 일반적인 꿈과 달리 깨어나서도 생생하게 떠오르고 오랜 시간이 지나도 또렷하게 기억난다는 특징이 있어요.

누가, 언제 태몽을 꿀까요?

임신한 당사자가 태몽을 꾸기도 하지만, 남편이나 조부모, 가까운 친척, 친한 친구 등이 대신 꾸기도 합니다. 보통 임신 직전이나 임신 초기에 태몽을 꾸는 경우가 많아요.

태몽을 어떻게 해석해야 할까요?

태몽에 나오는 상징물은 천체, 동식물, 자연물, 도구 및 장식물, 인물 등으로 매우 다양합니다. 단순히 상징물만 나오는 것이 아니라 꿈을 꾼 당사자와 상징물이 어떤 관계를 맺거나 상징물이 어떤 행위를 하는 내용으로 구성되기도 해요. 태몽에 대한 해석도 사람과 지역에 따라 다양하게 나타납니다. 대표적인 상징물과 일반적인 해석을 살펴보면 다음과 같습니다.

상징물	해석	상징물	해석
용	매우 큰 인물이 되거나 뛰어난 재능이 있는 아이가 태어날 것으로 해석해요.	과일	아기가 건강하고 풍요로운 삶을 누릴 것을 암시하며, 과일이 잘 익고 클수록, 아름답게 보일수록 긍정적으로 해석해요.
뱀, 구렁이	용 꿈과 마찬가지로 큰 인물이 될 아이가 태어날 꿈으로, 뱀의 행위가 구체적일수록 좋게 해석해요.	꽃	예쁜 꽃, 활짝 핀 꽃은 다정하고 온화한 성격의 아이일 거라고 해석해요.
호랑이	강인하고 리더십이 있는 아이가 태어날 꿈으로 봅니다.	물	맑은 호수, 강, 바다처럼 넓고 깊은 물이 나오는 꿈은 총명하고 재능이 뛰어난 아이가 태어날 것을 암시해요.
돼지	아이가 부유하게 자라거나 재물 운이 좋을 것이라고 해석해요.	하늘	하늘을 날거나 구름 위로 올라가는 꿈은 아이가 큰일을 할 운명을 나타낸다고 해석해요.
닭	깨끗하고 정결한 이미지를 상징해요.	보석	학자가 될 아이가 태어날 꿈으로 여기며, 보석을 그냥 보는 것보다 얻거나 줍는 꿈이 더 좋다고 해석해요.

우리 아이 태명, 어떻게 지을까?

태명은 아기가 엄마 뱃속에 있을 때 잘 자라라는 기원을 담아 부모가 임시로 붙이는 이름입니다. 배냇이름이라고도 하지요. 태명을 부르면 뱃속의 아기와 부모가 교감할 수 있고, 태아의 정서 발달에도 도움이 된다고 합니다. 또 태명으로 불린 태아가 태어나면 엄마와의 애착 관계도 더 좋다고 하지요. 태명은 임산부의 우울증을 예방하거나 줄이는 데에도 도움이 됩니다.

태명을 잘 짓는 방법이 있나요?

태명을 어떻게 지어야 할지 고민스러울 수 있습니다. 일반적으로 쓰이는 이름을 태명으로 정하는 경우는 거의 없고, 순우리말로 짓는 경우가 많습니다. 또한 보통 임신 초기에 태명을 짓기 때문에 태아의 성별을 모르는 경우가 많아 남아나 여아로 딱 구분되지 않는 중성적인 이름을 선택합니다. 태아는 24주부터 청각이 발달하기 때문에 거센소리(ㅊㅋㅌㅍ)나 된소리(ㄲㄸㅃㅆㅉ)가 들어가는 이름을 지어 부르면 태아의 청각과 뇌 발달에 도움이 된다고 합니다. 물론 기본적으로 발음하기 쉽고 듣기 좋은 소리여야 합니다.

어떤 태명을 많이 사용하나요?

아래 표는 태명으로 많이 사용하는 예를 소개한 것입니다. 일반적이지 않고 독특한 태명을 지어도 좋지만, 잘 생각나지 않는다면 참고가 될 거예요. 한 육아용품 업체에서 조사한 태명 트렌드에 따르면, 2018년부터 2021년까지 태명 가운데 부동의 1위는 '튼튼이'였습니다. 1위부터 3위까지 전부 태아의 건강과 관련된 태명입니다. 태아가 건강하게 자라 무사히 세상으로 나오길 바라는 부모의 마음이 담겨 있지요. 그 밖에 사랑이, 쑥쑥이, 축복이, 꼬물이 등이 인기 있는 태명으로 꼽혔습니다.

갈래	사례
태어나는 띠와 관련된 이름	용박이, 미르(용의 순우리말), 꼬물이, 뱀뱀이, 호야
부모가 좋아하는 이미지가 담긴 이름	까꿍이, 사랑이, 콩이, 하늘이, 햇살이, 별이
태몽에서 본 사물이나 동물과 관련된 이름	꿀복이, 용용이, 반짝이, 망고, 귤이
건강과 관련된 이름	건강이, 튼튼이, 쑥쑥이, 열무(열 달 동안 무럭무럭 자라라)
울림이 좋은 순우리말 이름	찬들, 해윰, 또바기, 가람, 도담, 보담, 우솔, 윤슬, 아토, 수피아
유산을 겪은 부모에게 찾아온 태아의 이름	딱풀이, 끈끈이, 찰떡이
쌍둥이를 임신한 경우	훈민이/정음이, 알콩이/달콩이, 대한이/민국이

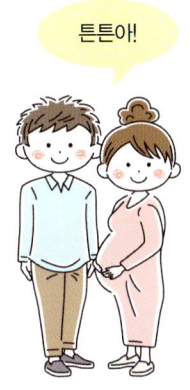

튼튼아!

임신 중기 | 임신 4개월

12~15주 아기가 손가락을 쪽쪽 빨아요

보통 임신 4개월 차부터는 임신 안정기로 봅니다. 유산의 위험이 줄어들고 태아가 빠르게 성장하는 시기이지요. 임신 상태에 몸이 적응하면서 컨디션도 차츰 회복됩니다.

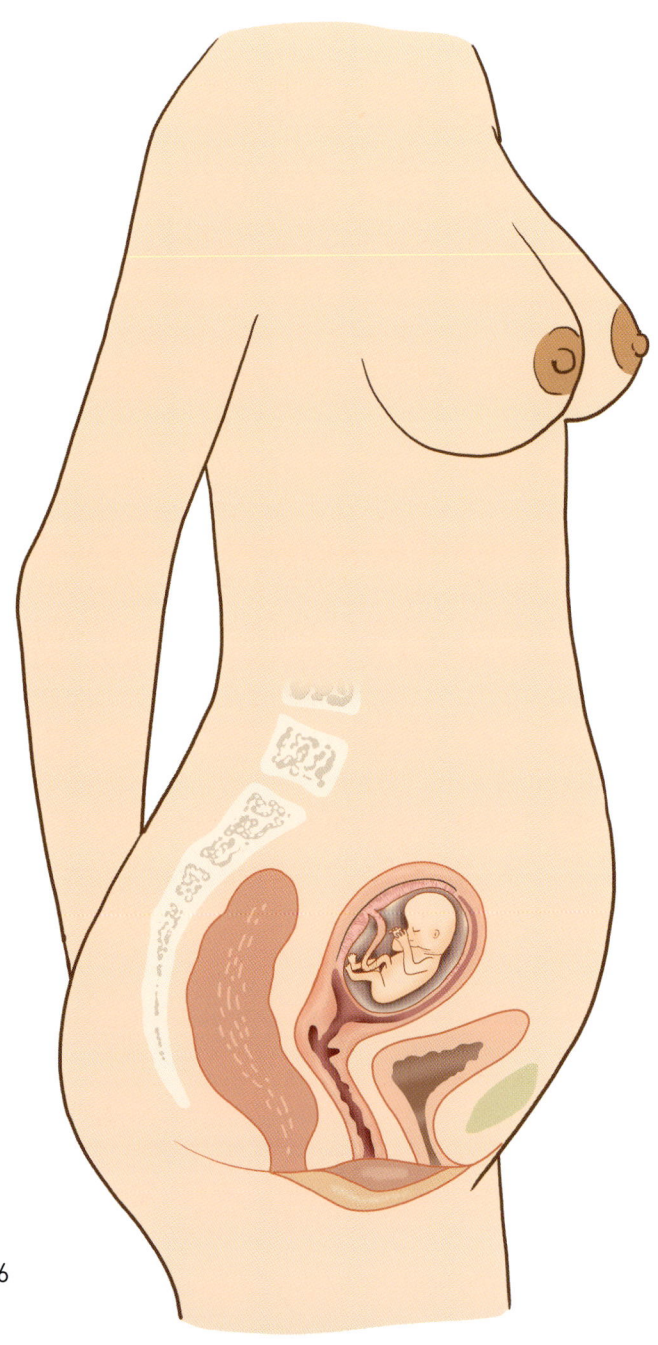

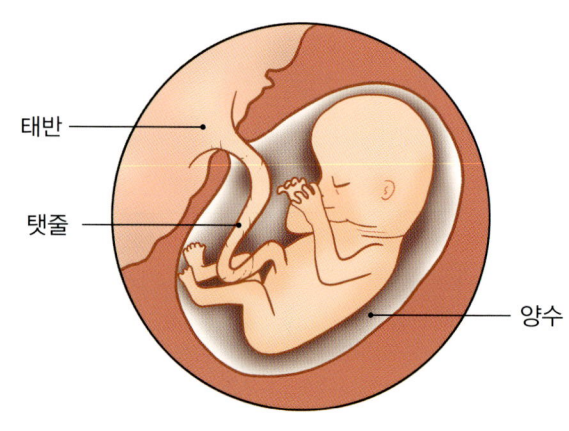

태반
탯줄
양수

엄마

몸무게	자궁 크기 비교	자궁저 높이
임신 전 체중+1~2kg	신생아 머리 크기	9~13cm

*태아가 웅크리고 있으므로, 태아의 키를 잴 때는 11주까지는 머리부터 엉덩이까지, 12주부터는 머리부터 발꿈치까지의 길이를 잽니다.

태아

몸무게	키	크기 비교
약 70~120g	약 10~12cm	키위 크기

엄마 몸은 이렇게 달라져요

✓ 입덧이 가라앉아요
입덧이 가라앉으면서 식욕이 나고 체중도 증가하기 시작합니다. 컨디션이 좋아져 생활에 활력과 여유가 생깁니다.

❗ 이 시기부터 임신 20주까지는 주당 300~400g씩 체중이 증가합니다. 피하 지방이 쉽게 늘어나는 시기이므로 규칙적이고 균형 잡힌 식사를 하여 갑자기 몸무게가 늘지 않도록 관리해야 합니다. 일정한 요일과 시간대를 정해 체중을 재고 기록해 두는 것이 좋습니다.

✓ 아랫배가 나와요
자궁이 커지면서 골반에 있던 자궁이 점점 위쪽으로 올라갑니다. 이 때문에 아랫배가 조금씩 커지면서 이제 외견상 임산부임을 알 수 있을 정도가 됩니다.

❗ 자궁이 올라가면서 자궁과 골반을 연결하는 인대가 늘어나 배나 허리가 당기고 사타구니에 통증을 느낄 수 있습니다. 요통이 생기지 않도록 평소 바른 자세를 취하고 틈틈이 체조를 하면 좋습니다.

✓ 기초 체온이 내려가요
임신 초기에 높았던 기초 체온이 내려가기 시작합니다. 호르몬 분비량이 안정되면서 임신 초기에 겪었던 나른함이나 불안감이 점차 감소하고, 임신에 따른 신체 변화에 익숙해지면서 마음이 안정됩니다.

✓ 손과 발이 따뜻해져요
심장으로 가는 부담을 낮추고 혈압을 조절하기 위해 손발의 정맥이 이완되면서 손발이 따뜻해집니다.

태아 몸은 이만큼 자라요

✓ 태반과 탯줄이 완성돼요
태반이 완성되어 유산 위험이 상당히 줄어들고, 태아가 충분한 영양 공급을 받아 빠르게 성장합니다.

✓ 내장 기관과 손발이 완성되어 가요
위, 신장, 방광 같은 내장 기관과 손발 등 몸의 각 기관이 거의 완성됩니다.

✓ 뼈와 근육이 발달해요
근육이 더욱 발달하고 양수 속에서 활발히 움직여요. 반사 기능이 생겨 엄지손가락을 입에 넣고 빨아요.

☑ 건강한 임신 생활을 위한 이달의 체크 리스트

☐ 식사량 조절하기
Why? 이 시기에 식욕이 돈다고 과식하거나 인스턴트 음식을 많이 먹으면 바로 살이 찝니다. 급격한 체중 증가는 임신성 고혈압, 임신 중독증, 당뇨병 합병증을 유발합니다. 또한 산도 주변에 지방이 쌓이면 출산에 지장을 줄 수 있습니다. 한 달에 2kg 이상 늘지 않도록 주의합니다.

☐ 바른 자세 유지하기
Why? 자궁이 커지면서 등과 허리에 통증이 생길 수 있습니다. 요통을 완화하려면 걸을 때 등을 똑바로 펴고, 의자에 앉을 때는 깊숙이 앉습니다.

☐ 가볍게 운동하기
Why? 임산부 요가/체조, 수영, 산책 등 가벼운 운동을 하면 임산부와 태아의 건강에 이롭고 기분 전환도 됩니다. 허리와 배를 압박하는 운동은 피합니다.

임신 4개월 | 주수별 특징과 주의 사항

12주

엄마는
- 아랫배가 조금씩 커지면서 엉덩이와 허벅지에도 살이 붙습니다.
- 태반이 안정되고 완성되어 가면서 유산 가능성이 줄어듭니다.

아기는
- 내장 기관이 거의 완성되고 팔다리가 쑥쑥 길어집니다.
- 뼈와 근육이 발달하여 움직임이 활발해집니다. 온몸을 움직이거나 양수 속에서 빙글빙글 돌기도 합니다.

주의해야 해요!
- 슬슬 배를 감싸 주는 속옷으로 바꾸는 것이 좋습니다.
- 보통 12주 전후로 태아의 염색체 이상 여부를 판단하기 위해 1차 기형아 검사나 NIPT 검사를 받습니다. *자세한 내용은 21, 39쪽 참고

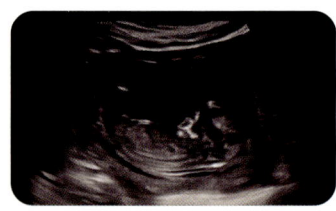

머리, 몸통, 팔다리가 또렷하게 보여요. 태아가 활발하게 움직이지만 엄마는 아직 느낄 수 없어요.

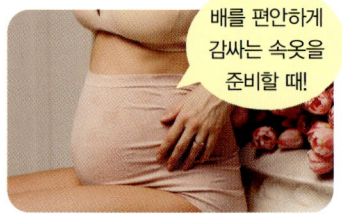

배를 편안하게 감싸는 속옷을 준비할 때!

13주

엄마는
- 입덧이 점점 가라앉으면서 입맛이 돌아옵니다.

아기는
- 태반이 완성됩니다.
- 손발 등 몸의 각 기관이 거의 완성됩니다.
- 청각, 시각, 후각, 미각이 발달하기 시작합니다.
- 초음파를 통해 손가락을 빨고 다리를 꼬는 모습을 볼 수 있어요.

주의해야 해요!
- 균형 잡힌 식사를 하면서 갑자기 살이 찌지 않도록 주의해야 합니다. 운동을 시작하기 좋은 시기예요.
- 이즈음 아기의 성장 속도에 개인차가 커집니다.

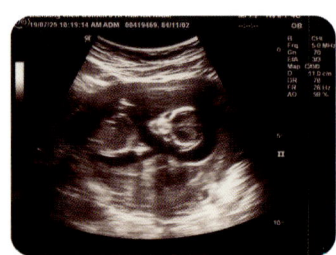

양수를 삼키고 내뱉기를 반복해요.

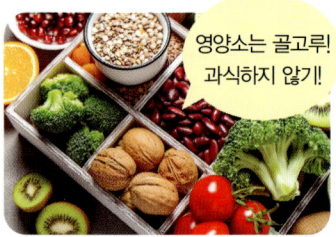

영양소는 골고루! 과식하지 않기!

14주

엄마는
- 기초 체온이 차츰 내려가 나른함이 없어지고 마음도 안정됩니다.
- 배 뭉침이나 복통이 생길 수 있습니다.
- 여행이나 외식을 즐기기 좋은 시기입니다.

아기는
- 외성기가 완성되어 갑니다. 하지만 아직 초음파로는 성별을 확인하기 어렵습니다.
- 양수 속에서 자유자재로 몸을 움직입니다.
- 피부가 점점 두꺼워집니다.

주의해야 해요!
- 배를 감쌀 수 있는 편안하고 품이 넉넉한 옷을 입는 것이 좋아요.

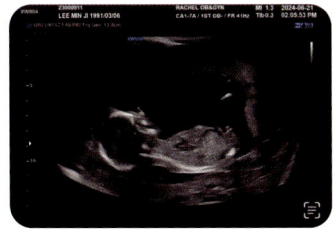

이 시기에 태아의 다리 사이로 성별을 확인하려는 엄마들이 많지만, 쉽지 않아요.

14~15주까지만 태아의 몸 전체가 초음파 사진에서 보입니다. 이후에는 태아가 부쩍 커지면서 사진 한 장에 다 들어오지 않아 얼굴, 몸통, 다리를 따로 봐야 합니다.

15주

엄마는
- 입덧이 거의 사라집니다.
- 본격적으로 태교를 하고 취미 생활을 즐기기 좋은 시기입니다.

아기는
- 머리 크기가 탁구공만 합니다.
- 피부에 피하 지방이 생기기 시작합니다.
- 신경 세포 수가 어른과 비슷해지고 세포 간 연결이 거의 마무리됩니다.

주의해야 해요!
- 임신선이나 튼살이 생기지 않도록 미리 관리해야 합니다. 피부가 건조하지 않게 오일 마사지를 꾸준히 하면 좋습니다.

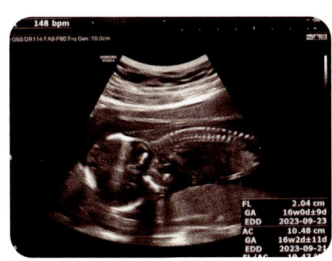

등뼈와 팔다리뼈가 확연하게 보여요.

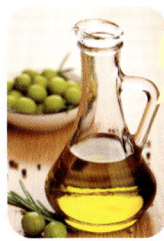

튼살 예방에 효과가 좋은 올리브 오일!

임신 중기

임신 5개월

16~19주 쉿! 아기의 움직임이 느껴져요

전체 임신 기간 중 가장 안정적인 시기라고 할 수 있어요. 배와 가슴이 눈에 띄게 커져 점점 임산부의 체형으로 변해 갑니다. 태아의 움직임이 활발해져 태동을 느낄 수 있습니다.

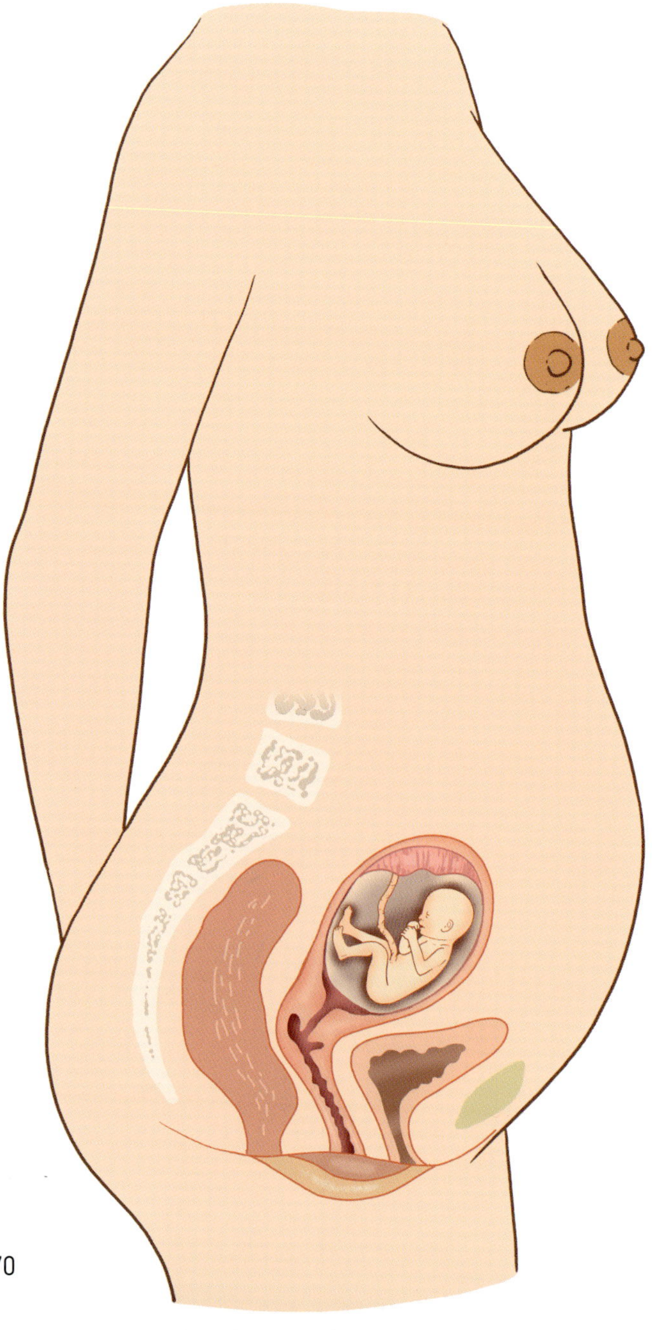

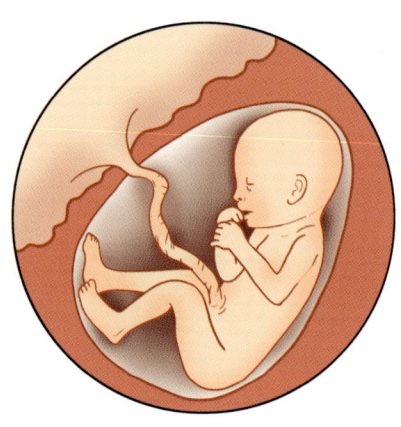

엄마

몸무게	자궁 크기 비교	자궁저 높이
임신 전 체중+2~4kg	어른 머리 크기	14~17cm

태아

몸무게	키	크기 비교
약 300g	약 15~20cm	사과 크기

엄마 몸은 이렇게 달라져요

✓ 배가 부르고 유방이 커져요
자궁이 배꼽 밑까지 올라오면서 아랫배가 눈에 띄게 부풀어 오릅니다. 또한 유선이 발달하면서 유방이 커지고, 유두를 누르면 유즙이 나오기도 합니다. 이때부터는 임산부용 속옷을 입는 것이 좋습니다.

✓ 몸이 점점 둥글둥글해져요
엉덩이, 허벅지, 팔을 비롯해 몸 전체에 피하 지방이 붙으면서 허리선이 사라집니다. 전반적으로 체형이 둥글어지면서 누가 보아도 임신했음을 알 수 있을 정도가 됩니다.

✓ 태동을 느낄 수 있어요
이르면 임신 16주 무렵부터, 보통은 18~20주에 첫 태동을 느낍니다. 임산부의 피하 지방이 적으면 태동을 더 쉽게 느낄 수 있고, 초산부보다 경산부가 태동을 빨리 느낍니다. 첫 태동은 배에 가스가 찬 것처럼 뽀글거리는 느낌이어서, 초산부의 경우 태동이라고 인지하지 못할 수도 있습니다.

태아 몸은 이만큼 자라요

✓ 몸에 솜털이 생겨요
태아의 몸을 보호하는 솜털이 생깁니다. 이 솜털을 '태모'라고 해요. 속눈썹과 머리털도 나기 시작합니다.

✓ 활발하게 움직여요
태아가 활발하게 움직이다가 자궁벽에 부딪히기도 하는데, 이때 엄마가 태동을 느낍니다. 자기 의지대로 손발을 움직일 수 있어 탯줄을 잡아당기거나 자기 몸을 만지거나 발길질도 합니다. 엄마 배에 청진기를 대면 태아의 심장 박동 소리를 들을 수 있습니다.

❗ 이 시기에 양수의 양이 늘고 태아를 둘러싼 양막이 단단해집니다.

✓ 감각이 예민해지고 뇌가 발달해요
감각 기관의 신경 세포가 크게 발달합니다. 속귀가 거의 완성되어 자궁 밖에서 나는 소리도 들을 수 있어요. 기억력을 담당하는 뇌가 발달하여 엄마 목소리도 기억할 수 있고, 엄마의 감정도 같이 느낄 수 있어요.

☑ 건강한 임신 생활을 위한 이달의 체크 리스트

☐ **가볍게 씻기**
Why? 임신 중에는 분비물이 많아지므로 매일 미지근한 물로 가볍게 샤워하는 것이 좋습니다.

☐ **임산부용 속옷 입기**
Why? 이 시기부터는 배와 가슴에 부담을 주지 않는 임부용 팬티와 브래지어를 구입하여 입는 것이 좋습니다.

☐ **치아 치료하기**
Why? 임신 중에는 잇몸이 잘 붓고 피가 나기 쉽습니다. 충치나 잇몸 질환이 있다면 이 시기에 치료를 받으세요.

☐ **고단백 저칼로리 식단 짜기**
Why? 태반이 완성되고 태아의 장기 기능이 활발해져 모체로부터 영양분을 많이 흡수하는 시기입니다. 따라서 모체의 건강과 태아의 성장을 위해 영양소를 골고루 섭취하는 것이 중요합니다. 고단백 저칼로리 식사를 하세요.

임신 5개월 | 주수별 특징과 주의 사항

16주

엄마는
- 배가 불러 오고 체중도 늘기 시작합니다.
- 빠른 경우 이 시기부터 태동을 느낄 수 있습니다.

아기는
- 온몸에 솜털이 납니다.
- 청각이 크게 발달하여 엄마의 심장 소리, 장운동 소리 등 자궁 외부에서 나는 소리를 들을 수 있습니다.

주의해야 해요!
- 편안한 임부복으로 갈아입어야 합니다.
- 빈혈 예방을 위해 철분이 든 음식과 철분 흡수를 돕는 비타민 C를 충분히 섭취합니다. *자세한 내용은 151~153쪽 참고
- 2차 기형아 검사를 받습니다.

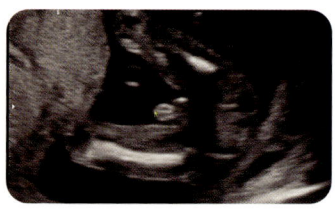

이 시기에 다리 사이가 보이는 아기도 있어요.

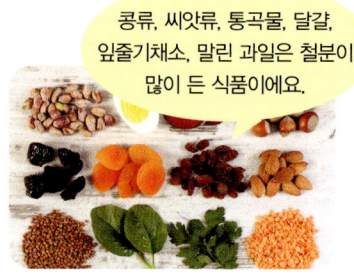

콩류, 씨앗류, 통곡물, 달걀, 잎줄기채소, 말린 과일은 철분이 많이 든 식품이에요.

17주

엄마는
- 몸이 전체적으로 둥글게 변하고, 몸무게가 빠른 속도로 늘어요.

아기는
- 성장 속도가 빨라져 아기가 태반보다 커집니다.
- 초음파에서 손가락, 얼굴의 이목구비가 확실하게 보입니다.
- 전두엽과 신경이 발달하여 자기 의지대로 손발을 움직입니다.
- 속귀가 완성되어 높은 소리와 낮은 소리의 차이를 알 수 있어 엄마 아빠의 목소리를 구분합니다.

주의해야 해요!
- 갑자기 너무 살이 찌면 여러 가지 임신 트러블이 생길 수 있습니다. 지나치게 과체중이 되지 않도록 신경 쓰세요.

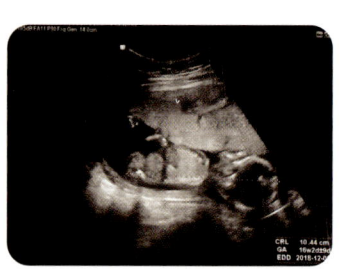

머리를 흔들거나 손발을 따로 움직여요.

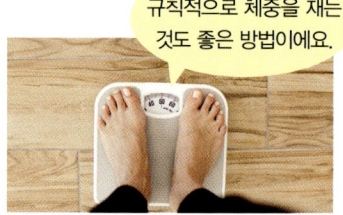

규칙적으로 체중을 재는 것도 좋은 방법이에요.

18주

엄마는
- 표가 나게 배가 부릅니다.
- 멜라닌 색소의 증가로 기미, 주근깨가 짙어지거나 새로 생깁니다.
- 18~20주에 첫 태동을 느끼는 경우가 많습니다. 첫 태동은 대개 물방울이 퐁퐁 터지거나 장이 꾸르륵거리는 느낌으로 옵니다.

아기는
- 눈썹과 속눈썹이 자라고, 눈을 움직이는 모습이 초음파로 보여요.
- 빠른 경우 이 시기에 성별이 확인됩니다.

주의해야 해요!
- 체액과 피하 지방이 늘면서 발 크기가 변하기도 합니다. 굽이 낮은 편안한 신발을 신는 것이 좋습니다.

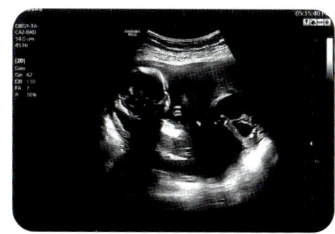

손톱, 발톱이 자라고 지문이 생기기 시작해요.

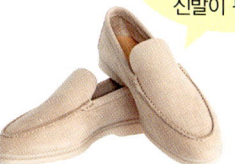

굽이 아예 없는 것보다 낮은 굽이 있는 신발이 편해요.

19주

엄마는
- 폐가 조금씩 눌려 숨이 차기도 합니다.
- 자궁이 커지면서 아랫배에 통증이 발생할 수 있습니다.

아기는
- 초음파로 심장이 2심방 2심실로 나뉜 모습을 확인할 수 있어요.
- 뇌, 간장, 신장, 폐 등 중요한 신체 기관이 대부분 완성되어 제 기능을 발휘하기 시작합니다.
- 뇌가 발달하여 엄마 아빠의 목소리를 기억할 수 있습니다.

주의해야 해요!
- 오래 서 있지 말고 배를 압박하는 불편한 자세를 피하세요. 이런 자세는 요통을 유발할 수 있습니다.

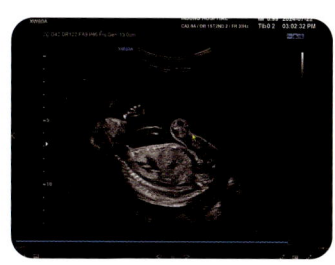

태아가 손을 벌리거나 다리를 오므렸다 뻗는 동작을 해요.

태아는 전달에 비해 몸무게가 두 배 이상 늘고, 몸은 균형 잡힌 3등신이 됩니다. 척추는 거의 완전하게 곧은 형태가 됩니다.

임신 중기

임신 6개월

20~23주 아기가 배를 발로 차요

몸무게가 부쩍 늘고, 태아가 성장함에 따라 배가 불러 오는 것이 눈에 보입니다. 태아의 움직임이 더욱 활발해져 엄마도 태동을 분명하게 느낄 수 있는 시기랍니다.

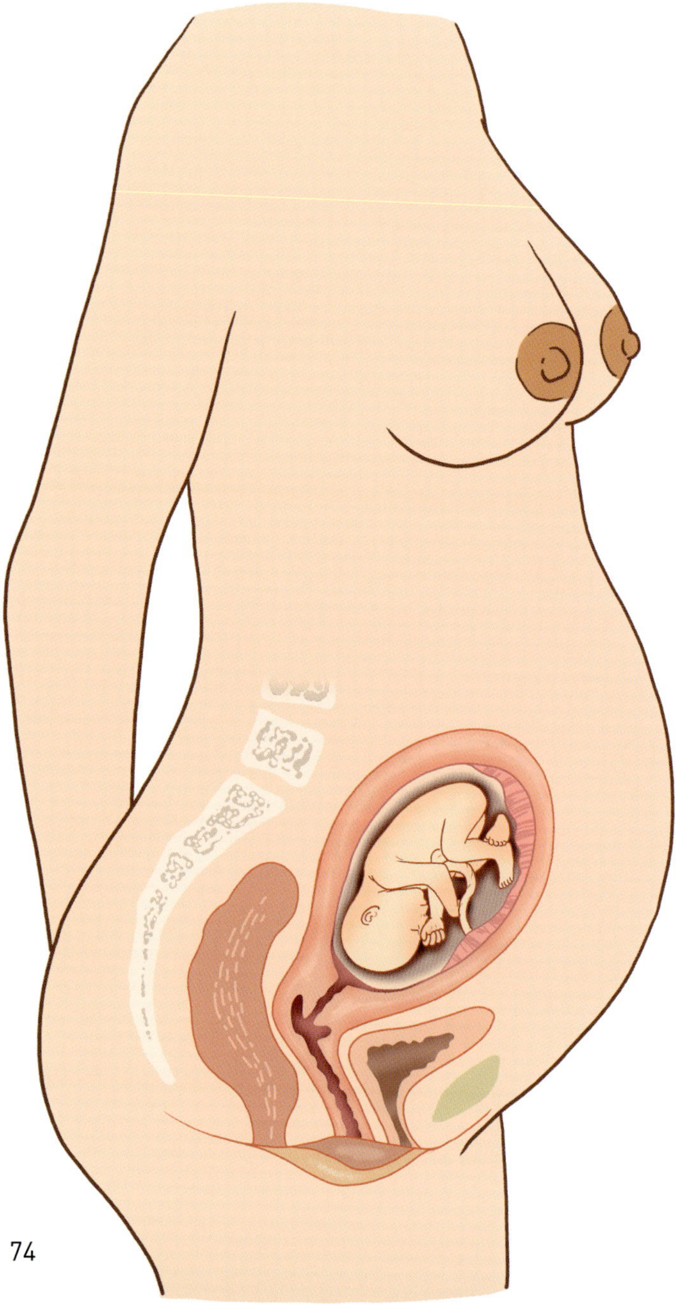

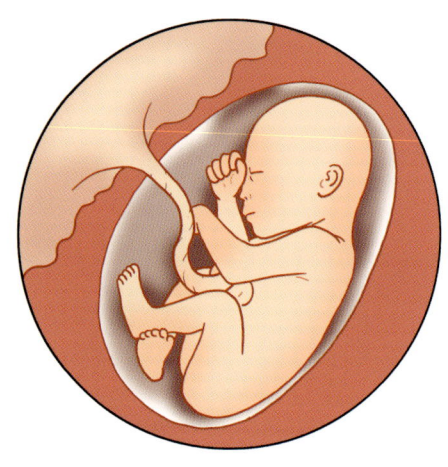

엄마

몸무게	자궁저 높이
임신 전 체중+5~6kg	20~24cm

태아

몸무게	키	크기 비교
약 500~600g	약 25~30cm	참외 크기

엄마 몸은 이렇게 달라져요

✓ 두근거리고 숨이 차요
자궁이 많이 커지면서 심장과 폐를 압박하기 때문에 가슴이 두근거리거나 숨이 차는 증상이 나타날 수 있습니다.

✓ 소화가 잘 안 돼요
자궁이 커지면서 위장을 압박하여 소화 불량 증세가 나타나거나 헛배가 부르기도 합니다. 또한 음식물이나 위산이 식도 쪽으로 역류하여 신물이 넘어와 속이 쓰리기도 합니다.

✓ 부종이나 정맥류가 생길 수 있어요
갑자기 체중이 느는 데다 커진 자궁이 정맥을 압박하고 하반신의 혈액 순환을 방해하여 하반신 정맥류가 생기기 쉽습니다. 하반신에 쉽게 피로가 오고 발목, 발등이 붓거나 저리기도 합니다.

✓ 피부가 가려워요
피부가 늘어나고 건조해지면서 배, 다리, 유방이 가렵기 시작합니다. 심하면 수포가 생기기도 합니다.

✓ 분비물이 더 늘어나요
골반 안의 혈액 순환이 왕성해지면서 질 분비물이 더 늘고 냄새와 색도 짙어집니다. 유두가 예민해지고 유선이 더 발달하여 유즙이 나오기도 합니다.

✓ 기미, 주근깨가 생겨요
임신에 따른 호르몬 변화로 멜라닌 색소를 만드는 세포가 자극을 받습니다. 이 때문에 원래 기미가 있던 사람은 색이 더욱 짙어지고, 기미가 없던 사람도 갑자기 기미가 생길 수 있어요.

태아 몸은 이만큼 자라요

✓ 신체의 각 기관이 완성돼요
폐를 제외한 내장 기관이 완성되고 신체의 각 부위가 모두 형성됩니다. 이제 태아는 4등신이 됩니다.

✓ 호흡 기능이 발달해요
양수를 마시고 폐 안에 쌓았다가 토해 내는 숨쉬기 운동을 시작합니다.

✓ 온몸이 태지에 싸여요
태아의 피부를 하얗게 덮고 있는 미끄러운 지방 조직인 태지는 양수로부터 태아의 피부를 보호하고, 출생할 때 산도를 잘 빠져나올 수 있도록 도와줍니다.

✓ 다양한 표정을 지어요
피부에 지방이 붙기 시작하면서 얼굴 모양이 살아납니다. 눈동자를 움직이거나 이마를 찡그리는 등 다양한 표정을 보여 줍니다.

☑ 건강한 임신 생활을 위한 이달의 체크 리스트

☐ 철분제 복용하기
Why? 임신 중에는 철 결핍성 빈혈이 생길 수 있습니다. 임신 초기에 빈혈이 없다면 임신 20주부터 하루 30mg의 철분제 섭취를 권합니다. 철분제가 잘 흡수되도록 하려면 아침 식사 전이나 공복에 먹고, 비타민 C와 함께 복용하세요.

☐ 염분 섭취 줄이기
Why? 염분 과다 섭취는 부종의 원인이 될 수 있습니다. 가능하면 음식을 싱겁게 먹고 물을 많이 마시는 것이 좋아요.

임신 6개월 | 주수별 특징과 주의 사항

20주

엄마는
- 커진 자궁이 심장과 폐를 압박하면서 두근거리고 숨이 찹니다.
- 대다수 임산부가 태동을 느낄 수 있습니다.

아기는
- 뼈와 근육이 발달하여 움직임이 크고 강해집니다.
- 몸에 지방이 쌓여 팔과 다리가 분명하게 보입니다.
- 후각, 미각, 청각, 시각, 촉각 등 모든 감각이 빠르게 발달해 갑니다.
- 태동을 느낄 때 배를 두드리면 태아가 발로 차며 상호 작용을 해요.

주의해야 해요!
- 임신 중독증을 예방하기 위해 고단백 식품, 저염식 위주로 식단을 짜세요. 인스턴트식품, 기름기 많은 음식은 삼가는 것이 좋습니다.

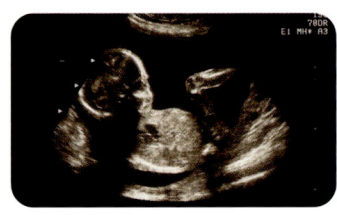

피부가 태지로 덮이고 움직임이 강해져요.

> 정밀 초음파 검사를 하기 좋은 시기예요. 태아의 모습이 신생아에 가깝기 때문에 태아의 신체 구조를 자세히 살피기에 좋습니다. 또한 이 시기가 지나면 태아가 많이 커져서 전체적인 모습을 관찰하기 어렵기 때문이기도 합니다.

21주

엄마는
- 아랫배가 많이 불러 오면서 복부 통증이 생기기도 합니다.
- 소화 불량이 생기고, 헛배가 부른 증세가 나타나기도 합니다.
- 갑상샘 기능이 활발해져 땀이 많이 나고, 조금만 움직여도 숨이 찹니다. 혈관이 확장하여 얼굴, 팔 등이 붉어지기도 합니다.

아기는
- 체중이 부쩍 느는 시기입니다.
- 맛에 반응하거나 딸꾹질을 하기도 합니다.

주의해야 해요!
- 갑자기 배가 부르고 체중이 늘어 걸을 때 균형을 잡기 힘들어집니다. 편안한 신발을 신고, 넘어지지 않도록 천천히 걷습니다.

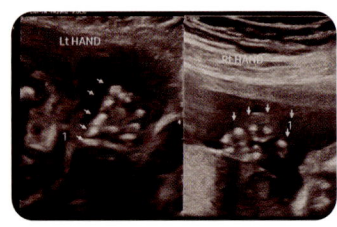

손가락 관절까지 생생하게 보여요.

구두보다는 편안한 운동화를 신으세요!

22주

엄마는
- 내장 기관이 자궁에 더욱 세게 눌리면서 속이 더부룩해집니다.

아기는
- 신생아와 거의 비슷한 모습이지만 몸에 지방이 많지 않아 아직 피부가 주름져 있고 가냘파 보입니다.
- 눈, 코, 입의 형태가 잡혀 갑니다.
- 입을 뻐끔거리며 숨쉬기 운동을 합니다.
- 폐를 제외한 내장 기관들이 완성되고 뇌세포 수도 거의 갖춰집니다.

주의해야 해요!
- 운동은 임산부와 태아에게 모두 좋지만, 평소 운동을 하지 않았다면 절대로 무리하지 마세요. 배가 뭉치고 더 피곤해질 수 있습니다.

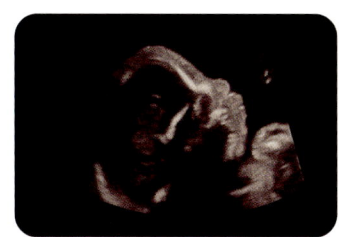

입술을 오므리거나 눈을 움직이기도 해요.

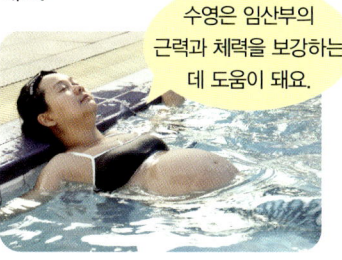

수영은 임산부의 근력과 체력을 보강하는 데 도움이 돼요.

23주

엄마는
- 자궁은 배꼽 위로 두 마디쯤 더 올라와 있습니다. 자궁이 부쩍 커지면서 하반신 정맥을 눌러 하반신의 혈액 순환이 잘 안 됩니다.
- 요통, 부종, 변비가 생길 수 있습니다.
- 체중이 늘면서 오래 서 있으면 발과 발목이 붓기 시작합니다.

아기는
- 오감이 거의 완성됩니다.
- 외부 환경에 민감하게 반응합니다. 시끄러운 소리가 들리면 잠시 호흡을 멈추기도 합니다.

주의해야 해요!
- 변비 예방을 위해 수분과 식이 섬유를 많이 섭취해요.

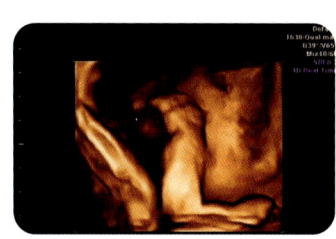

아직 피부가 쭈글쭈글하지만 몸에 살이 많이 붙었어요.

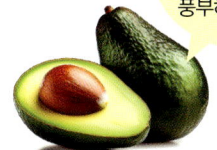

아보카도에는 식이 섬유와 폴산, 포타슘 등이 풍부하게 들어 있어요.

임신 중기 | 임신 7개월

24~27주 아기가 엄마 목소리를 들어요

배가 불룩 나왔지만 비교적 편하게 움직일 수 있는 시기이고 태아도 엄마 뱃속에서 잘 적응한 상태여서 이때 출산 준비를 해 두면 좋습니다. 태아는 성장 속도가 빨라지고 오감이 더욱 발달합니다.

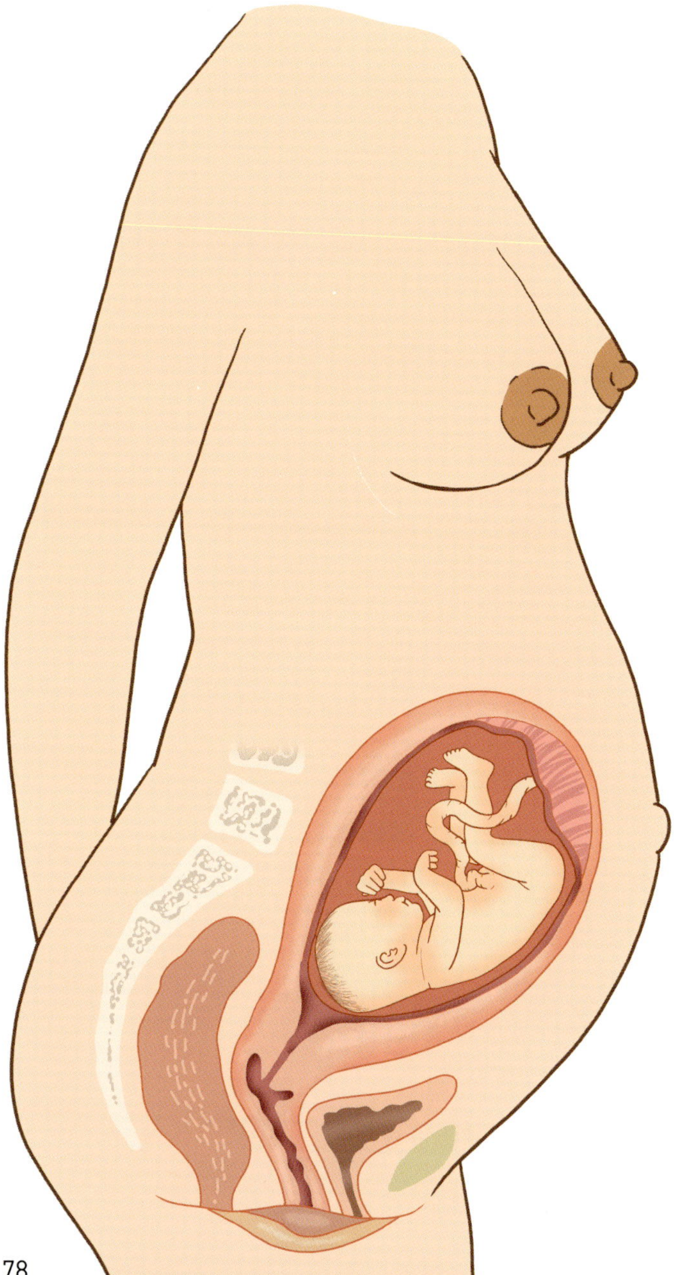

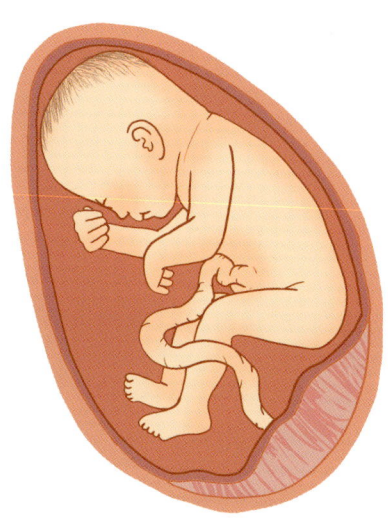

엄마

몸무게	자궁저 높이
임신 전 체중+6~7kg	24~28cm

태아

몸무게	키	크기 비교
약 900g~1kg	약 35~38cm	멜론 크기

엄마 몸은 이렇게 달라져요

✅ 갈비뼈가 아파요
커진 자궁이 갈비뼈를 밀면서 위로 올라옵니다. 이 때문에 갈비뼈가 압박을 받아 맨 아래쪽 갈비뼈가 바깥쪽으로 휘면서 통증이 발생합니다.

✅ 임신선이 생겨요
임신선은 배와 유방이 갑자기 커져 피부가 늘어나면서 피부 밑의 작은 혈관들이 터지고 팽창하여 생긴 가느다란 띠 모양의 선을 말해요. 분홍색, 붉은색, 보라색 등으로 나타나고 시간이 지날수록 색이 더 진해지며 가려움증이 동반될 수 있습니다.

❗ 임신선은 임신 중 체중이 지나치게 늘거나 피부가 약한 사람, 다태아를 밴 사람에게서 더 잘 나타납니다.

✅ 자꾸 배가 뭉쳐요
자궁 근육이 수축하면서 배가 단단해지고 딱딱해지는 느낌이 듭니다. 이때 가벼운 복통이나 복부 압박감이 동반될 수 있습니다. 배 뭉침은 대개 곧 풀려요.

태아 몸은 이만큼 자라요

✅ 콧구멍이 뚫리고 눈꺼풀이 생겨요
콧구멍이 뚫리고 폐가 발달했지만 아직 폐에는 공기가 없어요. 눈꺼풀이 생겨 눈을 깜빡여요.

✅ 의식적으로 몸을 움직여요
대뇌 피질이 발달하면서 자기 의지대로 몸을 움직이거나 방향을 바꿉니다.

✅ 다양한 감정이 생겨요
엄마가 느끼는 여러 가지 감정을 공유합니다. 엄마가 행복해하면 태아도 편안한 감정을 느껴요.

✅ 외부의 소리를 구분해요
외부 소리에 민감하게 반응해요. 엄마 아빠 목소리를 구분하고 익숙한 소리 패턴도 기억할 수 있어요.

✅ 피부색이 점점 붉어져요
투명하던 피부가 점차 붉어지며 불투명해집니다. 몸에는 아직 주름이 많지만 점점 통통해져요.

☑ 건강한 임신 생활을 위한 **이달의 체크 리스트**

☐ 임신선 예방하기
Why? 임신선은 출산한 후에 서서히 옅어지지만 말끔하게 사라지지는 않습니다. 심한 경우 완전히 흉터 조직으로 변해서 자주색이나 갈색 자국으로 남기도 합니다. 따라서 임신 초기부터 튼살 방지 크림을 바르거나 오일 마사지를 하여 피부 보습에 신경 쓰는 것이 좋습니다. 멜라닌 색소의 과잉 생성을 막기 위해 비타민 C를 섭취하는 것이 좋아요. 또한 임신 중기에는 체중이 너무 늘지 않도록 관리해야 합니다.

☐ 충분히 쉬기
Why? 몸이 무거워지면 쉽게 피로해지고 허리나 등에 통증이 생길 수 있습니다. 평소보다 수면 시간을 늘리거나 낮잠을 자는 것도 좋습니다. 특히 배가 당기면 몸이 피곤하다는 신호이므로 바로 쉬어야 합니다. 옆으로 누워 구부린 자세로 쉬고, 무릎 사이에 베개나 방석을 끼면 더 편합니다.

☐ 1리터 이상 물 마시기
Why? 임신 중기에는 변비가 생기기 쉽습니다. 하루에 1~1.5리터 정도의 물을 마시면 변비 예방에 도움이 됩니다.

임신 7개월 | 주수별 특징과 주의 사항

24주

엄마는
- 자궁은 축구공만 한 크기입니다.
- 본격적으로 태동이 느껴집니다.

아기는
- 청각이 거의 완성되어 점점 더 많은 소리에 반응합니다.
- 피부 감각이 발달하여 양수의 온도나 피부 감촉을 느낍니다.
- 손톱과 발톱이 제법 자란 상태입니다.
- 콧구멍으로 숨을 들이쉬고 내쉬는 흉내를 내고, 양수를 규칙적으로 들이마시고 내뱉습니다.

주의해야 해요!
- 고혈압, 당뇨, 조산 위험이 커지는 때이니 정기 검진을 꼭 받으세요.

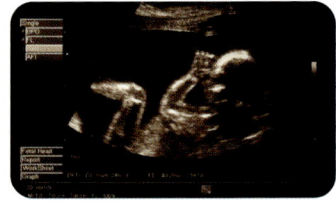

눈을 깜빡이거나 손가락을 빠는 반사 행동을 하기도 합니다.

이 시기에 초음파를 보면 태아가 선명하게 잘 보입니다. 양수가 넉넉하여 태아가 활발하게 움직이고 신체의 각 기관이 잘 발달된 상태이기 때문입니다. 내부 장기가 아주 잘 보이고 심장 상태를 평가하기에도 좋은 시기입니다.

25주

엄마는
- 양수가 이전보다 빠른 속도로 늘어납니다.

아기는
- 태아가 자기 의지대로 몸 방향을 바꿀 수 있게 되어 역아 상태가 되기도 합니다. 대부분 자연스럽게 돌아옵니다.
- 미각이 발달하여 단맛, 쓴맛을 구별할 수 있습니다.
- 하품을 하며 몸을 쭉 늘이기도 합니다.
- 폐포(허파 꽈리)가 발달하기 시작합니다.

주의해야 해요!
- 임신 중에는 면역력이 떨어져 감기에 걸리기 쉬워요. 사람이 많이 모인 장소는 피하고, 외출에서 돌아오면 손을 깨끗이 씻어요.

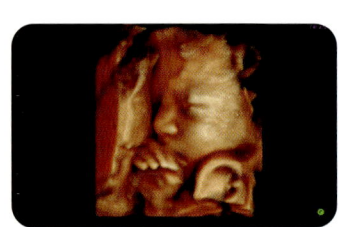

입을 크게 벌려 하품도 하고 활짝 웃기도 해요.

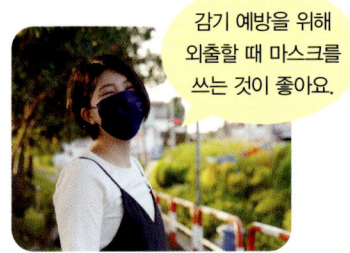

감기 예방을 위해 외출할 때 마스크를 쓰는 것이 좋아요.

26주

엄마는
- 배가 더 자주 뭉칩니다.
- 아기의 움직임이 활발해져 한밤중에 깨는 일이 생기기도 합니다.

아기는
- 시신경이 많이 발달하여 빛을 따라 머리를 움직입니다.
- 눈썹, 속눈썹, 손톱 같은 세밀한 부분까지 제 모양을 갖춰요.
- 태아의 움직임에 따라 외성기가 보여 성별을 알 수 있습니다.
- 폐포 주위에 혈관이 생성되어 갑니다. 아기가 태어나면 이 폐혈관으로 산소를 들이마셔 숨을 쉬게 됩니다.

주의해야 해요!
- 배가 부쩍 불러 오는 때이므로 배에 부담 가는 자세는 피하세요.

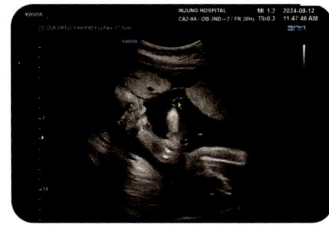

몸 방향을 자유자재로 바꾸고 팔을 벌리는 동작을 하기도 해요.

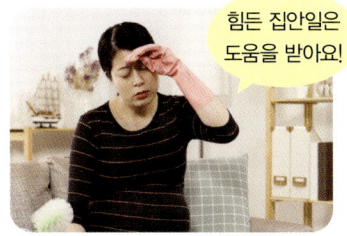

힘든 집안일은 도움을 받아요!

27주

엄마는
- 자궁은 배꼽 위로 집게손가락만큼 더 올라와 있습니다.
- 골반 부위 관절에 통증이 생길 수 있습니다.

아기는
- 시각과 청각이 한층 더 발달합니다.
- 머리카락이 길어지고 눈썹, 속눈썹이 풍성하게 자랍니다.
- 폐가 규칙적으로 움직이며, 폐의 발육 속도가 빨라집니다.
- 초음파로 보면 웃거나 찡그린 표정을 종종 볼 수 있어요.

주의해야 해요!
- 밤 늦게까지 휴대폰이나 모니터를 들여다보지 마세요. 불면증을 유발할 뿐만 아니라 태아의 생체 리듬 형성에도 좋지 않습니다.

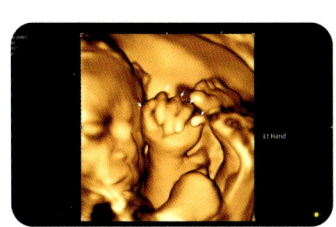

눈을 떠서 앞을 보고, 소리에도 일정하게 반응해요.

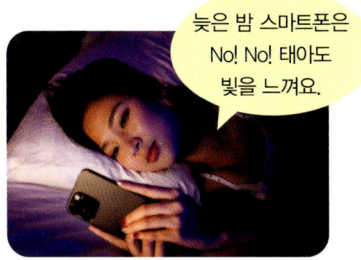

늦은 밤 스마트폰은 No! No! 태아도 빛을 느껴요.

임신 중기

임신 4~7개월

12~27주 트러블 관리하기

배가 불러 오고 체중이 늘어나면서 생기는 여러 신체 증상이 있습니다. 미리 알아 두고 대처하면 예방할 수 있는 것들도 있고, 어쩔 수 없이 트러블을 겪는다 해도 한결 수월하게 지나갈 수 있습니다.

허리가 아파요

임신 중기에 흔히 나타나는 증상입니다. 가능하면 한 자세로 오래 있지 말고 몸을 자주 움직이는 것이 좋습니다. 앉을 때는 바른 자세로 등받이가 있는 의자에 앉습니다. 굽이 높은 신발을 신지 않고, 무거운 물건을 들지 말아야 합니다. 물건을 주울 때는 허리를 굽히기보다 무릎을 굽히는 것이 좋습니다.

허리에 통증이 느껴질 때는 옆으로 누워서 다리 사이에 베개를 끼우면 한결 편합니다. 잠자기 전 미지근한 물에 목욕을 하고, 보온성이 좋은 잠옷을 입고 자는 것도 허리 통증을 완화하는 데 도움이 됩니다.

배가 뭉치고 아파요

배가 불러 올수록 커진 자궁을 지탱하느라 힘을 받으면서 배가 뭉치는 증상이 생깁니다. 배가 부를수록 배가 뭉치고 아픈 증상이 더 자주, 더 심하게 일어납니다. 대개 편안한 자세로 옆으로 누우면 통증이 누그러집니다. 누워서 쉬는데도 증상이 나아지지 않거나 일정한 간격으로 지속되는 경우, 질 출혈이나 분비물이 동반되는 경우라면 병원에 가야 합니다.

> **Q 계단 오르기 운동을 해도 괜찮을까요?**
>
> **A** 계단 오르기는 칼로리 소모량이 커서 체중 조절에 효과적입니다. 이 때문에 임산부들이 급격히 불어난 체중을 줄이거나 분만 예정일이 다가오는데 출산 징후가 없으면 출산을 앞당기기 위한 목적으로 계단 오르기 운동을 하기도 합니다. 하지만 임산부에게는 권하지 않습니다. 체중이 늘어난 만큼 관절에 더 부하가 걸리게 되는데, 임산부의 관절은 릴랙신이라는 호르몬의 영향으로 느슨해진 상태라 상하기 쉽기 때문입니다. 또한 배가 나오면서 몸의 균형을 잃고 계단에서 넘어질 위험도 큽니다. 임산부에게는 계단 오르기보다 평지나 경사진 곳을 걷는 것이 더 좋습니다.

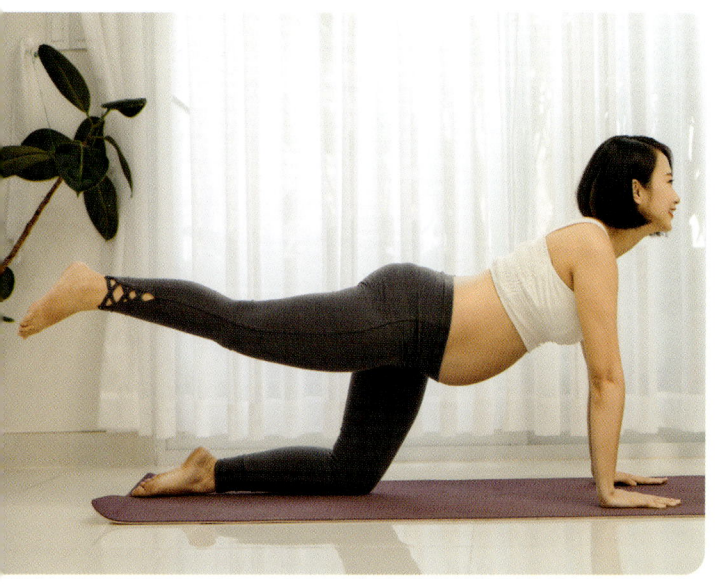

임산부 요가나 체조, 수영 등을 꾸준히 하여 허리와 등 근육을 단련하면 요통 완화에 도움이 됩니다.

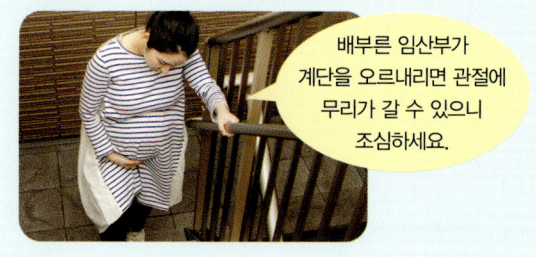

배부른 임산부가 계단을 오르내리면 관절에 무리가 갈 수 있으니 조심하세요.

변비와 치질이 생겼어요

임신 기간 내내 임산부를 괴롭히는 증상 중 하나가 변비입니다. 임신 초기에는 임신 호르몬의 영향으로 장운동이 느려지는 데다 입덧이 심해 식사량이 줄어들어 변비가 생기는 경우가 많습니다. 임신 중기에는 철분제를 복용하면서, 임신 후기에는 자궁이 커져 장을 압박하면서 변비가 더 잘 생깁니다. 변비가 지속되면 치질로 이어질 수 있으니, 식습관과 생활 습관을 개선하여 변비에 걸리지 않도록 주의해야 합니다.

변비 예방법

- **충분한 수분 섭취** 하루에 최소한 1리터(8컵 정도) 이상의 물을 마시면 좋습니다. 물이 들어가면 장 기능이 원활해지고 변이 부드러워집니다.
- **식이 섬유가 풍부한 음식 섭취** 식이 섬유는 소화되지 않고 장에 도달하여 수분을 흡수해서 변의 부피를 증가시킵니다. 또한 장의 연동 운동을 촉진해서 변이 장을 통과하는 시간을 줄여 줍니다. 과일, 채소, 통곡물에 식이 섬유가 많이 들어 있습니다.

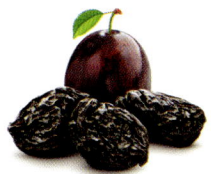

말린 서양 자두인 프룬에는 식이 섬유가 풍부하게 들어 있어 변비 예방과 완화에 탁월한 효과가 있습니다.

- **가벼운 산책과 운동** 규칙적인 산책과 운동은 장운동을 촉진합니다.
- **좌욕** 미온수에 5분 이상 앉아 있으면 혈액 순환이 원활해져 변비와 치질 예방에 도움이 됩니다.
- **규칙적인 배변 습관** 매일 아침 동일한 시간에 배변하는 습관을 들여 몸이 기억하도록 합니다.

*변비를 예방하기 위해 노력했는데도 변비 증상이 개선되지 않거나 심해진다면 산부인과에 가서 임산부용 변비약을 처방받으세요.

다리가 붓고 정맥류가 생겼어요

임신을 하면 자궁이 커지면서 혈액 순환을 방해하고, 체액 속의 물질이 불균형해지면서 다리가 잘 붓습니다. 특히 임신 중기 이후 체중이 급격하게 늘어 과도하게 하중을 받으면 부종이 심해져 정맥류가 될 수 있습니다. 정맥류는 피부 바로 아래에 있는 정맥이 부풀어서 파랗게 보이는 것을 말합니다. 보통 종아리나 외음부에 나타나며 별다른 통증이 없습니다. 그러나 하지 정맥류가 심해지면 다리가 쉽게 붓고 쥐가 나거나 통증이 발생할 수 있습니다.

다리 부종과 정맥류를 피하려면 평소 규칙적인 운동을 하여 혈액의 흐름을 원활하게 해 주는 것이 중요합니다. 하루 30분 이상 꾸준히 걷는 것이 좋습니다. 또한 같은 자세로 오래 서 있거나 앉아 있지 말고, 다리를 꼬고 앉는 것도 피해야 합니다. 늘 몸을 따뜻하게 하고, 누울 때는 옆으로 누운 상태로 쿠션이나 베개에 다리를 올려서 혈액 순환을 원활하게 합니다.

Q 혈액 순환이 잘 안 될 때 왼쪽으로 누우면 좋은가요?

A 반듯하게 누우면 오른쪽으로 치우친 자궁이 혈관을 눌러 말초에서 심장으로 피가 다시 돌아오는 데 방해가 됩니다. 따라서 가능하면 왼쪽으로 눕는 것이 좋지만, 불편하면 오른쪽으로 돌아누워도 괜찮습니다.

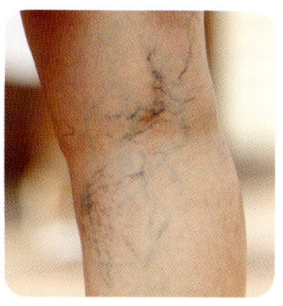

정맥이 피부 표면에 돌출되어 굽은 모양으로 보이는 것이 정맥류예요. 파란색이나 자주색으로 보이며 시간이 갈수록 더 굵어집니다.

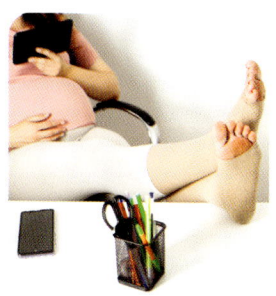

의자에 앉아 있을 때 다리를 약간 높게 두면 혈액 순환에 좋아요. 의료용 압박 스타킹도 도움이 됩니다.

임신 중기

열감이 심해요

임신 중에는 호르몬의 변화로 혈관에 혈액량이 많아지면서 혈액 순환이 활발해지고 체온이 올라갑니다. 이 때문에 얼굴, 목, 가슴 부위가 발갛게 달아오르기도 합니다. 몸이 후끈하게 느껴지기도 하고, 땀을 많이 흘리기도 합니다. 임신 초기보다 임신 중기 이후에 이런 현상이 더 잦아집니다. 특히 가슴 열감으로 힘들어하는 임산부들이 많습니다. 가슴 열감은 주로 호르몬 변화와 유방 조직이 발달하면서 발생하는데, 통증과 불쾌감이 동반될 수 있습니다.

열감을 완화하려면 평소 땀 흡수와 통풍이 잘되는 속옷과 겉옷을 입는 것이 좋습니다. 또한 스트레스를 줄여 몸과 마음을 편안하게 유지하는 것이 중요합니다. 열감이 심할 때는 수시로 샤워를 하여 몸을 식히세요. 가슴 열감의 경우, 냉찜질 팩이나 젖은 수건을 가슴에 올려놓으면 열감을 줄이고 통증을 완화하는 데 도움이 됩니다.

몸이 너무 가려워요

임산부가 흔히 겪는 증상으로, 임신성 가려움증의 원인은 확실히 밝혀진 것이 없습니다. 몸이 가려울 때 일단 긁기 시작하면 더 가려워지고 계속 긁게 되므로 가려운 부위를 터치하거나 가볍게 두드리는 방식이 낫습니다. 너무 가려우면 냉찜질을 하는 게 도움이 되고, 가려움을 잊을 수 있도록 정신을 다른 곳에 집중하는 것도 한 방법입니다. 또한 동물성 지방이나 밀가루 음식은 가려움증을 유발하므로 섭취를 삼갑니다. 가려움증이 심해 견디기 어렵다면 병원에 가서 임신 중임을 밝히고 피부약 처방을 받습니다.

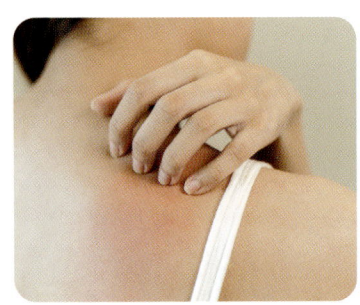

특히 밤에 가려움증이 심해 잠을 설친다는 임산부들이 많습니다. 가려움증을 완화하는 가장 좋은 방법은 몸과 주변 환경을 시원하게 하는 것입니다.

불면증이 생겼어요

임산부의 80% 이상이 수면 장애를 경험한다고 합니다. 임신 초기에는 입덧과 정서적 불안 때문에 잘 못 자는 경우가 많고, 임신 중기에는 배가 불러 오면서 자세가 불편하여 자다가 깨는 경우가 많습니다. 잠자리에 들기 1~2시간 전에 대추차나 둥글레차, 따뜻한 우유를 마시면 숙면에 도움이 됩니다. 반면, 잠들기 직전에 운동을 하거나 낮잠을 1시간 이상 자면 숙면에 방해가 됩니다.

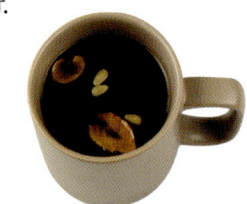

대추는 천연 수면제라고 할 만큼 불면증에 효과가 좋은 것으로 알려져 있어요.

Doctor's Guide

임신 중기는 임산부의 몸이 어느 정도 안정되고 태아가 쑥쑥 크는 시기입니다. 이 시기에 신경 써야 할 것을 알아볼까요?

1. <u>영양소가 풍부한 음식을 골고루 먹어야 합니다.</u> 철분(빈혈 예방), 칼슘과 비타민 D(태아의 뼈 발달) 섭취에 신경 쓰고, 임신 초기부터 먹던 폴산도 꾸준히 복용해야 합니다.

2. <u>적절한 운동을 꾸준히 합니다.</u> 걷기는 체중 조절과 혈액 순환에 도움이 됩니다. 요가와 스트레칭은 근육을 풀어 주고 스트레스를 해소하는 데 좋습니다. 수영은 관절에 부담을 주지 않으면서도 전신 운동이 됩니다.

3. <u>주기적인 검진을 잘 받아야 합니다.</u> 특히 임신 16~22주에 진행하는 필수 검사는 태아의 얼굴 기형이나 심장 이상 등 선천성 기형을 확인하는 중요한 검사입니다.

4. <u>즐거운 마음으로 좋아하는 활동을 해 보세요.</u> 전체 임신 기간 중 상대적으로 가장 몸이 편안한 시기이므로 취미 생활을 적극적으로 해 보는 것도 좋고, 가까운 곳으로 여행을 떠나는 것도 좋습니다. 엄마가 즐겁고 편안하면 태아도 안정감을 느낍니다. 이 시기에 태아는 지각과 감각이 크게 발달하고, 엄마의 기분이나 몸 상태에 예민하게 반응하기 때문이지요.

임신 4~7개월

12~27주 임신 중독증 예방 및 관리하기

임산부가 가장 피하고 싶은 임신 합병증을 꼽으라면 단연 임신 중독증입니다. 임신 중독증은 치료가 쉽지 않고, 증상이 심해지면 임산부의 건강과 태아의 성장에 악영향을 끼치므로 미리 진단하고 예방하는 것이 최선입니다.

임신 중독증의 주요 증상은 어떤 것인가요?

임신 중독증은 임신 중 발생하는 고혈압 질환으로 보통 임신 20주 이후에 나타납니다. 의학적인 명칭은 '자간전증' 또는 '전자간증'입니다. 임신 중독증의 대표적인 증상은 다음과 같습니다.

고혈압 최고 혈압(수축기 혈압)이 140mmHg, 최저 혈압(이완기 혈압)이 90mmHg 이상이면 임신 중독증을 의심할 수 있습니다. 고혈압이 된다는 것은 혈압을 높여야 혈액이 흐른다는 의미입니다. **고혈압 여부는 임신 중독증을 진단하는 가장 중요한 기준입니다.**

단백뇨 소변에 단백질이 섞여 나오는 증상으로, 이는 신장 기능이 떨어졌다는 신호입니다. 임신 중독증의 중요한 진단 기준 중 하나입니다.

부종 임신 중에는 몸이 잘 붓기 때문에 부종만으로 임신 중독증을 진단할 수는 없지만, 부종이 심하면 임신 중독증이 의심되므로 혈압과 단백뇨를 확인해야 합니다.

[임신 중독증 분류]

임신성 고혈압	자간전증
임신 20주 이후 혈압만 상승	임신성 고혈압 + 동반 증상
자간증	**만성 고혈압**
자간전증 + 알 수 없는 경련	임신 전 또는 임신 초기부터 혈압만 상승

그 밖에도 임신 중독증에 동반되는 증상과 징후로는 두통 및 시야 이상, 간이나 신장 기능 이상, 혈소판 감소, 상복부 통증, 폐부종이 있습니다.

임신 중독증이 생기면 왜 위험한가요?

고혈압이 되거나 단백뇨 증상이 나타나면 심장과 혈관에 부담을 주므로 모체에 문제가 생기기 쉽고, 태반에 혈액이 충분히 돌지 못해 태반 기능이 저하되면서 태아가 정상적으로 성장하는 데 나쁜 영향을 미칩니다. 또한 조산 위험도 커집니다.

임신 중독증이 더 악화하면 자간증이 됩니다. 자간증은 임산부가 의식을 잃고 경련을 일으키는 것입니다. 이때 심한 경우 임산부는 허혈성 뇌손상을 입거나 생명을 잃을 수도 있습니다. 태아 역시 임산부가 경련하며 숨을 제대로 쉬지 않아 산소 공급이 잘되지 않으므로 위험해질 수 있습니다.

Q 자꾸 붓는데 임신 중독증일까요?

A 많은 사람이 임신 중독증의 대표적인 증상을 몸이 붓는 부종으로 알고 있습니다. 부종은 임신 중 흔히 나타나는 증상으로 충분히 쉬거나 자고 나면 가라앉습니다. 만약 계속해서 부기가 빠지지 않고, 부은 부위를 손으로 눌렀을 때 빨리 원상태로 회복되지 않거나 갑자기 부종이 심해지면 검사를 받는 것이 좋습니다. 다만, 고혈압이나 단백뇨 증상이 없다면 단순 부종일 가능성이 높습니다.

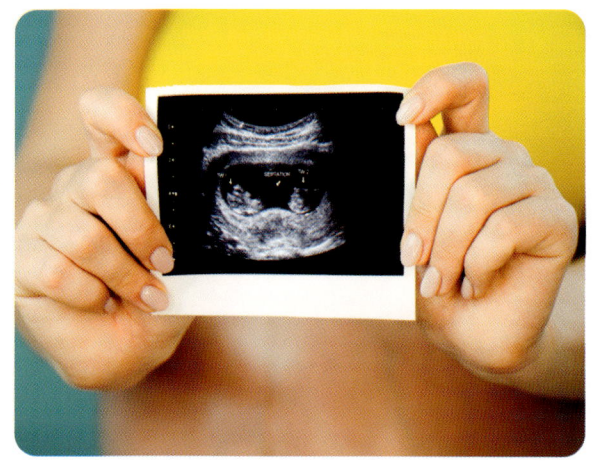

쌍둥이 등 다태 임신을 하면 일반 임신에 비해 임신 중독증이 더 빨리, 더 많이 생깁니다. 다태 임산부, 만성 고혈압인 임산부, 당뇨·신장 질환이 있는 임산부는 고위험군에 속하므로 산전 진단 검사를 자주 받으며 관리해야 합니다.

어떤 임산부가 임신 중독증에 잘 걸리나요?

고령 임산부 35세 이상인 임산부는 20대와 30대 초반 임산부에 비해 발병률이 3배 정도 높습니다. 만성 고혈압이 있으면 임신 중독증 발병 위험이 높은데, 나이가 들수록 고혈압이 생기기 쉽기 때문입니다.

다태 임산부 일반 임산부에 비해 모체에 가해지는 부담이 커서 발병률이 높습니다.

초산부 임신 중독증 발병률을 보면 경산부가 30%를 차지하고 초산부가 70%를 차지합니다. 이것 때문에 임신 중독증의 주요 원인으로 태반이 몸에 처음 생기는 것(태반과 관련한 면역 문제)을 들기도 합니다.

가족력이 있는 임산부 가족 중 임신 중독증을 경험한 사람이 있는 경우 발병 위험이 증가할 수 있습니다. 일반적으로 엄마에게 임신 중독증이 발생했다면 딸에게 발생할 확률은 20~40% 정도 된다고 봅니다.

기저 질환이 있는 임산부 임신 전부터 고혈압, 당뇨, 비만 등 기저 질환이 있는 경우 발병 위험이 높습니다.

임신 중독증은 어떻게 치료하나요?

임신 중독증은 임신 상태에서는 사실 치료가 쉽지 않습니다. 일단 혈압이 올라가지 않도록 식습관과 생활 습관을 점검하여 관리해야 합니다. 증상이 심하다면 입원하여 적정 혈압을 유지하는 조치를 취해야 합니다. 병원에서는 임산부의 수축기 혈압이 160mmHg 이상이거나 이완기 혈압이 110mmHg 이상으로 높아져 있다면 혈압 강하제를 써서 혈압을 적정 상태로 만들고, 다른 관련 증상들을 모니터링하여 적절한 치료를 시행합니다.

임신 중독증을 치료하는 가장 확실한 방법은 분만입니다. 임신 중독증은 임신이 되어 나타나는 증상이기 때문입니다. 임신 중독증이 있는 임산부라도 혈압이 정상치에 가깝게 관리되고 태아가 잘 크고 있다면 일반 임산부들처럼 37주가 지나서 정상 분만을 할 수 있습니다. 하지만 혈압 관리가 잘 안 되고 중증인 상태라면 37주 미만이라도 분만을 진행합니다.

임신 중독증 예방법을 알려 주세요

정기적인 산전 진찰 임신 중독증에 걸릴 위험이 있는 임산부라면 조기에 발견해서 빨리 관리하는 것이 중요합니다. 정기적인 산전 검사를 통해 혈압과 소변 상태를 확인하고, 필요한 경우 초음파 검사로 태반과 태아 상태를 확인해야 합니다.

적절한 체중 관리 과체중이나 비만은 임신 중독증 위험을 높이므로 적정 체중을 유지하는 것이 좋습니다. 한 달에 2kg 이상 급격히 체중이 늘지 않게 주의하세요.

스트레스 관리 스트레스를 받으면 혈관이 수축하고 혈압이 올라갑니다. 명상이나 운동, 취미 활동 등으로 스트레스를 낮추세요.

균형 잡힌 식사 임신 중독증은 당뇨, 비만, 혈관 질환과 관련성이 높으므로 영양 상태의 균형을 맞추는 것이 좋습니다. 과식하지 말고 영양소를 고루 섭취하세요. 당분과 염분이 많은 음식은 피합니다.

임신 4~7개월

12~27주 조산 예방하기

임신 20주 0일~36주 6일에 분만하는 것을 조산이라고 합니다. 우리나라의 조산율은 꾸준히 늘어 현재 전체 출생아의 약 9% 정도가 조산아입니다. 태아가 임신 기간을 다 채우지 못하고 태어나면 여러 가지 건강 문제가 생길 수 있습니다. 조산의 원인과 예방 방법을 알아봅니다.

왜 조산이 일어날까요?

양수 이상
- 양수 과다
- 양수 과소

태반 이상
- 전치태반
- 태반 조기 박리

태아 이상
- 태아의 발육 부전
- 태아의 염색체 이상, 심장 이상 등 선천적 기형
- 태아의 위치 이상

자궁 이상
- 자궁 경부 손상
- 자궁 기형
- 자궁에 생긴 혹

임산부의 질환
고혈압성 질환, 심장병, 신장병, 당뇨병, 폐결핵, 폐렴 등의 기저 질환 → 태반 기능 저하

다태아·거대아 임신
양막 파수 가능성이 상대적으로 높음

감염
세균이나 바이러스에 의한 감염으로 태반이나 태아 감염 → 양막 파수, 자궁 수축 초래

중증의 임신 중독증
적당한 시기에 인위적으로 조산 유도

스트레스와 피로
- 과도한 스트레스를 지속적으로 받는 경우
- 오래 서 있거나 무거운 물건을 들어 피로가 쌓인 경우

기타
- 20세 미만의 임산부
- 35세 이상의 임산부
- 조산 경험이 있는 경우
- 저체중/과체중인 경우

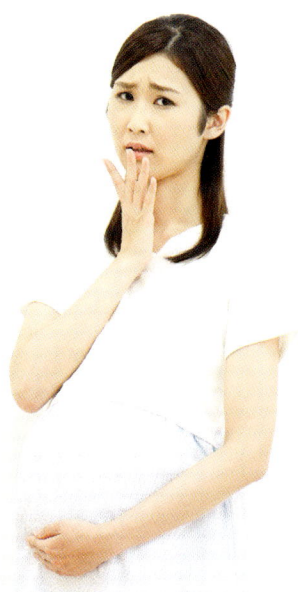

임신 중기

조산 징후에는 어떤 것들이 있나요?

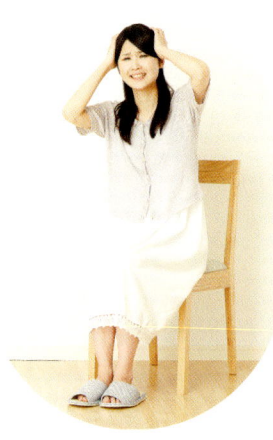

질 출혈이 있다.

배가 주기적으로 심하게 뭉친다.

양수가 흘러내린다.

갑자기 태동이 준다.
온종일 태동이 느껴지지 않는다.

생리통 같은 통증이 있다.

위와 같은 징후가 있다면 몸 상태를 주의 깊게 살펴야 합니다. 특히 질 출혈, 파수, 태동이 없는 경우는 위험한 상태로 조산할 가능성이 크므로 빨리 병원에 가야 합니다.

전치태반

자궁 위쪽에 있어야 할 태반이 아래쪽으로 내려와 자궁 입구에 자리 잡은 상태를 전치태반이라고 합니다. 전치태반의 대표적인 증상은 통증이 없는 출혈입니다. 보통 첫 출혈이 많지 않고 자연스럽게 멈추지만, 방치하면 출혈성 쇼크가 올 수 있습니다. 대개 증상이 나타나기 전에 초음파 검사를 통해 전치태반을 알게 되는데, 전치태반 진단을 받았다면 피가 비쳐도 병원에 가야 합니다.

전치태반인 경우에는 대개 제왕 절개로 분만하는데, 만삭이 아니라면 태아의 성숙도, 출혈 정도, 임신 주수를 고려하여 제왕 절개 시기를 정합니다. 태반이 자궁 입구 근처까지만 내려오고 자궁을 막지 않은 상태라면 자연 분만도 가능합니다.

태반 조기 박리

분만 전에 태반이 자궁벽에서 떨어지는 현상을 태반 조기 박리라고 합니다. 태아가 자궁 밖으로 나올 때 태반이 떨어져야 정상인데, 태반이 먼저 떨어지면 태아의 생존과 성장에 필요한 성분을 모체로부터 전달받을 수가 없어 태아의 생명이 위태로워질 수 있습니다. 태반 조기 박리의 대표적인 원인은 고혈압입니다. 그 밖에 산모가 고연령이거나 출산 횟수가 많은 경우, 유산·사산·조산 경험이 있는 경우, 넘어지거나 사고를 당하여 배에 심한 충격을 받은 경우에도 발생할 수 있습니다. 태반 조기 박리는 보통 임신 후반기에 나타나며, 대표적인 증상은 심한 복통과 질 출혈입니다. 증상이 나타나면 최대한 빨리 응급 수술이 가능한 병원으로 가야 합니다.

조산을 예방할 수 있을까요?

조산의 원인은 매우 다양하고 원인을 알 수 없는 경우도 많습니다. 그러나 조산을 유발하는 생활 습관을 피하고 산전 검사를 통해 몸 상태를 주기적으로 확인하면 조산의 위험을 낮추는 데 큰 도움이 됩니다.

복압을 높이는 자세 피하기 무거운 물건을 들거나 쪼그려 앉는 자세 등 배에 압력을 가하는 자세나 행동을 피합니다. 부부 관계를 할 때도 배를 압박하는 체위는 피해야 합니다.

몸 따뜻하게 하기 몸이 차가우면 혈액 순환이 원활하지 않아 자궁에 압력이 가해지면서 조산을 유발할 수 있습니다. 평소 실내에서도 긴소매 옷을 입고 양말을 신는 것이 좋습니다. 마사지나 가벼운 신체 활동도 도움이 됩니다.

적정 체중 유지하기 급격히 체중이 늘거나 반대로 정상 체중 증가에 한참 못 미치는 경우 조산 위험성이 있습니다. 균형 잡힌 식단으로 규칙적으로 식사하세요.

몸과 마음을 편하게 하기 몸에 무리가 가면 배가 당기고 자궁 수축이 일어날 수 있습니다. **몸 상태를 잘 살펴 부담이 되지 않는 수준에서 활동합니다.** 장시간 서 있거나 밤 늦게까지 일하여 육체적 피로가 쌓이지 않게 주의하세요. 또한 스트레스 상태가 지속되면 스트레스 호르몬이 자궁 수축을 일으켜 조산 위험을 높일 수 있습니다.

자궁 내 감염 주의하기 속옷을 자주 갈아입고 늘 청결한 상태를 유지합니다. 부부 관계로 인한 감염 위험도 있으므로 남편도 청결 유지에 각별히 신경 써야 합니다.

정기적으로 산전 검사 받기 특히 조산 위험성이 높은 임산부라면 적극적으로 산전 검사를 받아야 합니다. 자신의 혈압과 몸무게의 변화를 잘 관찰하고, 초음파 검사를 통해 태아와 태반, 자궁 상태를 관찰하면서 담당의의 안내를 잘 따른다면 조산 위험을 낮출 수 있습니다.

아가야, 너무 빨리 나오면 안 돼!

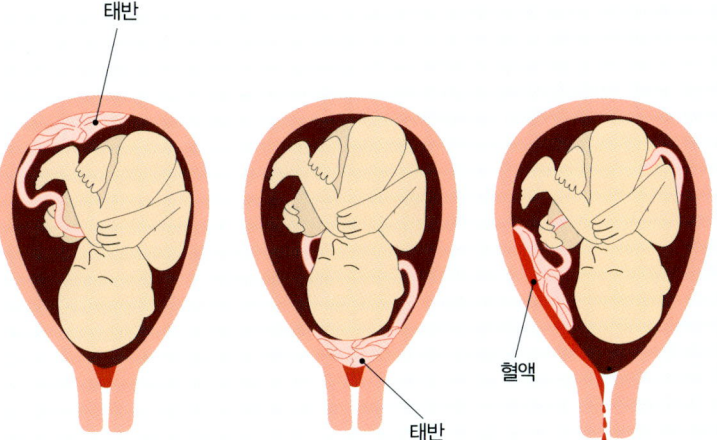

정상 태반 / 전치태반 / 태반 조기 박리

자궁 경부 봉축술

자궁 경부가 짧거나 열려 있어 태아가 자궁 밖으로 밀려 나올 위험이 있으면 자궁 경부를 묶어 주는 수술을 하여 조산을 막을 수 있습니다. 수술이 비교적 간단하고 부작용도 거의 없습니다.

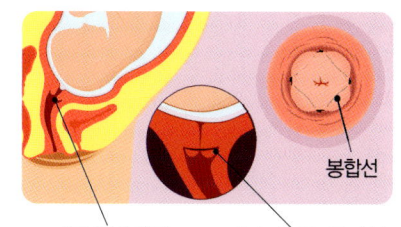

자궁 경부 열림 / 자궁 경부를 묶어 줌 / 봉합선

Q&A

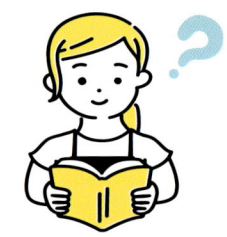

조산

Q 자궁 경부 길이가 짧으면 조산 가능성이 커지나요?

A 임신 16~28주에 자궁 경부 길이가 2.5cm 이하면 조산 위험이 증가합니다. 자궁 경부 길이가 짧을수록, 자궁 경부 길이가 짧아지는 시기가 빠를수록 조산 위험이 커집니다. 특히 20~24주의 정기 초음파 검사에서 자궁 경부가 짧아진 것이 확인되면 조산 예방을 위한 조치를 해야 합니다. 주수에 따른 자궁 경부 길이의 정상 범주는 다음 표와 같습니다.

임신 주수	정상 범위
16~20주	4~4.5cm
24~28주	3.5~4cm
32~36주	3~3.5cm

Q 자궁 수축이 잦으면 조기 진통으로 봐야 하나요?

A 임신 중기부터는 하루에도 여러 번 자궁 수축을 느낄 수 있습니다. 자궁 수축이 일어나면 가끔 통증이 있을 수 있지만 심하지는 않습니다. 임산부에 따라 자궁 수축 빈도에 차이가 많이 나는데, 보통 밤이나 새벽에 더 느껴지고 임신 주수가 늘어날수록 더 잦아집니다. 따라서 자궁 수축을 여러 번 느낀다고 해서 이게 조기 진통이 아닐까 걱정할 필요는 없습니다. 다만, 1시간에 6~8회 이상의 규칙적인 자궁 수축이 통증과 함께 느껴진다면 조기 진통의 가능성이 있으므로 이때는 바로 병원에 가는 것이 좋습니다.

Q 조산아도 건강하게 클 수 있을까요?

A 임신 24주 조산아의 생존율은 약 20%이지만 26주에 이르면 50%로 올라가요. 26주만 되어도 태아의 심장과 폐 기능이 발달하여 생존율이 급증하고, 크면서 합병증을 겪게 될 확률은 감소합니다. 임신 28주 생존율은 약 80~90%, 32~34주 생존율은 최대 90%, 34~37주 생존율은 거의 100%예요.

Q 조산한 아이의 주수와 몸무게 중 어떤 게 더 중요한가요?

A 아기의 생존율과 건강에 더 크게 영향을 미치는 것은 임신 주수로, 임신 주수에 따른 태아의 성숙도가 더 중요해요. 같은 저체중아라고 해도 임신 주수가 더 높은 아기의 생존율이 더 높습니다.

Q 조산아 정부 지원 제도가 있나요?

A '조산아 및 저체중 출생아 외래 진료비 본인 부담률 경감 제도'가 있습니다(아래 표 참조).

지원 요건	· 37주 미만에 태어난 신생아 · 출생 시 체중 기준 2.5kg 이하
지원 기간	출생일(주민 등록 생년월일 기준)로부터 5년
지원 범위	외래 진료 시 요양 급여 비용의 총 5%만 본인이 부담함(약국도 가능함)
신청 방법	의료비 경감 신청서, 출생 증명서, 등본 지참하여 국민건강보험공단에 신청

*지원 요건은 둘 중 하나만 충족하면 됩니다.
*소급 적용되지 않으므로 출생하자마자 신고하는 것이 좋습니다.

임신 4~7개월

12~27주 임부복으로 바꿔 입기

제법 배가 불러 오는 이 시기부터 임산부의 체형에 맞는 옷으로 바꿔 입어야 합니다. 모체와 태아의 건강을 위해 어떤 속옷과 겉옷을 입는 것이 좋을지 알아봅니다.

어떤 속옷을 입어야 할까요?

임신 중기에는 배가 부쩍 부르고 유방이 커지는 체형 변화가 눈에 띄게 나타날 뿐만 아니라 질 분비물이 더 늘고 열감이 심해지는 등 여러 신체 증상이 나타납니다. 따라서 겉옷보다 먼저 속옷을 임산부용으로 바꿔 입으면 좋습니다.

팬티

팬티는 크게 두 종류가 있는데, 편안하게 배와 엉덩이를 모두 감싸 주는 디자인과 배 위까지 감싸 주는 디자인이 있습니다. 이 두 가지 중 불러 오는 배에 부담을 주지 않고, 본인이 입기 편한 것으로 선택하면 됩니다. 또한 분비물을 잘 흡수할 수 있도록 부드럽고 넓은 패드가 있는 팬티를 선택합니다.

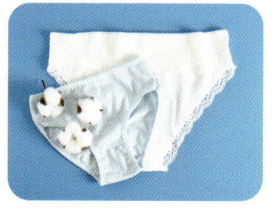
기본적인 면 팬티

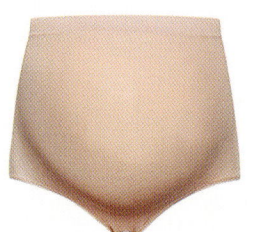
모달 소재의 임부용 팬티

❗ 출산 후에 입을 산후 팬티는 조임이 없고 편안하게 입을 수 있도록 신축성이 우수하고 처진 배를 잡아 주는 기능성 제품으로 구입하는 것이 좋습니다. 패드는 분비물을 잘 흡수할 수 있는 면 소재가 좋습니다.

브래지어

임신 기간 중에는 가슴이 계속 커지고, 출산 후에는 수유를 해야 하므로 시기별로 가슴의 변화에 맞고 유두를 압박하지 않으며 와이어가 없는 브래지어를 선택합니다.

임신 초기 겉보기에는 임신 전과 별 차이가 없으므로 기존 브래지어를 착용해도 됩니다. 다만 호르몬 변화로 가슴이 불편하고 답답한 느낌이 들 수 있으므로 이런 경우 브래지어의 연장 후크를 활용하여 가슴둘레를 늘려 주세요.

임신 중기 가슴이 1컵 이상 커지고 유두가 예민해지는 시기이므로 심리스 브래지어(무봉제 브래지어)나 와이어리스 제품을 착용하는 것이 좋습니다. 이런 제품들은 피부를 자극하지 않으므로 임신성 소양증(가려움증)을 예방하는 데도 도움이 됩니다.

임신 후기 가슴이 2컵 이상 커지고 유즙이 분비되는 시기이므로 가슴을 편안하게 감싸는 풀 커버리지 브래지어를 착용하면 좋습니다. 수유를 대비해야 하므로 수유 겸용 브래지어를 구매하면 활용도가 높습니다.

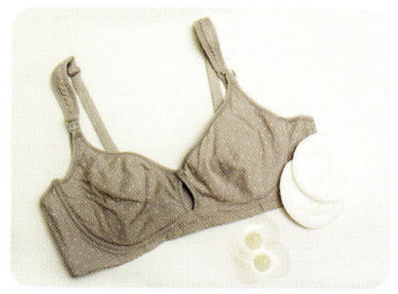
수유 겸용 브래지어와 수유 패드

거들

임부용 거들은 요통을 완화하고 불안정한 자세를 교정하는 데 도움이 됩니다. 또한 배 주위를 따뜻하게 감싸 주어 자궁 수축을 예방하는 효과도 있습니다. 팬티형 거들과 배를 감싸 주는 복대형 거들이 있습니다. 어느 쪽이든 신축성이 좋고 허리를 지탱해 주는 패널이 부착된 것을 선택합니다.

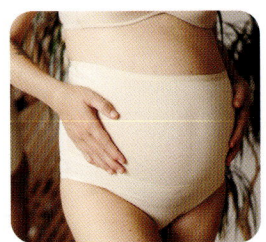
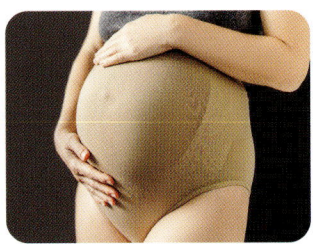

임부용 거들은 커지는 복부를 충분히 감싸 줄 수 있는 것을 선택합니다.

복대

임부용 복대는 요통과 배 처짐을 막아 줍니다. 임신 중·후기에 두루 사용할 수 있도록 크기 조절이 가능한 복대를 구입하세요. 출산 후에도 사용하고 싶다면 웨이스트 니퍼로도 사용할 수 있는 겸용 제품을 선택합니다.

❗ 복대는 태아가 자라고 있는 공간을 압박하지 않도록 너무 조이는 디자인은 피하도록 합니다. 점점 불러 오는 배를 아래에서부터 비스듬히 받쳐 주고, 배 근육에 무리가 가지 않는 것을 고릅니다.

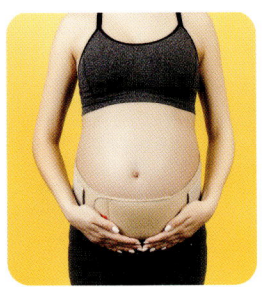
기본형 복대

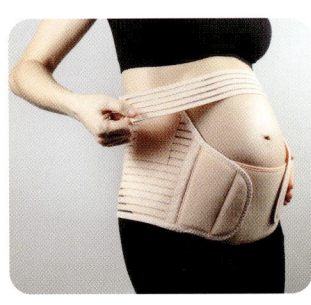
허리와 배를 함께 지지해 주는 복대

어떤 겉옷을 입어야 할까요?

배가 본격적으로 불러 오는 임신 5~6개월 무렵부터 임부복을 입는 것이 좋습니다. 임부복은 최대한 피부에 자극을 주지 않는 소재가 좋고, 착용감이 편안한 제품이어야 합니다. 굳이 전용 임부복이 아니어도 입고 벗기에 편하고, 품과 길이가 넉넉한 옷이라면 기존에 입던 옷들을 활용해도 좋습니다. 어떤 옷들이 임부복으로 적당한지 살펴봅시다.

❗ 임신 초기에는 체형이 임신 전과 크게 다르지 않기 때문에 기존에 입던 옷 중에서 배를 덮을 수 있을 정도의 여유 있는 옷을 입으면 됩니다. 임신 초기라도 배를 압박하는 옷은 좋지 않습니다.

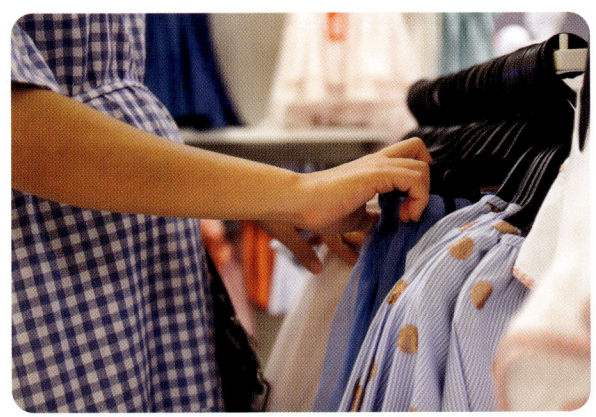

배가 불러 오면 몸에 꽉 끼는 옷은 피해야 합니다. 바뀐 체형과 건강을 고려하여 임부복을 준비해 보세요.

통풍이 잘되는 옷

임신을 하면 평소보다 땀을 많이 흘리고, 임신 중기 이후에는 임신성 가려움증까지 동반되는 경우가 많습니다. 따라서 피부에 자극이 적고 통풍이 잘되는 제품을 선택하는 것이 좋습니다. 대표적으로 면이나 모달 소재의 옷이 있습니다.

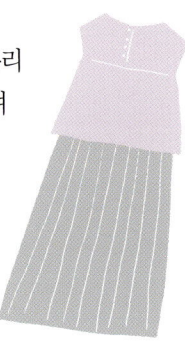

넉넉한 크기의 옷

체중이 계속 늘고 몸이 쉽게 부을 수 있으므로 여유 있게 넉넉한 크기의 옷을 구입하는 것이 좋습니다. 특히 하의를 고를 때는 허리둘레보다 골반 너비를 기준으로 옷을 골라야 합니다. 대부분의 임부복은 잠금 부분(지퍼)이 없고 골반과 배가 옷을 고정시키는 역할을 하기 때문입니다. 허리 쪽은 면으로 덧대어져 있어 배를 감싸 주는 형태가 좋습니다. 임신 초기부터 만삭까지 편안하게 입고 싶다면 배 크기를 조절할 수 있는 하의를 선택합니다.

임부용 하의의 배 조절 방식

입체 심리스형 배 크기에 맞게 옷이 밀착되므로 따로 조절할 필요가 없습니다. 옷이 몸에서 뜨지 않아 날씬해 보입니다.

스트링 밴드형 허리선 바깥쪽에 리본이나 조절용 끈이 있어 배 크기에 맞게 끈을 조이거나 풀 수 있습니다. 주로 임부용 요가복이나 트레이닝복에 사용합니다.

단추 조절 밴드형 배 크기에 맞게 복대 끝 쪽에 있는 밴드를 늘였다 줄였다 하며 조절할 수 있습니다. 밴드가 잘 고정되도록 속단추가 있고, 배를 덮는 면적과 너비가 큰 편입니다.

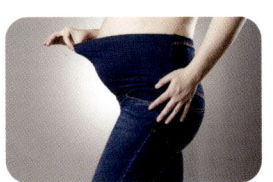 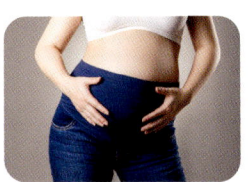

배를 감싸 주는 입체 심리스형 밴드가 달린 청바지

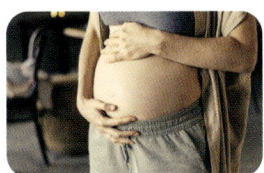 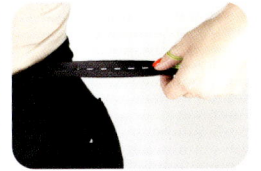

허리에 끈이 들어간 트레이닝복 　 단추로 밴드를 조절하는 바지

출산 후에도 입을 수 있는 옷

출산한다고 해서 배가 바로 들어가지 않습니다. 따라서 출산 후까지 입을 수 있는 활용도 높은 디자인을 선택하면 좋습니다. 요즘에는 출산 후에도 입기 좋은 감각적인 디자인의 임부복도 많이 판매되고 있습니다.

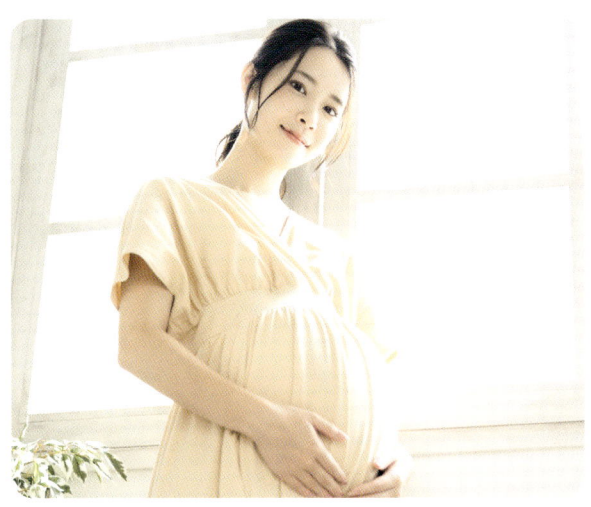

품이 넉넉한 원피스는 임신 기간과 출산 후에도 두루 입을 수 있어 활용도가 좋습니다.

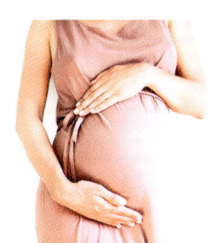 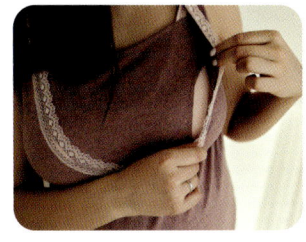

모달 소재의 민소매 원피스 　 수유하기 편한 원피스

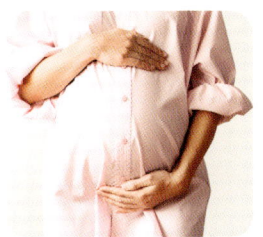 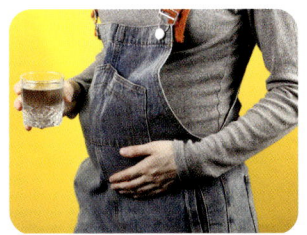

오버핏 셔츠 　 다양한 상의와 어울리는 멜빵 바지

Q&A
임부복

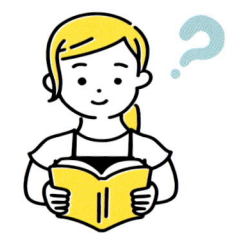

Q 직장에 다니면서 입기 좋은 임부복을 추천해 주세요.

A 가장 무난하게 입을 수 있는 옷은 원피스입니다. 요즘엔 편하면서도 디자인과 색감이 세련된 임부용 원피스가 많이 판매되고 있습니다. 허리 부분이 넉넉한 디자인을 선택하면 임신 기간 내내 입을 수 있습니다. 허리 부분이 신축성 있는 디자인으로 되어 있는 임부용 레깅스나 슬랙스 바지도 좋습니다. 여기에 니트 소재의 상의를 입으면 잘 어울리면서 단정한 느낌을 줍니다. 품이 낙낙한 블라우스나 길이가 긴 튜닉도 직장에서 입기 좋은 아이템입니다. 특히 쌀쌀하거나 추운 계절엔 카디건, 숄, 머플러를 활용해 보세요. 멋진 스타일을 연출하며 보온에도 효과적입니다.

Q 임신 중에 결혼식에 참석할 때 어떤 옷을 입을지 고민돼요. 임산부 하객 복장을 추천해 주세요.

A 역시 가장 무난하게 입을 수 있는 옷은 원피스입니다. 허리 부분이 넉넉한 블랙 원피스라면 결혼식뿐 아니라 어느 정도 격식을 차려야 하는 어떤 모임에서든 잘 어울립니다. 또한 원피스 위에 단정하고 편안한 느낌의 카디건을 걸치면 우아한 느낌을 줄 수 있습니다. 배를 편안하게 덮어 주는 블라우스에 면 팬츠도 좋습니다. 여기에 계절에 맞게 오버사이즈의 재킷을 덧입거나 스카프, 귀걸이 등의 액세서리로 멋지게 꾸며 보세요. 일상에서 벗어나 오랜만에 기분 전환을 하는 데도 도움이 될 거예요.

Q 임부복 외에 임신 기간에 사용하면 좋은 편의용품에는 어떤 것이 있나요?

A 임신 생활의 불편함을 덜어 줄 대표적인 편의용품 몇 가지를 소개할게요.

회음부 방석 가운데가 오목하게 들어가 있어 회음부에 자극을 주지 않으므로 편안하게 앉을 수 있습니다.

입덧 완화 밴드 손목에 착용하는 것으로, 손목의 경혈을 자극하여 입덧을 완화해 줍니다.

가슴 전용 팩 가슴에 밀착되는 인체 공학적 디자인으로, 가슴을 편안하게 감싸 주고 통증을 완화해 줍니다. 출산 후 젖몸살을 앓을 때도 사용하기 좋습니다.

함몰 유두 교정기 함몰 유두와 편평 유두를 교정합니다. 평소 브래지어에 붙여 유두 주변의 피부를 부드럽게 압박해서 자연스럽게 유두 형태를 교정하는 것과 마사지를 하면서 유두 형태를 교정하는 것이 있어요.

손목 보호대 강한 압박 없이 손목을 편안하게 지지하고 통증을 완화해 줍니다. 임신 중기 이후로는 근육과 관절이 약해지면서 손목 통증을 느끼는 임산부들이 많습니다.

무릎 보호대 근육과 인대에 압력을 가해 무릎 통증과 허벅지 부기를 완화하는 데 도움을 줍니다.

수면 보조 쿠션 배, 등, 엉덩이, 다리를 부드럽게 받쳐 주어 골반과 허리, 어깨 통증을 줄여 줍니다. 수면 장애를 겪는 임산부들에게 매우 유용합니다.

그 밖에 전자파 차단 앞치마, 임산부 전용 칫솔과 치약, 부기 예방 양말, 임산부용 스타킹 등이 있습니다.

임신 4~7개월

12~27주 모유 수유 준비하기

아이가 태어나면 모유 수유를 하겠다고 마음먹는 임산부들이 많지만, 모유 수유가 생각처럼 쉽지는 않습니다. 모유 수유를 계획하고 있다면 임산부의 몸과 주변 환경을 미리 알맞게 만들어 두어야 성공률을 높일 수 있습니다.

출산 후 원활하게 모유 수유를 하려면 출산 전에 미리 모유 수유를 할 수 있는 준비를 해 놓아야 합니다. 꼭 필요한 몇 가지 준비에 대해 알아봅니다.

산전 모유 수유 교육 받기 아기가 젖을 먹는 것은 본능이지만, 엄마가 모유를 제대로 먹이려면 미리 교육을 받아 두는 것이 좋습니다. 산부인과 병원, 산모 교실, 보건소 등 출산 전에 모유 수유 교육을 제공하는 기관이 많습니다. 모유 수유 교육을 통해 올바른 수유 자세와 방법, 모유량을 늘리는 방법, 유방 마사지 방법, 모유 수유 기간 등 모유 수유를 위해 알아 두어야 할 유익한 정보들을 얻을 수 있습니다. 많은 산모들이 출산한 후 가장 힘든 일로 모유 수유를 꼽을 만큼, 모유를 먹이겠다는 의지만으로 모유 수유를 지속하기는 어렵습니다. 따라서 출산 전에 모유 수유와 관련된 정보를 미리 알고 숙지해야 모유 수유를 원활하게 할 수 있습니다.

모유 수유하기 좋은 산부인과 선택하기 가능하면 모자 동실을 운영하는 병원이나 모유 수유에 협조적인 병원을 선택합니다. 모자 동실을 운영하는 산부인과에서는 유축 방법, 수유 방법 등을 알려 주기도 합니다. 처음부터 아기와 함께 지내며 수시로 젖을 물려야 모유가 잘 나옵니다.

❗ 모자 동실은 분만 직후부터 산모와 아기가 같은 방에서 지내도록 하는 시스템입니다. 유럽에서 오래전부터 시행된 방식으로, 산모와 아기가 모두 건강한 경우에 선택할 수 있습니다.

출산할 병원에 수유 계획 알리기 모유 수유에 성공하려면 출산 후 30분~1시간 이내에 아기에게 젖을 물리는 것이 좋습니다. 따라서 출산 예정인 병원에 출산한 후 곧바로 아기에게 젖을 물리겠다는 의지를 확실하게 밝혀 놓아야 병원에서도 제시간에 젖을 물릴 수 있도록 배려하고 도와줄 수 있습니다.

모유 수유 용품 준비하기 출산한 후에는 아이를 돌보느라 정신이 없으므로 미리 모유 수유를 돕는 편의용품들을 준비해 두는 것이 좋습니다. 기본적인 준비물로는 수유 쿠션, 수유용 브래지어, 수유 패드 등이 있고, 그 밖에 유두 보호기, 수유 전용 발 받침대, 유축기 등 필요하다고 생각되는 물품 리스트를 만들어 준비해 둡니다.

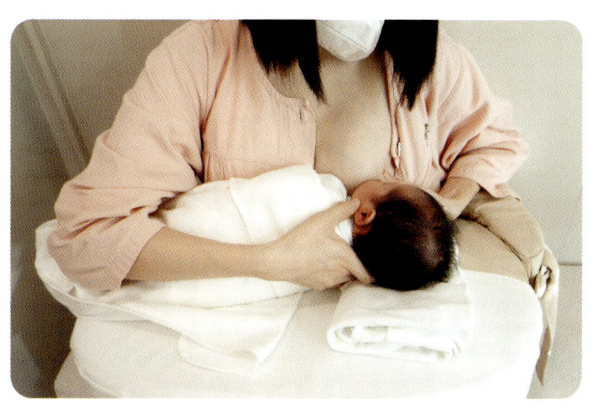

수유 쿠션을 사용하면 엄마와 아기가 모두 편안한 자세를 취할 수 있어 아기는 편안하게 젖을 빨 수 있고 엄마는 수유에 따른 피로가 줄어듭니다. 수유 쿠션을 구입할 때는 앞, 뒤, 옆의 높이 변화가 없는 편평한 것을 고르는 게 좋습니다.

임신 중기

유방 마사지 하기 임신 중 유방 마사지를 하면 모유 수유를 수월하게 하는 데 도움이 됩니다. 유방 마사지를 하면 혈액 순환이 잘되고 유선이 발달하여 출산한 후에 젖이 잘 돌기 때문입니다. 또한 유방 통증과 부기를 완화하고 가슴의 부드러움과 탄력을 유지하는 데도 도움을 주므로 임신 트러블에 따른 스트레스를 줄여 줍니다. 출산 후 가슴 울혈이나 젖몸살을 예방하는 데도 좋습니다.

유방 마사지는 전문가의 도움을 받아도 되지만 스스로 간단히 할 수 있습니다. 임신 안정기인 24주 이후부터 목욕한 후나 잠자리에 들기 전에 몸이 편안한 상태에서 매일 2~3분 정도 하면 좋습니다. 다만, 마사지를 하다가 유방 통증이나 불편함이 느껴진다면 즉시 멈춰야 합니다. 유방 관련 질환이 있는 임산부, 습관성 유산이나 조산 위험이 있는 임산부도 유방 마사지는 삼가야 합니다.

집에서 쉽게 할 수 있는 셀프 유방 마사지

임신 중에는 유방의 기저부(바닥 부분)를 중심으로 부드럽게 마사지를 합니다. 기저부를 부드럽게 위로 들어 올려서 움직여 주면 됩니다. ②~⑥의 과정을 1세트로 하여 3~4회 반복하세요.

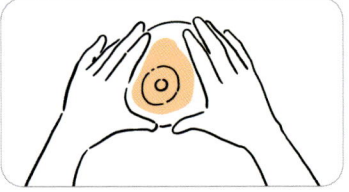

① 손바닥을 펼친 상태에서 중지나 약지가 기저부에 걸칠 수 있도록 잡고 그대로 수평으로 들어 올린다.

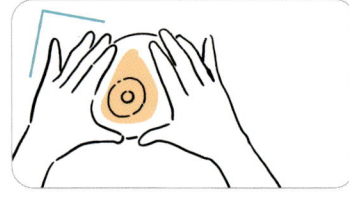

② 몸에서 들어 올린 상태에서 위쪽 바깥쪽으로 3~5번 정도 움직여 준다.

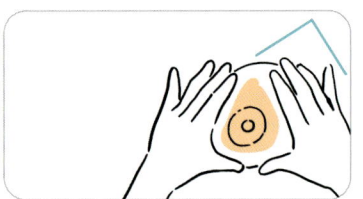

③ 같은 방법으로 반대쪽 위쪽으로도 3~5번 정도 움직여 준다.

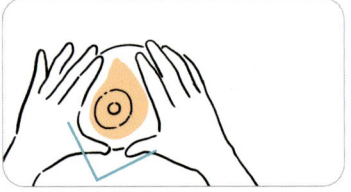

④ 마찬가지 방법으로 아래쪽 바깥쪽으로 3~5번 정도 움직여 준다.

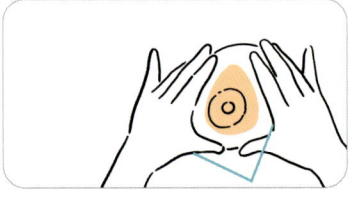

⑤ 같은 방법으로 반대쪽 아래쪽으로도 3~5번 정도 움직여 준다.

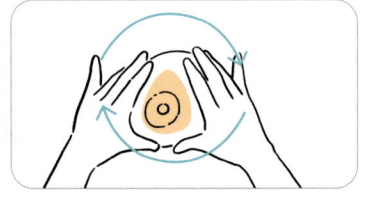

⑥ 몸에서 들어 올린 상태 그대로 둥글게 돌려 준다.

기저부 유방 마사지를 할 때 주의할 점

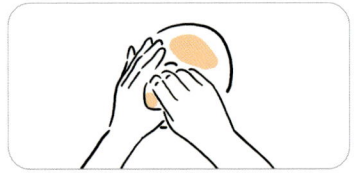

유두를 자극하지 않는다.

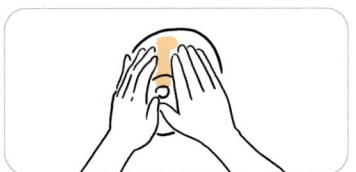

유방을 압박하지 않는다.

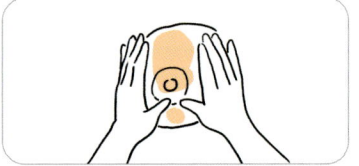

유방을 비비거나 비틀지 않는다.

임신 4~7개월

12~27주 남편이 해야 할 일

임신 중기가 되면 아내의 신체 변화가 눈에 띄게 나타나고 태아의 성장도 빨라집니다. 그에 맞는 남편의 조력이 필요하겠지요. 이 시기에 아내와 태아를 위해 남편이 꼭 해야 할 일을 알아봅니다.

정기 검진 때 함께 가요

아내가 병원에 갈 때마다 매번 동행할 수는 없어도 중요한 검사를 받을 때는 꼭 함께 가 주세요. 임신 중기는 태아의 기관이 대부분 완성되는 시기입니다. 아내와 함께 초음파를 보면서 태아의 건강 상태와 발달 상태를 확인해 보세요.

예쁜 임부복을 선물해 주세요

임신 중기에 이르면 아내의 가슴과 배가 점점 커져 몸매가 많이 달라집니다. 임신 전에 입던 옷이 작아지고 불편할 수밖에 없습니다. 이럴 때 센스 있게 예쁘고 편안한 임부복을 선물해 보세요. 아내의 기분도 한껏 밝아질 거예요.

발 마사지를 해 주세요

임신 중기에는 태동이 점점 강해져 밤에 자다가 태아의 움직임을 느껴서 갑자기 깨는 일이 종종 생깁니다. 갑작스러운 체중 증가와 호르몬 변화로 다리가 붓고 불면증이 생기기도 해요. 잠자리에 들기 전에 따뜻한 물로 발 마사지를 해 주세요. 발 마사지를 하면 혈액 순환이 원활해져 부기를 빼고 불면증을 해소하는 데 도움이 됩니다.

튼살 예방을 위한 마사지를 해 주세요

배가 불러 오면서 임신선을 비롯한 튼살이 생길 수 있어요. 일단 튼살이 생기면 출산을 하고 나서도 완전히 없어지지 않습니다. 따라서 예방하는 게 최선이지요. 튼살 크림이나 오일을 구입하여 아내의 배와 허벅지를 중심으로 부드럽게 마사지하듯이 발라 주세요. 마사지 횟수가 늘어날수록 부부간 애정도 깊어질 겁니다.

태아에게 말을 걸어 주세요

뱃속에 있는 아이와 나누는 대화를 태담이라고 합니다. 태담은 태교 중 가장 중요하다고 해요. 임신 중기에는 태아가 밖에서 들리는 소리를 어느 정도 구분할 수 있습니다. 엄마 목소리인지, 아빠 목소리인지 구분할 수 있다는 말이지요. 눈에 보이지 않는 아기에게 말을 건네기가 쉽지 않을 수 있어요. 처음에는 태아의 태명을 부르며 가볍게 인사해 보세요. 그리고 오늘 하루 중 즐거웠던 일을 이야기해 줘도 좋고, 동화책을 읽어 줘도 좋습니다. 이렇게 몇 차례 하다 보면 아이의 존재감이 느껴지고, 아이에 대한 애정이 더 뚜렷해질 겁니다. 아내의 배에 살포시 손을 대고 아빠의 목소리를 자주 들려주면 태아가 아빠의 중저음 목소리를 들으며 정서가 안정된다고 합니다. 태아와 아빠가 유대감을 형성하는 데도 물론 큰 도움이 됩니다.

태교 여행을 떠나요

태교 여행을 간다면 임신 안정기인 중기가 적절해요. 남편이 센스 있게 태교 여행을 주도하고 준비하면 남편에 대한 아내의 애정도와 행복감이 쑥쑥 올라갈 겁니다.

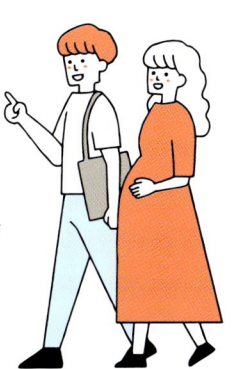

*태교 여행에 대한 자세한 내용은 160쪽 참고

개월별 태동 변화

태동은 언제부터 느낄까요?

태아가 엄마 뱃속에서 움직이는 것을 태동이라고 합니다. 태아는 임신 10주쯤부터 움직이기 시작하지만 임산부가 실제로 태동을 느끼는 시기는 임신 20주 전후입니다. 임산부가 태동을 느끼는 시기는 개인 편차가 있습니다. 초산모보다 경산모가, 살집이 많은 임산부보다 날씬한 임산부가 태동을 더 빨리 느끼는 편입니다.

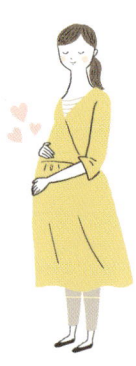

태동이 왜 중요할까요?

태동은 태아 건강의 바로미터라고 할 수 있어요. 태동이 규칙적이고 활발할수록 태아가 잘 자란다는 뜻입니다. 하지만 태동의 횟수나 강도는 다 다르기 때문에 임신 중기에 산전 검사에서 특별히 이상이 없다면 태동이 적어도 크게 걱정하지 않아도 됩니다. 다만, 임신 30주가 넘어가면 태동 횟수에 좀 더 주의를 기울여야 합니다. 하루에 20회 미만으로 태동이 느껴지거나 시간당 3회 미만의 태동이 이틀 이상 이어진다면 병원에 가야 합니다.

임신 5개월

- 태아가 엄마의 배꼽 바로 아래에 있어요.
- 엄마는 배꼽 주변에서 느껴지는 약한 움직임으로 첫 태동을 느껴요.
- 배 아래쪽에서 무언가가 꿈틀거리거나 기어가는 느낌, 물방울이 뽀글거리며 솟아오르는 것 같은 느낌을 받아요.

임신 6개월

- 태아가 엄마의 배꼽 위까지 올라와 있어요.
- 엄마는 좀 더 넓은 범위에서 더 명확하게 태동을 느낄 수 있어요.
- 양수의 양이 많아져 태아가 자유롭게 움직여요.
- 남편을 비롯해 주변 사람들도 임산부의 배에 손을 대면 태동을 느낄 수 있어요.
- 태아의 자리가 정해져서 한쪽에서만 태동을 느끼는 경우가 많아요.

임신 7개월

- 양수의 양이 가장 많아지는 시기예요.
- 아직 자궁 공간에 여유가 있어서 태아가 자유롭게 움직여요.
- 태아가 공중 곡예를 하듯 돌거나 엄마 배를 발로 차는 동작을 해요.
- 배 피부가 얇으면 태아가 발로 찰 때 배가 튀어나오기도 해요.

태동이 평상시와 다르면 어떻게 해야 할까요?

태아의 움직임이 평소와 다르거나 갑자기 태동이 줄었다고 느낄 수 있습니다. 태아가 자라면서 자궁 안에서 움직이는 게 이전보다 자유롭지 않거나 태아의 머리가 골반 쪽으로 내려와 고정되었을 때, 태아의 위치나 방향이 바뀌었을 때 태동이 줄어드는 경우가 많습니다. 태동이 줄었다고 느껴지면, 움직임을 멈추고 편안하게 앉거나 누워서 태아의 움직임에 집중해 보세요. 대부분 태아의 움직임을 느낄 수 있을 겁니다. 하지만 전혀 느껴지지 않는다면 바로 병원에 가야 합니다.

임신 초기에는 2주에 한 번씩 정기 검진을 하지만, 임신 중기가 되면 한 달에 한 번 정도 검진합니다. 검진 주기가 길어지다 보니 그동안 태아가 잘 자라고 있을지 궁금하기도 하고 괜스레 걱정되기도 합니다. 그렇다면 집에서 간편하게 태아의 심박음을 측정할 수 있는 태아 심음 측정기를 사용해 보는 것도 좋습니다. 대부분의 심음 측정기는 임신 10~12주부터 쓸 수 있습니다.

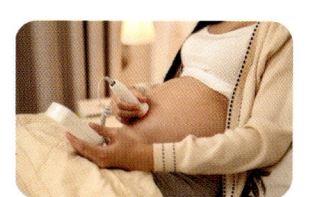

임신 8개월

- 태동을 가장 확실하게 느낄 수 있는 시기예요.
- 그동안 자유롭게 움직이던 태아가 머리를 아래쪽으로 내리며 자리를 잡아 가요.
- 태아의 발이 위쪽을 향하게 되면서 엄마의 가슴 아랫부분을 차기도 해요.
- 태아의 발차기가 점점 강해져 엄마는 태동을 더 강하게 느낄 수 있어요.

임신 9개월

- 태아의 손이 움직이는지 발이 움직이는지 엄마가 구분할 수 있을 정도로 태아의 손발 움직임이 강해져요.
- 태아가 손발로 엄마의 배를 강하게 밀어 그 모양대로 배가 불룩 튀어나오기도 해요.
- 태아가 1~2분 정도 딸꾹질을 하기도 해요.
- 엄마는 자다가 강한 태동을 느껴 갑자기 깨기도 해요.
- 배를 찌르는 통증처럼 태동이 느껴지기도 해요.

임신 10개월

- 태아가 재채기를 하기도 하는데, 이때 엄마는 몸에 경련이 일어나는 듯한 느낌을 받기도 해요.
- 출산일이 다가올수록 태아가 점점 골반 속으로 내려오므로 태동이 줄어들어요.

*태동이 줄거나 둔해지기는 해도 아예 없어지지는 않습니다. 태동이 전혀 느껴지지 않는다면 반드시 병원에 가서 진찰을 받아야 합니다.

임신 후기

임신 8개월

28~31주 우리 아기는 누굴 닮았을까요?

이제 임신 후기에 들어섰습니다. 점점 배가 커지고 무거워지면서 그에 따른 신체 증상들이 나타납니다. 태아는 이 시기에 발달이 어느 정도 완성되고 얼굴 윤곽도 또렷해집니다.

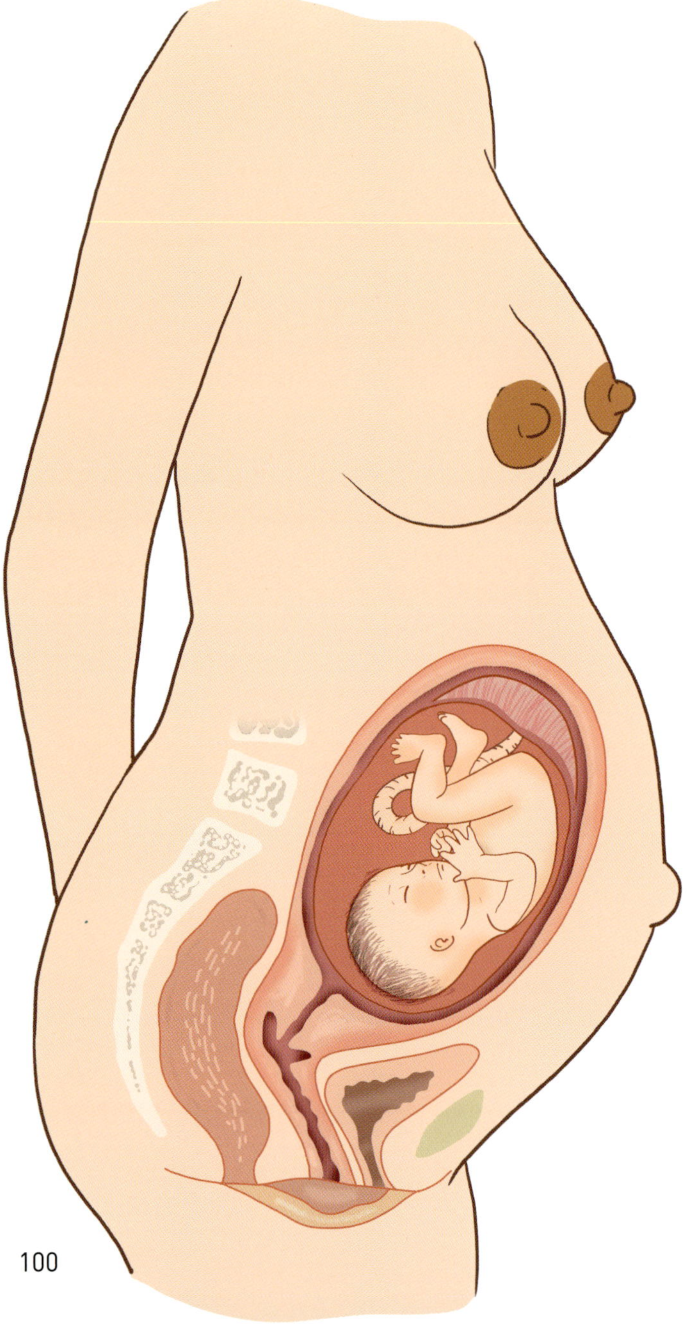

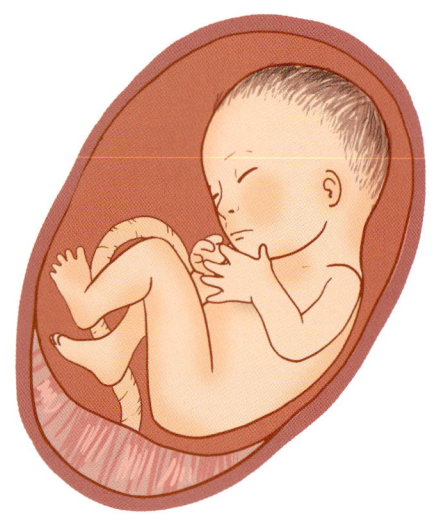

엄마

몸무게	자궁저 높이
임신 전 체중+7~9kg	25~30cm

태아

몸무게	키	크기 비교
약 1.5~1.8kg	약 40~43cm	파인애플 크기

엄마 몸은 이렇게 달라져요

✓ 태동을 강하게 느껴요
임신 8개월 차에는 태동이 더욱 강해지고 빈번해집니다. 태동은 태아의 건강을 확인할 수 있는 지표가 되므로, 태동이 강하다면 그만큼 태아가 건강하다는 뜻으로 이해하면 됩니다.

✓ 가슴이 답답해요
자궁이 횡격막을 압박하여 숨쉬기가 힘들어지고 가슴이 답답하게 느껴질 수 있습니다. 이럴 때는 숨을 천천히 깊게 쉬어 호흡을 안정시켜야 합니다. 앉거나 누워 있을 때는 베개 등을 이용하여 상체를 높여 주면 한결 편합니다. 평소 활동할 때도 갑자기 몸을 움직이지 말고 천천히 움직이는 습관을 들입니다.

✓ 요통과 골반 통증이 심해져요
태아의 몸무게가 부쩍 늘고 배가 커지면서 허리 통증과 골반 통증이 심해질 수 있습니다. 배가 무거워지다 보니 몸의 중심이 앞으로 쏠려 허리가 구부정해지기 쉬운데, 이런 자세는 통증을 더 유발합니다. 따라서 힘들더라도 앉거나 설 때 허리를 꼿꼿이 펴야 합니다.

✓ 손발이 부어요
몸무게가 급격하게 늘고 혈액량이 증가하면서 손가락과 발목이 붓고, 손가락이 저리기도 합니다. 이런 현상은 저녁이나 밤에 더 심해지는 경향이 있습니다. 염분 섭취를 줄이고 규칙적으로 운동하면 손발 부종을 완화하는 데 도움이 됩니다. 또한 앉아서 쉴 때는 다리를 심장 위치보다 높게 올려 주면 좋습니다.

✓ 변비가 심해져요
자궁이 커져 위를 압박하면서 속이 자주 더부룩해집니다. 또한 변비가 생기거나 더 심해질 수 있습니다.

태아 몸은 이만큼 자라요

✓ 뇌 기능이 발달해요
뇌 조직의 수가 늘고 뇌 표면에 주름이 잡힙니다. 복잡하고 세밀한 신경 세포가 연결되어 기억력과 학습 능력이 발달합니다. 시각, 청각도 완전히 발달합니다.

✓ 머리가 골반 쪽으로 내려가요
자유로이 움직이던 태아가 움직임이 줄고 머리를 골반 쪽으로 내려요. 출산을 위한 준비를 하는 거예요.

! 이전 달에 비해 몸 전체의 움직임은 다소 줄지만 손발의 힘은 세져서 엄마는 강한 태동을 느낍니다.

✓ 폐 호흡 연습을 해요
폐가 거의 완성되어 양수 속에서 호흡 연습을 해요. 숨을 들이쉬고 내실 때 횡격막이 위아래로 움직여요.

✓ 몸에 지방이 늘어요
몸에 피하 지방이 붙기 시작하면서 주름이 줄어들고 몸이 동글동글해집니다.

☑ 건강한 임신 생활을 위한 이달의 체크 리스트

☐ 조금씩 여러 번 먹기
Why? 위가 자궁의 압박을 받아 소화가 잘 안 되고 체한 듯한 느낌이 듭니다. 한꺼번에 많이 먹기보다는 부드럽고 소화가 잘되는 음식을 여러 번에 걸쳐 조금씩 나눠 먹어요.

☐ 임산부 체조·요가 하기
Why? 임산부 체조나 요가는 혈액 순환을 원활하게 하여 손발 부종을 줄여 주고 몸의 긴장과 피로를 풀어 줍니다.

임신 8개월 | 주수별 특징과 주의 사항

28주

엄마는
- 자궁이 배꼽과 명치 사이까지 올라오고, 배꼽이 튀어나옵니다.
- 위가 자궁에 눌려서 속이 더부룩하고 쓰린 증상이 나타납니다.
- 심장이 자궁에 눌려 가슴이 두근거리기도 합니다.
- 저녁이 되면 발과 다리가 붓기도 합니다.
- 유방이 더욱 커지고 유두의 색이 점점 짙어집니다.

아기는
- 시각과 청각이 거의 완성되어 외부 소리에 적극적으로 반응해요.
- 몸에 피하 지방이 붙기 시작합니다.

주의해야 해요!
- 배가 부풀면서 복부가 자주 가렵습니다. 보습에 신경 쓰세요.
- 손발 부종으로 반지가 손가락에 끼이지 않게 미리 빼 둡니다.

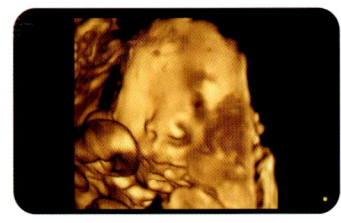

외부에서 강한 빛을 비추면 몸을 움찔하거나 고개를 돌리기도 해요.

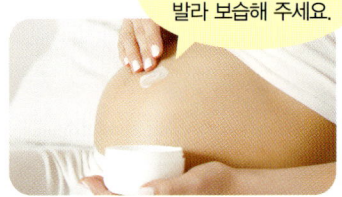

수시로 로션이나 오일을 발라 보습해 주세요.

29주

엄마는
- 자궁이 폐를 밀어 호흡이 짧아지고 숨이 가빠집니다.
- 배가 불러 허리와 등에 무리가 가서 통증이 자주 생깁니다.
- 발과 다리는 물론, 팔과 손도 붓고 얼굴까지 붓기도 합니다.

아기는
- 뇌신경이 발달하고 뇌의 기능이 비약적으로 발달합니다.
- 눈꺼풀이 완전해지고 눈동자가 생깁니다.
- 엄마의 감정 변화를 느끼고 외부의 소리에 자주 반응합니다.
- 활발하게 움직이면서 자궁벽을 손이나 발로 세게 치기도 합니다.

주의해야 해요!
- 몸이 무거워서 쉽게 피로해지니 충분히 쉬어야 합니다.

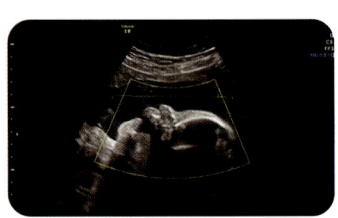

매끈하던 뇌에 호두처럼 주름이 잡히기 시작해요.

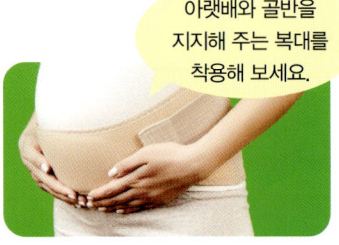

아랫배와 골반을 지지해 주는 복대를 착용해 보세요.

30주

엄마는
- 유두와 유륜의 색이 더 짙어지고 초유가 만들어지기 시작합니다.
- 하복부와 외음부의 색도 짙어집니다.
- 더부룩한 증상, 요통, 치질 등이 지속되어 불쾌하고 피로해져요.

아기는
- 머리를 골반이 있는 아래쪽으로 내려 위치를 잡습니다.
- 태모(배내털)가 점점 줄어들고 머리카락이 길게 자라납니다.
- 폐로 숨 쉬는 연습을 합니다.

주의해야 해요!
- 식사한 후에는 바로 앉거나 눕지 말고 가볍게 산책하는 습관을 들이세요. 식후 혈당을 떨어뜨리고 기분 전환에 도움이 됩니다.

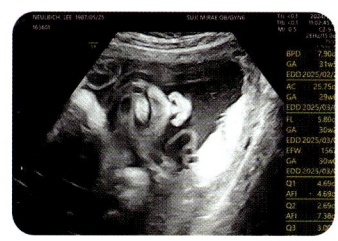

얼굴 모양이 점점 잡혀 갑니다. 머리를 아래쪽으로 내려 엄마 몸 밖으로 나가기 위한 준비를 시작합니다.

> 횡격막은 가슴과 배를 나누는 근육으로 된 막이에요. 태아가 숨 쉴 때마다 횡격막이 움직이는 모습을 초음파 검사를 통해 확인할 수 있습니다.

31주

엄마는
- 똑바로 누워 있기가 어렵습니다.
- 하루에 수 차례 배가 단단히 뭉치는 느낌이 듭니다.

아기는
- 골격이 거의 완성되고, 뇌세포와 신경 순환계가 연결되어 제 기능을 합니다.
- 기억력이 좋아지고 감각 능력이 더 발달합니다.
- 스스로 체온을 조절하고 호흡할 수 있습니다.

주의해야 해요!
- 자궁 수축이 규칙적이거나 질 분비물에 피가 섞여 있다면 조산의 위험이 있으므로, 이때는 병원에 바로 가야 합니다.

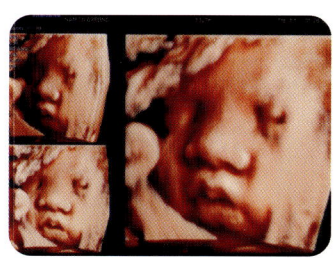

이목구비가 뚜렷해져요. 우리 아기는 누굴 닮았을까요?

> 스스로 호흡할 수 있기 때문에 이 시기에 조산을 해도 생존률이 높아요. 그러나 호흡이 불완전하고, 각 기관이 충분히 발달하지 못하여 인큐베이터에 들어가야 해요.

임신 후기

임신 9개월

32~35주 아기는 둥글둥글, 토실토실

자궁이 명치 끝까지 치고 올라와 가슴을 심하게 압박하기 때문에 일상생활의 모든 면에서 매우 힘들어지는 시기입니다. 태아는 살이 오르고 몸집이 커져서 신생아에 가까운 모습이 됩니다.

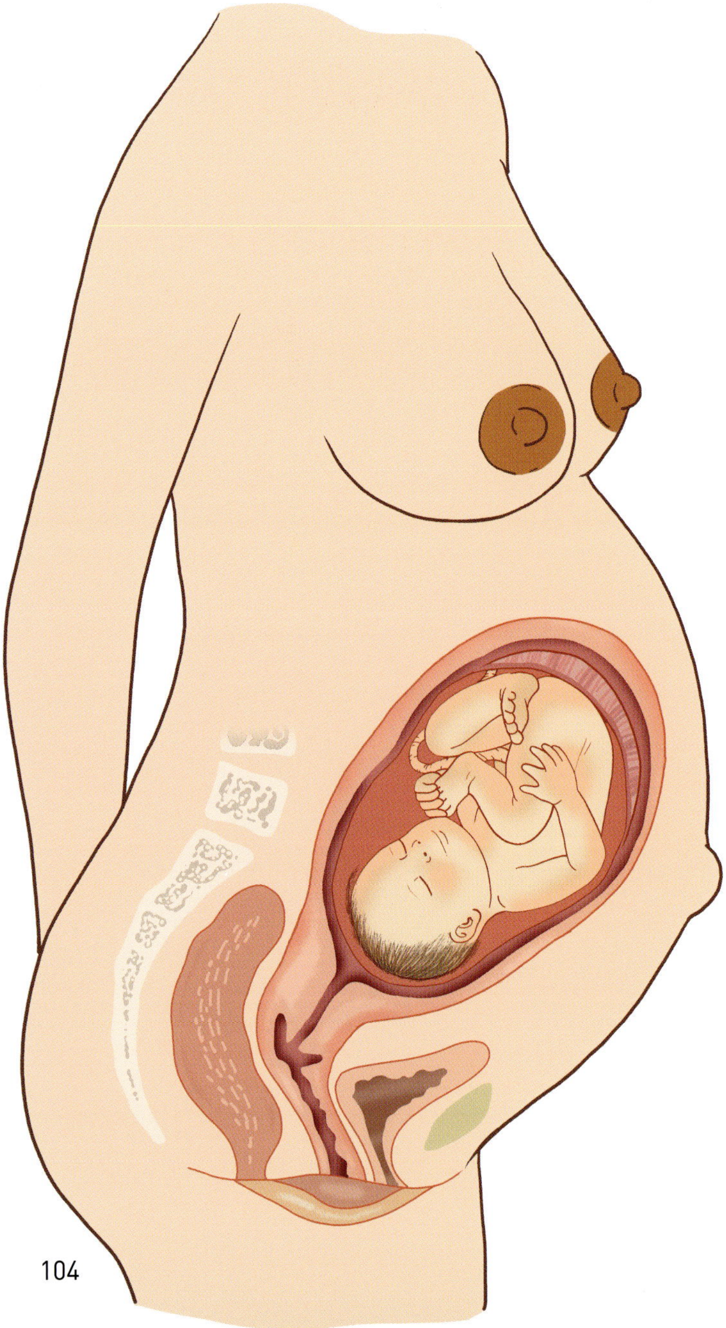

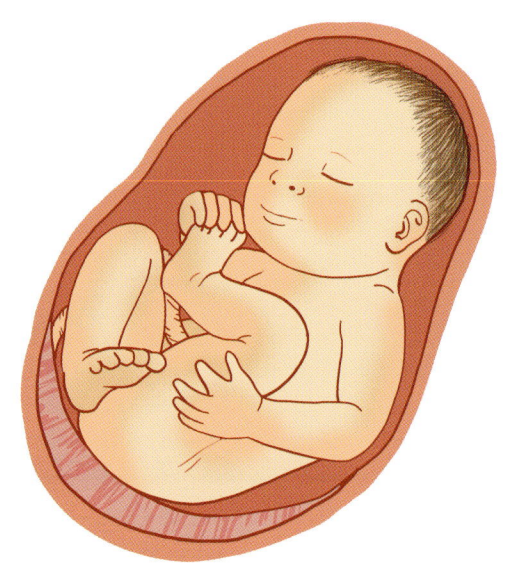

엄마

몸무게	자궁저 높이
임신 전 체중+8~11kg	27~33cm

태아

몸무게	키	크기 비교
약 2.3~2.6kg	약 45~48cm	양배추 크기

엄마 몸은 이렇게 달라져요

✓ 골반이 뻐근해요
태아의 머리가 골반 쪽으로 내려옴에 따라 골반이나 고관절 쪽에 통증이 발생하기도 합니다.

✓ 소변 보는 횟수가 늘어요
자궁이 커져 방광을 압박하면서 전보다 소변을 자주 보게 되고, 소변을 봐도 잔뇨감이 있을 수 있습니다. 재채기나 기침을 하면 소변이 조금 흘러나오기도 해요. 이는 임신 후기의 자연스러운 증상이며, 출산 후에는 정상으로 돌아오므로 걱정하지 않아도 됩니다.

✓ 숨이 차고 더부룩한 증상이 심해져요
위, 심장, 폐가 자궁의 압박을 더 강하게 받으면서 메스꺼리거나 숨이 찬 증상이 더 자주 심하게 나타나요.

✓ 심하게 붓고 경련이 일어나요
손, 손가락, 종아리, 발 등 사지가 심하게 붓고 통증이나 경련이 일어나기도 합니다. 아침에 일어나면 손가락이 퉁퉁 부어서 잘 펴지지도 않는다고 고통을 호소하는 임산부들도 많습니다.

❗ 부종은 임신 후기에 흔하게 겪을 수 있는 증상으로 몸이 힘들긴 해도 대부분 별문제가 없습니다. 다만 부기가 하루 이상 이어지고 살을 눌렀을 때 원래대로 돌아오는 데 시간이 너무 오래 걸린다면 임신 중독증을 의심해 볼 수 있으므로 병원에 가서 진단을 받아 보는 것이 좋습니다.

✓ 잠을 잘 못 자요
자궁이 크고 무거워서 밤에 편안하게 자지 못하는 경우가 많습니다. 소변이 마려워서 자다가 깨기도 하고, 갑자기 강한 태동을 느껴 깜짝 놀라 깨기도 합니다.

태아 몸은 이만큼 자라요

✓ 감정 표현을 해요
감각 체계가 완성되어 외부 자극이나 소리를 듣고 반응을 보여요. 웃고 화내는 등 다양한 표정을 지어요.

✓ 움직임이 둔해져요
태아가 자궁 내에 꽉 찰 만큼 커졌고, 머리가 골반 쪽으로 내려가 위치를 잡게 되면서 움직임이 둔해져요.

✓ 몸이 둥글둥글해져요
피하 지방이 더 늘어서 얼굴과 몸의 주름이 눈에 띄게 줄어들고 몸이 점점 통통해집니다. 얼굴 윤곽도 점점 더 뚜렷해지고, 투명하던 피부색도 분홍색으로 변합니다. 태모가 줄어들고 색이 옅어진 반면, 머리카락 색은 짙어지고, 손톱과 발톱이 자랍니다.

✓ 건강한 임신 생활을 위한 **이달의 체크 리스트**

☐ 오래 서 있거나 무거운 물건 들지 않기
Why? 한 자세로 오래 있으면 체액이 정체되고 혈액 순환이 원활하지 않아 다리가 잘 부어요. 또한 무거운 물건을 들기 위해 힘을 주면 척추와 복부에 압박이 가해져 위험합니다.

☐ 단 음식, 짠 음식 삼가기
Why? 체중이 지나치게 늘지 않게 단 음식과 간식을 삼갑니다. 짠 음식은 부종의 원인이 되므로 자주 먹지 않습니다.

☐ 분만 과정 공부하기
Why? 분만과 육아에 대한 걱정으로 불안해질 수 있습니다. 차분히 출산 과정을 공부하고 이미지 트레이닝을 하면 막연한 불안감이 사라지고 여유가 생깁니다. 또한 분만 호흡법을 미리 연습해 두면 순산하는 데 큰 도움이 됩니다.

임신 9개월 | 주수별 특징과 주의 사항

32주

엄마는
- 자궁이 갈비뼈 바로 아래까지 올라와서 가슴이 답답해요.
- 임신 호르몬의 영향으로 엉덩이와 방광 주변 관절이 늘어나고 약해져 몸을 움직일 때마다 관절에서 소리가 나고 뻐근해요.

아기는
- 몸 전체의 움직임은 줄었지만 손발을 힘차게 움직여요. 손가락과 발가락을 꼼지락거리고 팔다리를 굽혔다 폈다를 반복해요.
- 눈을 뜨고 사물을 보기 위해 초점을 맞춥니다.

주의해야 해요!
- 체중 조절을 위해 지나치게 칼로리를 조정하거나 끼니를 거르면 안 돼요. 엄마가 영양소를 고루 섭취해야 태아도 건강해요.

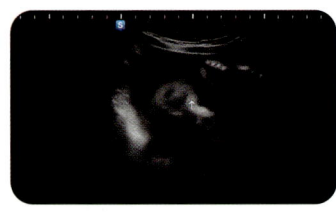

태아가 손이나 발로 자궁벽을 밀면 그 모양대로 배가 불룩 튀어나올 정도로 힘이 좋아져요.

이 시기에 눈의 홍채가 수축·이완 기능을 시작해요. 홍채는 동공을 둘러싼 도넛 모양의 막입니다. 눈으로 빛이 들어오면 홍채가 수축과 이완을 통해 빛의 양을 조절하는 조리개 역할을 해요.

33주

엄마는
- 자궁이 명치 근처까지 올라옵니다.
- 자궁이 심장을 압박하여 심장 박동이 급해지고 숨이 가빠져요.
- 자궁이 커지고 무거워짐에 따라 치골 통증이 생기기도 합니다.

아기는
- 피하 지방이 늘어 주름이 거의 없어지고 포동포동해집니다.
- 내장 기관이 거의 다 발달된 상태입니다.
- 손톱과 발톱이 자라고 머리카락의 숱이 많아집니다.

주의해야 해요!
- 태아의 청력이 충분히 발달하여 태아가 외부 소리에 민감하게 반응해요. 큰 소리는 태아에게 불안감을 주므로 조심하세요.

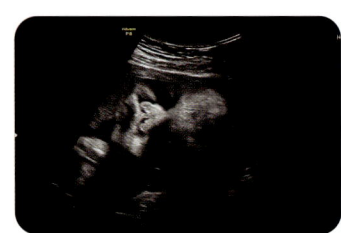

살이 많이 붙어서 피부가 탱탱해지고 주름이 거의 없어져요.

앞서 20~22주쯤 정밀 초음파 검사를 했다면, 이 시기에 한 번 더 하면 좋아요. 그 사이에 태아의 발육 정도가 적절한지, 장기 발달에 이상 소견이 있는지 등을 판단하는 데 적절한 시기입니다.

34주

엄마는
- 배가 더 커지면서 요통은 더 심해지고 동작은 굼뜨게 됩니다.
- 자궁이 방광을 압박하여 소변을 더 자주 봅니다.
- 질 분비물이 더 끈끈해지고 색이 짙어집니다.
- 부종이 더 심해지고 다리에 쥐가 나기도 합니다.

아기는
- 머리가 골반 쪽으로 내려가 위치가 거의 정해집니다.
- 몸집이 더 커져서 움직임이 둔해지지만, 더 많이 꿈틀거립니다.
- 감각 기관이 발달하여 외부 자극에 적극적으로 반응합니다.

주의해야 해요!
- 장시간 외출이나 장거리 여행은 삼갑니다.

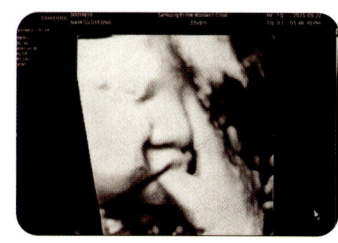

표정이 더욱 다양해져요. 태아가 빙그레 웃는 모습을 보면 엄마도 저절로 미소 짓게 됩니다.

> 개인차가 있지만, 이 시기를 전후하여 양수의 양이 최고치에 도달해서 800~1,000mL쯤 됩니다. 이후에는 양수의 양이 조금씩 줄어들어요.

35주

엄마는
- 자궁 압박에 따른 증상들 때문에 일상생활을 하기가 힘들어요.
- 잇몸이 약해져 피가 나기도 합니다.
- 코피가 나거나 코 막힘, 귀 막힘 증세가 나타나기도 합니다.
- 두통과 어지럼증, 빈혈 증세가 나타나기도 합니다.

아기는
- 신생아와 거의 비슷한 체형이 됩니다.
- 피부를 덮고 있는 태지가 두터워집니다.
- 폐를 제외한 내장 기능이 성숙한 단계에 이릅니다.

주의해야 해요!
- 출산이 가까워지면서 긴장감과 불안감이 생기기 쉽습니다.

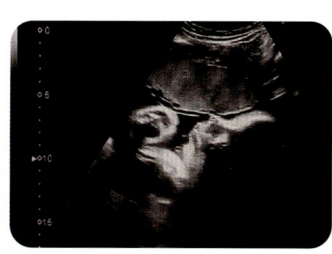

태아는 팔다리를 몸에 딱 붙이고 몸을 둥글게 말아요.

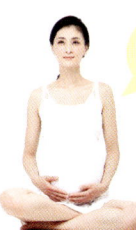

> 명상, 분만 호흡법 연습, 음악 듣기 등으로 마음을 편안하게~!

임신 후기

임신 10개월
36~39주 곧 우리 아기를 만납니다

드디어 막달! 임산부는 본격적인 출산 준비를 하고, 태아는 세상에 나올 준비를 합니다. 몸이 보내는 출산 신호에 주의를 기울이고, 이제 곧 만날 우리 아기를 설레는 마음으로 기다립니다.

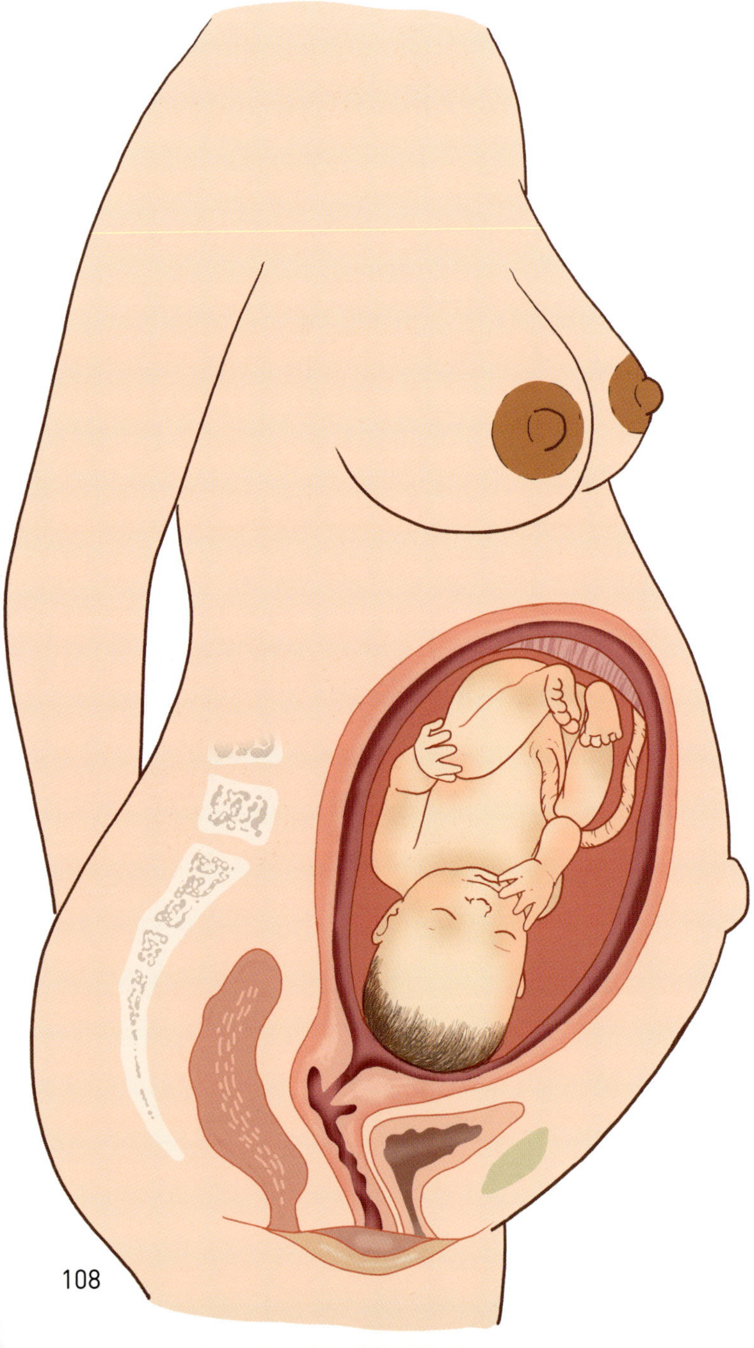

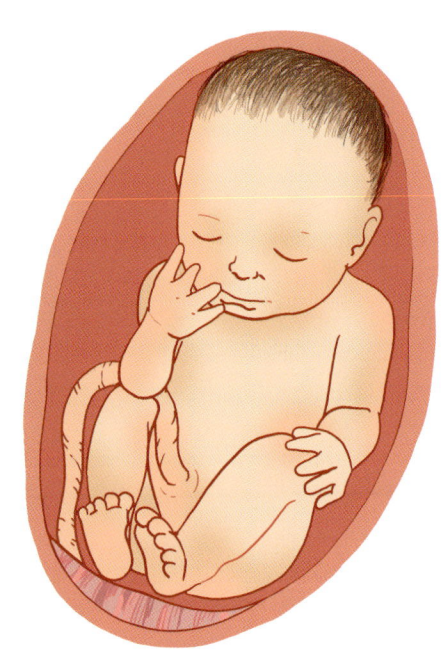

엄마

몸무게	자궁저 높이
임신 전 체중+10~13kg	32~35cm

태아

몸무게	키	크기 비교
약 2.7~3.4kg	약 50cm	수박 크기

엄마 몸은 이렇게 달라져요

✓ 태동이 약해져요
태아가 커지고 양수는 줄어서 태아가 움직일 공간이 거의 없어요. 게다가 태아의 머리가 골반 안에 들어가 있어 몸이 거의 고정되므로 태동이 약해집니다.

✓ 속이 한결 편해져요
태아가 골반으로 내려와 자궁저 높이가 낮아지면서 폐와 위장이 압박을 덜 받게 됩니다. 그에 따라 숨쉬기가 편해지고 소화 기능도 좋아집니다.

✓ 늘 소변이 마렵고 치골 통증이 더 심해져요
방광과 직장은 자궁의 압박을 더 받아 빈뇨와 변비가 심해집니다. 또한 태아의 머리가 치골 부위를 압박하여 골반이 아래로 빠지는 듯한 통증이 발생하거나 고관절 부위가 당기는 듯한 느낌이 들 수 있어요.

✓ 질이 부드러워져요
출산일이 가까워질수록 자궁구와 질이 부드러워지고 촉촉해집니다. 분비물의 양이 많아지고 색도 짙어집니다. 속옷을 자주 갈아입고 매일 샤워해요.

✓ 배가 자주 당기고 뭉쳐요
갑자기 아랫배가 당기거나 뭉치는 일이 자주 일어납니다. 하루에도 몇 번씩 배가 단단해지면서 불규칙적인 통증이 느껴져요. 이를 가진통이라고 하며, 조금 아프다가 금세 괜찮아져요. 가진통은 임신 후기의 자연스러운 현상이며, 출산의 예비 신호라 할 수 있어요.

❗ 가진통과 달리, 출산이 임박했음을 알리는 규칙적인 통증을 '진진통'이라고 합니다. 진진통은 진통 간격이 점점 짧아지고 강도가 셉니다. 진진통이 오면 빨리 병원에 가야 합니다.

태아 몸은 이만큼 자라요

✓ 신체 기능이 성숙해졌어요
내장 기관과 신경 기관이 완성되어 몸 기능은 신생아와 다름없을 정도로 성숙합니다. 엄마 몸 밖으로 나오면 곧바로 숨을 쉬고 젖을 먹을 수 있습니다.

✓ 살이 오르고 피부에 윤기가 나요
살이 더 통통하게 오르고 주름이 없어져요. 태모와 태지가 벗겨지면서 윤기 있는 분홍색 피부가 됩니다. 체형은 신생아와 비슷한 4등신이 됩니다.

✓ 생체 리듬이 생겨요
40분을 주기로 규칙적으로 잠자고 깨는 생체 리듬이 만들어집니다. 잠을 자면서 꿈을 꾸기도 합니다.

✓ 태반을 통해 모체의 면역 성분을 받아요
태아는 태반을 통해 모체로부터 여러 가지 면역 물질을 전달받아 면역 체계를 형성합니다. 이를 통해 감염에 대한 저항력이 강해집니다.

✓ 건강한 임신 생활을 위한 **이달의 체크 리스트**

☐ **매주 정기 검진 받기**
Why? 36주부터는 매주 검진을 받아 임산부의 자궁 상태와 태아의 위치 등을 확인해야 합니다. 검진 받을 때 분만 방법이나 과정 등에 대해 궁금한 점이 있으면 담당의에게 적극적으로 물어보세요.

☐ **출산 신호에 주의하기**
Why? 출산을 알리는 몸의 변화에 주의를 기울이고, 출산 징후가 나타나면 바로 병원에 갑니다.

임신 10개월 | 주수별 특징과 주의 사항

36주

엄마는
- 태아 머리가 골반 속으로 들어가면서 자궁저 높이가 낮아져 그동안 눌려 있던 위와 폐가 편해져요. 숨이 덜 차고 식욕이 늘어요.
- 배가 커져 무게 중심이 앞으로 쏠리면서 등이 당깁니다.

아기는
- 살이 오르고 근육도 발달합니다.
- 머리가 골반에 들어가면서 몸이 고정되어 움직임이 더 둔해져요.
- 태반을 통해 모체로부터 면역 성분을 전달받습니다.

주의해야 해요!
- 과식하지 않도록 주의하세요. 체지방이 몸에 쌓이면 산도 주변과 내장에 지방이 끼어 자궁 수축력이 약해집니다.

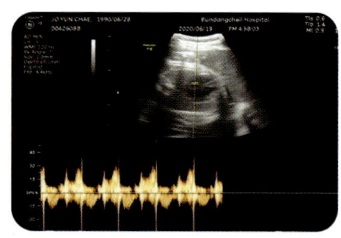

이 시기에 임산부의 배에 귀를 대면 태아의 심장 소리를 들을 수 있어요.

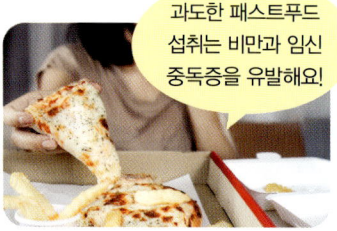

과도한 패스트푸드 섭취는 비만과 임신 중독증을 유발해요!

37주

엄마는
- 태아가 쉽게 나올 수 있도록 자궁구와 질이 부드러워집니다.
- 밑으로 내려온 자궁이 방광을 눌러 소변이 자주 마렵습니다.
- 임신선이 더 진해지고, 유방 크기가 최대치로 커집니다.

아기는
- 모든 장기가 완성되고 기능이 성숙합니다.
- 등을 웅크리고 팔과 다리를 앞으로 모은 자세를 취합니다.
- 감염에 대한 저항력이 강해집니다.

주의해야 해요!
- 질 분비물이 많아지는 데다 파수에 대비해야 하므로, 외출할 때는 생리대나 팬티라이너를 챙기세요.

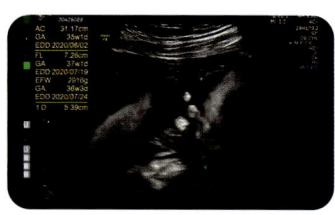

37주 태아의 평균 키는 45~50cm 정도, 평균 몸무게는 3kg 전후예요.

지금부터는 아기가 언제 태어나도 아무 문제가 없습니다. 37주부터 41주 사이의 분만을 정상 분만이라고 하고, 이 시기에 태어난 아이를 만삭아라고 합니다.

38주

엄마는
- 자궁이 밑으로 내려오면서 가슴이 덜 답답해집니다.
- 배가 무거워 움직이거나 누워서 잘 때 힘이 듭니다.

아기는
- 머리가 골반 안으로 더 깊이 들어갑니다.
- 신생아와 거의 차이가 없는 생김새와 체형을 갖춥니다.
- 손톱이 길게 자라고 머리카락도 3cm쯤 자랍니다.
- 40분 주기로 자고 깨는 생체 리듬이 생깁니다.

주의해야 해요!
- 분만 후에는 아기를 돌보고 산후조리를 하느라 집안일에 신경 쓸 겨를이 없어요. 남편에게 맡겨야 할 일은 미리 일러둡니다.

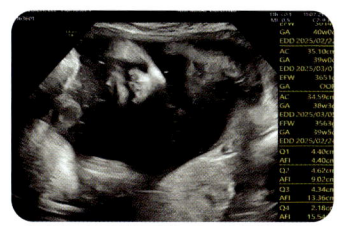

살이 올라서 통통하고 귀여워요. 태아는 골반 깊숙이 내려가 있어요.

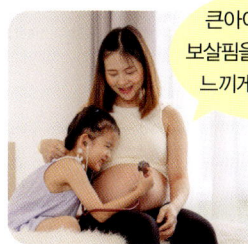

큰아이가 자신도 보살핌을 받고 있다고 느끼게 해 주세요!

39주

엄마는
- 배가 당기고 뭉치는 증상이 잦습니다.
- 뱃가죽이 더 팽팽하게 당겨지고 배꼽이 더 튀어나옵니다.

아기는
- 언제든 엄마 몸 밖으로 나갈 준비가 되어 있습니다.
- 태지가 많이 벗겨지고 피부에 윤기가 돕니다.
- 팔다리를 활발하게 움직입니다.
- 모든 감각 기관이 발달하여 다양한 반사 작용을 합니다.

주의해야 해요!
- 분만 예정일이 지났는데도 출산 징후가 보이지 않는다면 담당의, 가족과 의논하여 좀 더 기다릴지, 유도 분만을 할지 정해요.

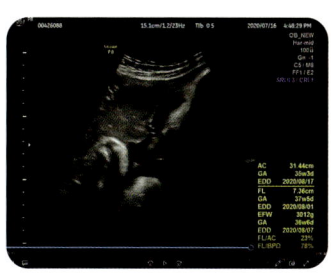

"엄마, 나는 나갈 준비가 다 됐어요."

태아의 반사 작용은 신경계 발달과 건강 상태를 판단하는 중요한 지표가 됩니다. 대표적인 반사로는 빨기 반사, 손가락이나 발가락을 잡는 잡기 반사, 발차기 반사, 눈 깜빡임 반사가 있습니다.

임신 후기

임신 8~10개월

28~39주 트러블 관리하기

임신 후기에는 숨이 찰 만큼 몸이 무거워지고 본격적으로 출산을 준비하는 상태로 변화하면서 그에 따른 여러 증상이 나타납니다. 임신 후기의 대표적인 트러블과 대처 방법을 알아봅니다.

갑자기 배가 뭉치고 단단해져요

자궁이 수축하면서 나타나는 증상으로, 출산이 가까울수록 불규칙적인 자궁 수축이 더 자주 일어납니다. 보통 일정한 강도로 아랫배 쪽에서 통증이 발생합니다. 몸이 출산을 준비하는 자연스러운 현상이므로 크게 걱정하지 않아도 됩니다. 자궁 수축으로 인해 통증이 발생하면 복부에 자극을 주지 말고 자세를 바꾸어 천천히 움직이거나 편안하게 누워 쉬도록 합니다. 그러면 진통이 점차 잦아들 겁니다. 만약 진통의 간격이 일정하고 점점 통증이 심해진다면 출산이 임박했다는 신호이므로 바로 병원에 갑니다.

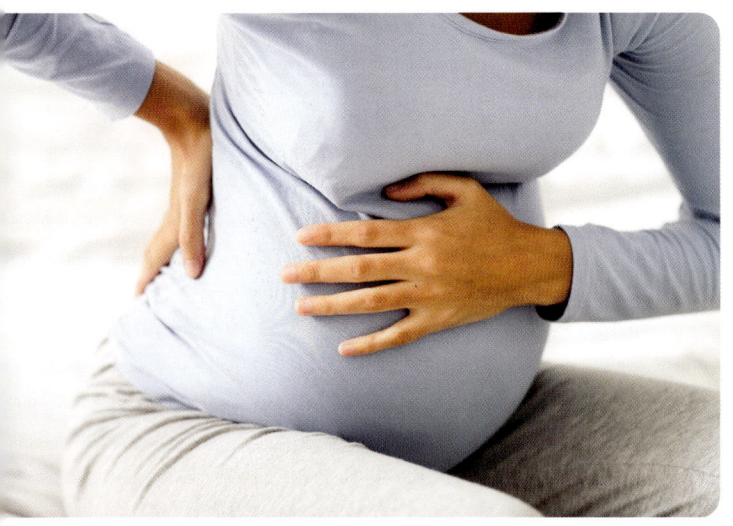

자궁이 불규칙하게 수축하는 현상을 가진통 또는 '브랙스턴 힉스 수축(Braxton Hicks contraction)'이라고 합니다. 가진통을 처음 설명한 의사인 존 브랙스턴 힉스의 이름에서 따왔습니다.

골반이 빠질 것처럼 아파요

임신 후기에는 임산부의 몸이 출산에 적합한 상태로 바뀌어 가는데, 그중 하나가 릴랙신 호르몬의 분비입니다. 태아가 쉽게 산도를 빠져나올 수 있도록 릴랙신 호르몬이 나와 골반 주위의 인대와 연골을 느슨하게 만듭니다. 이런 상태에서 태아의 머리가 골반 안으로 내려와 자리를 잡은 채 커지다 보니 치골 부위가 압박을 받아 골반이 빠질 것 같은 심한 통증을 느끼게 됩니다. 치골 통증은 고령 임산부나 임신 중 체중이 갑자기 증가한 임산부에게서 더 심하게 나타납니다.

앉을 때 양쪽 엉덩이에 고르게 무게가 실리도록 바른 자세로 앉고, 걷기 운동과 스트레칭을 꾸준히 하면 치골 통증을 완화하는 데 도움이 됩니다. 너무 오래 앉아 있거나 서 있으면 통증이 심해질 수 있으니 주의합니다.

부종이 심해지고 쥐가 나요

대부분의 임산부는 체중이 늘면서 부종을 경험합니다. 부종은 임신 중기에 나타나서 후기로 갈수록 심해지는데, 특히 임신 후기에는 커진 자궁이 복부의 하대정맥을 누르면서 혈액 순환을 방해하여 종아리와 발이 심하게 붓습니다. 손과 손가락까지 붓는 임산부들도 많습니다. 부종에 의해 손가락을 구부리기 힘들 정도로 관절이 뻣뻣해지거나 저리고, 갑자기 다리에 쥐가 나기도 합니다.

체내에 염분 농도가 높거나 혈액 순환이 원활하지 않으면 부종이 생기기 쉽습니다. 따라서 부종을 완화하려면 자신의 식습관과 생활 습관을 돌아보고 개선하려는 노력이 필요합니다.

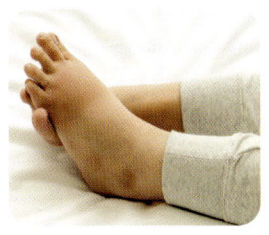 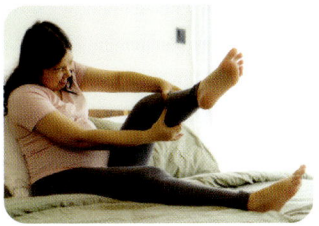

임신 후기로 갈수록 몸이 더 심하게 붓는 임산부들이 많습니다. 특히 다리와 발의 부종과 경련으로 힘들어합니다.

부종을 줄이는 방법

- **짜게 먹지 않기** 짠 음식에는 소듐(나트륨)이 많이 들어 있는데, 혈액 내에 소듐이 계속 늘면 부종의 원인이 되거나 부종을 더 악화시킵니다. 부종이 심하다면 국이나 찌개 같은 소듐 함량이 높은 음식을 먹을 때 건더기 위주로 먹고, 장아찌 같은 염장 식품은 피합니다.

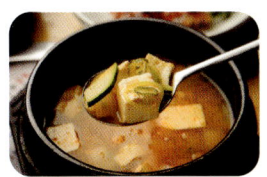 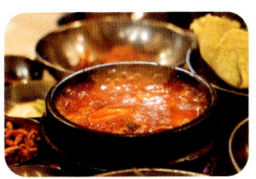

우리가 흔히 먹는 된장찌개나 김치찌개에는 생각보다 염분이 많이 들어 있습니다. 임산부는 평소보다 싱겁게 간을 해서 먹는 것이 좋습니다.

- **편식하지 않기** 규칙적이고 균형 잡힌 식사를 해야 합니다. 특히 단백질이 부족하면 신장 기능이 떨어져 부종이 생기기 쉽습니다. 고기와 생선, 견과류, 유제품은 대표적인 단백질 공급원입니다. 동물성 단백질과 식물성 단백질을 골고루 섭취하는 것이 좋습니다.

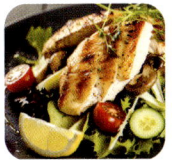 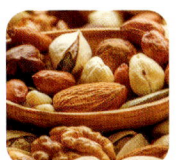 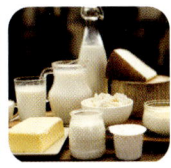

염분 섭취량을 줄이기 위해 간은 소금이나 간장 대신 레몬과 식초를 사용해 보세요. 우유는 하루에 2~3잔 정도 마시는 게 좋습니다.

- **카페인 줄이기** 몸 안에 수분량이 충분해야 혈액 내 염분 농도가 조절되고 혈액 순환이 원활해져 부종을 줄일 수 있습니다. 카페인은 이뇨 작용을 하여 체내 수분 균형을 깨뜨리므로 가능하면 섭취하지 않는 것이 좋습니다.

- **오래 서 있거나 앉아 있지 않기** 장시간 서 있거나 앉아 있으면 체액이 하체에 몰리고 혈액 순환이 안 되어 다리 부종이 심해집니다. 직업 특성상 오래 서 있거나 앉아 있어야 한다면 중간중간 휴식을 취하거나 자세를 바꿔 주어야 하고, 휴식을 취할 때는 되도록 다리를 심장 위치보다 높게 올려 두거나 옆으로 누워 쉬는 것이 좋습니다. 앉아 있을 때는 발밑에 받침대를 두면 도움이 됩니다.

- **꼭 끼는 옷과 신발 피하기** 몸을 조이는 옷과 발에 꼭 끼는 신발은 부종으로 인한 통증을 악화시킵니다. 여유 있는 크기에 굽이 낮은 편안한 신발을 신으세요.

- **스트레칭과 마사지** 편안한 복장으로 스트레칭과 손발 마사지를 꾸준히 해 보세요. 혈액 순환이 원활해져 부종이 줄어듭니다.

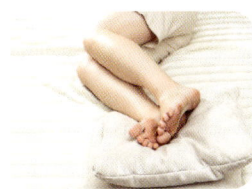 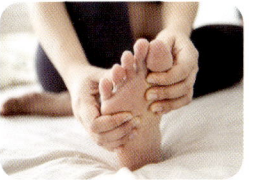

옆으로 누워 베개 위에 다리를 올려놓아요. / 발가락 사이사이를 엄지손가락으로 부드럽게 눌러 줘요.

잠을 못 자 괴로워요

임신 기간 내내 불면증으로 고생하는 임산부들이 많습니다. 임신 후기에는 특히 분만에 대한 걱정으로 신경이 예민해지고, 무거운 몸을 지탱하느라 힘들어서 잠을 못 자는 경우가 많습니다. 똑바로 누우면 커진 자궁이 가슴과 복부를 눌러 숨쉬기가 힘들고 답답하므로 옆으로 누워 다리 사이에 쿠션이나 베개를 끼우면 훨씬 편안해져 잘 자는 데 도움이 됩니다.

*수면의 질을 높이는 자세한 방법은 150쪽 참고

임신 후기

머리가 자주 아파요

임신 후기에는 호르몬 변화, 스트레스와 피로 누적으로 두통이 자주 발생할 수 있습니다. 체중이 급격히 증가하여 목과 어깨 근육에 무리가 생기면서 긴장성 두통이 발생하기도 합니다. 몸에 수분이 부족해도 탈수 증상으로 인해 두통으로 이어지기도 합니다.

두통을 예방하려면 무엇보다 잘 자고 잘 쉬는 것이 중요합니다. 편안한 수면 환경을 조성하여 숙면을 취하면 스트레스가 줄어들고 피로가 풀립니다. 요가나 명상, 심호흡 운동도 스트레스를 줄이는 좋은 방법입니다. 또한 충분히 수분을 섭취하여 탈수를 예방하고, 영양가 있는 음식을 규칙적으로 섭취하여 혈당 수치를 안정적으로 관리한다면 두통으로 고생하는 일이 줄어들 거예요. 두통이 생겼을 때는 따뜻한 찜질 팩을 목이나 어깨에 대거나 차가운 찜질 팩을 이마에 대면 두통을 완화하는 데 도움이 됩니다.

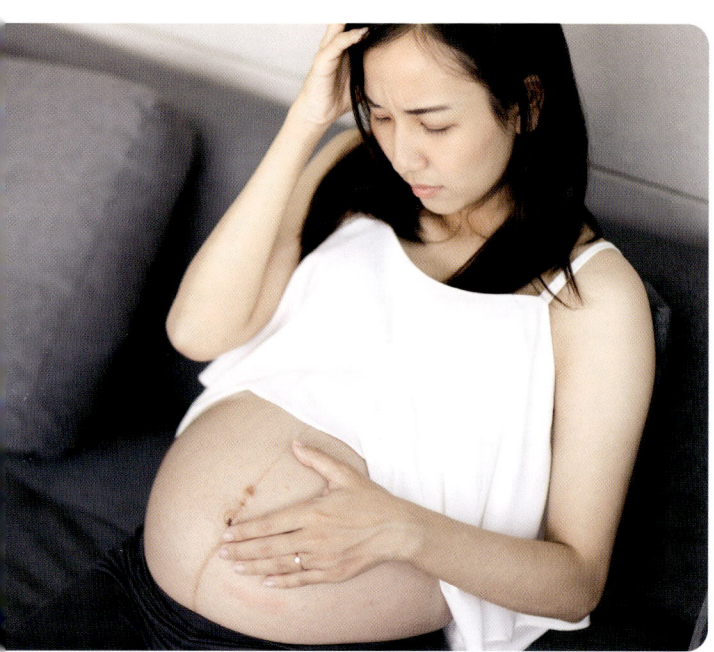

두통이 지속되거나 갈수록 더 심해진다면 병원에 가서 진단을 받아 보는 것이 좋습니다. 고혈압이나 임신 중독증 때문에 두통이 생겼을 수도 있기 때문입니다.

Doctor's Guide

임신 후기의 마지막 석 달 동안 태아는 빠른 속도로 성장하며 세상에 나올 준비를 합니다. 엄마는 몸이 무거워서 단순히 움직이는 것조차 힘겨워지는 시기입니다. 임신 후기에 꼭 알아 두어야 할 사항 몇 가지를 소개합니다.

1. 정기 검진을 빠짐없이 받는 것이 중요합니다. 임신 중기에는 한 달에 한 번 정도 정기 검진을 받았지만, 임신 28주부터는 2~3주에 한 번, 36주부터는 매주 한 번씩 정기 검진을 받습니다. 초음파 검사를 통해 산모와 태아의 전반적인 건강 상태를 점검하고, 태동 검사(NST 검사)를 통해 태아의 안전 상태와 자궁 수축 상태를 측정합니다. 분만 예정일이 가까워지면 내진을 통해 골반 크기와 형태, 태아의 위치, 자궁 경부의 상태 등을 확인하여 분만 방법을 결정합니다.

2. 균형 잡힌 식사와 규칙적인 운동을 해야 합니다. 이 시기에 태아는 골격과 근육이 완성되면서 이전보다 2~3배 빠른 속도로 성장하기 때문에 더 많은 영양을 공급해야 합니다. 그렇다고 너무 많이 먹으면 안 됩니다. 체중이 급격하게 늘면 분만이 힘들어지고 제왕 절개 확률도 높아지기 때문입니다. 고단백 저칼로리 음식을 중심으로 규칙적으로 균형 잡힌 식사를 하는 것이 좋습니다. 여기에 더해 적당히 활동하고, 체조나 스트레칭 같은 가벼운 운동을 꾸준히 하세요. 체중 조절에도 도움이 되고 신진대사를 원활하게 해 줍니다.

3. 외출할 때는 응급 상황을 대비합니다. 어디를 가든 진료 카드와 산모 수첩, 비상 연락처를 꼭 챙깁니다. 또한 막달에는 가능하면 혼자 외출하지 않도록 합니다.

4. 분만 과정을 공부하고 출산 준비물을 미리 챙깁니다. 분만 예정일이 가까울수록 분만에 대한 불안감과 공포감 때문에 예민해질 수 있습니다. 산모 교실이나 출산 관련 도서를 통해 올바른 분만 지식을 습득하면 마음을 안정시키는 데 큰 도움이 됩니다. 언제 진통이 올지 모르므로 출산 가방도 미리 챙겨 두면 좋습니다.

임신 8~10개월

28~39주 응급 상황과 대처법

임신 후기에 들어서면 태아의 성장과 모체의 변화에 따라 자연스럽게 나타나는 일반적인 증상들이 있는가 하면, 긴급한 진단과 치료가 필요한 위험한 증상들도 있습니다. 어떤 경우가 응급 상황이고, 각 상황에 대한 대처법은 무엇인지 알아봅니다.

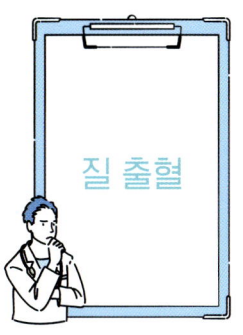

질 출혈
- 피 색깔이 진하고 양이 많은 경우, 양이 적더라도 출혈이 지속되는 경우라면 바로 병원에 갑니다!
- 통증 없이 출혈만 있다면 전치태반, 통증을 동반한 출혈이라면 태반 조기 박리, 출혈에 진통이 동반되면 조산 위험성이 있습니다.

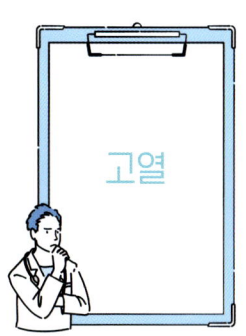

고열
- 38도 이상의 고열이 나면 병원에 갑니다!
- 임신 중 고열이 지속되면 태아에게 안 좋은 영향을 미치고 조산 위험도 커집니다.

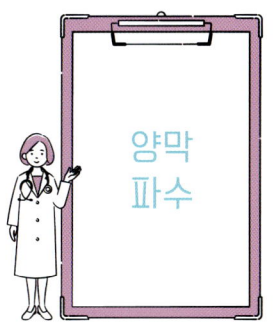

양막 파수
- 분만 예정일이 남아 있는데 질에서 물(양수)이 나온다면 바로 병원에 갑니다!
- 감염 위험이 있으므로 씻지 않습니다. 패드나 타월을 대고, 최대한 다리를 붙인 채 허리를 살짝 높여 양수가 덜 흘러나오게 합니다.

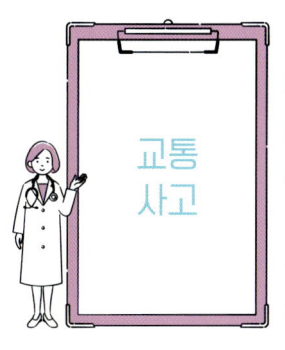

교통 사고
- 교통사고를 당했거나 넘어진 경우, 배가 아프거나 출혈이 있다면 응급실로 갑니다! (외상이 없더라도 진료를 받는 것이 좋습니다.)
- 배에 충격을 줄 만한 사고가 있었다면 일주일 정도는 주의 깊게 태동을 살핍니다.

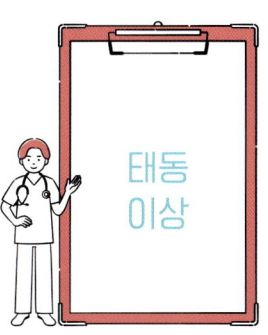

태동 이상
- 태동이 하루 평균 20회 이하로 이틀 이상 지속된다면 병원에 갑니다!
- 태동이 갑자기 준다면 위험 신호일 수 있습니다. 잠자기 전 왼쪽으로 누우면 미약한 태동도 느낄 수 있습니다.

그 밖에 질 분비물의 색깔이 짙고 냄새가 심한 경우, 태아가 갑자기 아래로 내려온 느낌이 드는 경우, 안색이 창백해지면서 어지럼증이 심한 경우, 갑자기 시력이 약해지거나 눈이 침침한 경우에도 빨리 병원에 가서 진찰을 받아야 합니다. 또한 임신 후기에 흔히 나타나는 증상일지라도 증상의 정도가 심하거나 오래 지속된다면 임산부와 태아에게 좋지 않은 영향을 끼칠 수 있으므로 이때도 병원 진료를 받는 것이 좋습니다.

Q&A

응급 상황

Q 응급 상황인데 바로 병원에 갈 수 없는 경우라면 어떻게 대처해야 할까요?

A 남편이나 주변 사람들이 산모를 왼쪽으로 눕히고 머리에 베개를 받쳐 줍니다. 이때 발과 다리를 높여 주거나, 무릎과 고관절을 구부리게 한 후 허리와 엉덩이 밑에 베개나 쿠션을 받쳐 몸이 바닥에서 5cm 정도 뜨게 합니다. 또한 갑작스러운 분만 상황에 대비하여 산모의 몸 아래쪽에 신문지나 깨끗한 수건을 깔아 두는 것이 좋습니다. 이러한 응급 조치는 최악의 상황을 막기 위한 임시 조치이므로 최대한 빨리 구급차가 올 수 있도록 하여 산모를 병원으로 이송해야 합니다.

Q 응급 상황인데 주변에 아무도 없을 때는 어떻게 해야 할까요?

A 혼자 있는데 갑자기 양수가 터지는 등 이상 징후가 느껴진다면 바로 119를 부르거나 택시를 불러 출산할 병원으로 가야 합니다. 이러한 응급 상황에 대비해 간단히 들고 갈 수 있는 출산 가방을 미리 준비해 두면 좋습니다. 경황이 없다면 그냥 맨몸으로 가도 괜찮습니다. 출산 가방은 나중에 보호자가 가져가도 됩니다.

Q 임신 중독증이 있는 임산부입니다. 증상이 심해지면 경련이나 발작이 일어나기도 하는데, 이럴 때는 병원에 가기 전에 어떤 조치를 해야 할까요?

A 임신 중독증이 있는 임산부의 경련 발작은 대경련(grand mall seizure)으로 초응급 상황입니다. 임산부가 경련 발작을 보이면 즉시 119와 통화하여 빨리 이송을 해야 합니다. 구급대가 도착하기 전까지 우선 산모 주변의 물건을 치워 다치지 않도록 하고 경련이 잦아들면 머리를 옆으로 돌려 편하게 숨을 쉴 수 있도록 해 줘야 합니다.

119안심콜을 활용하세요!

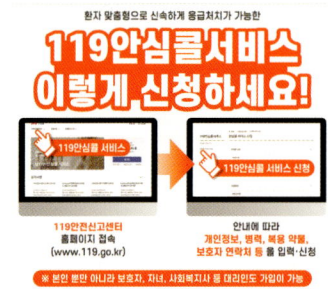 

119안심콜은 국민 안전을 위해 도입된 구급 서비스로, 응급 시 119에 신고하면 신고자가 미리 입력한 개인 정보, 위치 정보가 119 상황실에 자동 전송되어 신속히 대응할 수 있어요.
서비스의 장점 구급 대원이 환자 정보를 미리 파악하여 맞춤 응급 처치를 하거나 지정 병원으로 이송하므로 신고자가 길게 설명할 필요가 없습니다. 긴급 상황에서 유용한 서비스이므로 임산부, 특히 초산모라면 등록해 두길 권합니다.
등록 방법 대한민국 국민 누구나 등록할 수 있고, 본인 대신 보호자, 사회 복지사 등이 대리인 자격으로 등록할 수 있어요. 119안전신고센터 누리집에 접속(포털 사이트에서 '119안심콜'을 검색하거나 http://119.go.kr/로 접속)하여 개인 정보, 병력, 복용 약물, 보호자 연락처 등을 입력하면 됩니다.

임신 8~10개월

28~39주 순산하기 위한 생활 습관

산모가 아무 탈 없이 순조롭게 아이를 낳는 것을 '순산'이라고 하지요. 순산은 산후 회복 속도에도 큰 영향을 미칩니다. 순산의 조건과 순산하기 위한 임신 후기 생활 습관을 알아봅니다.

순산을 위한 다섯 가지 조건

출산 시기
임신 37~41주

37주 이전에 출산하면 조산, 42주 이후에 출산하면 과숙/지연 분만입니다. 조산을 하면 저체중아를 낳을 확률이 높고, 과숙 분만을 하면 태반 기능이 떨어져 태아가 위험할 수 있습니다.

태아의 위치
태아의 머리가 아래에 있는 자세

태아의 머리가 아래로 내려와 있어야 정상입니다. 출산일이 가까운데 태아가 정상적인 위치에 있지 않으면 분만 시 머리가 쉽게 나오지 않아 태아가 위험해질 수 있습니다. 머리를 위(엄마의 가슴 쪽)로 한 상태의 태아를 '역아'라고 하는데, 역아를 자연 분만할 경우 난산 가능성이 높습니다.

출산 방법
자연 분만

수술하지 않고 임산부의 산도를 거쳐 아이를 낳는 것을 자연 분만이라고 합니다. 태아의 위치와 머리 크기, 임산부의 골반 크기, 산도의 상태 등을 고려하여 자연 분만 여부를 결정합니다. 다태아이거나 거대아인 경우, 산모가 고령인 경우, 전치태반이나 태반 조기 박리 등 이상 징후가 있는 경우에는 제왕 절개를 고려합니다.

분만 시간
초산: 12~15시간
경산: 6~8시간

분만 시간이 너무 길어지면 산모의 체력이 급격히 떨어지고 태아의 활동성도 떨어집니다. 반면, 분만 시간이 너무 짧아도 문제가 될 수 있습니다. 자궁 입구가 갑자기 열리면 과잉 출혈이 일어날 수 있기 때문입니다.

출산 후 상태
산모와 아이가 모두 건강한 상태

분만 과정이 순조로웠어도 자궁이 수축되지 않아 계속 피가 나와서 장시간 안정을 취해야 하는 산모도 있습니다. 산모와 아기에게 큰 이상이 없고 산후조리 과정까지 원만해야 순산이라 할 수 있습니다.

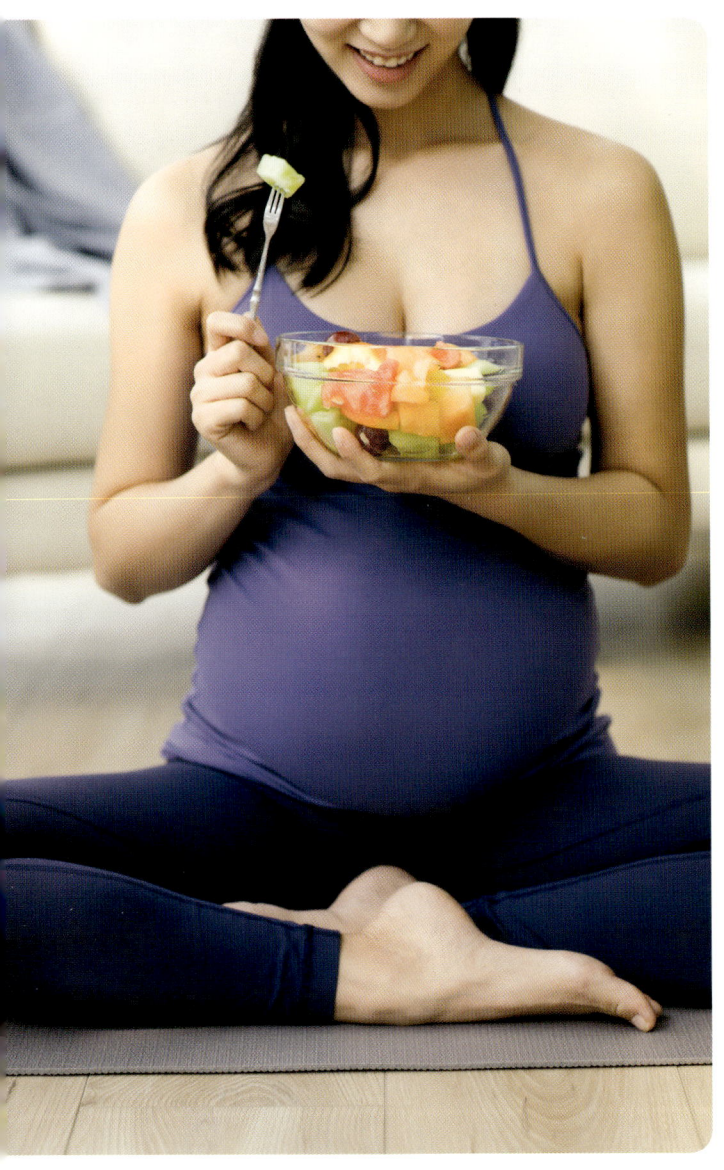

분만 호흡법 연습하기 미리 분만 호흡법을 연습해 두면 아기를 낳을 때 진통을 줄이는 데 도움이 됩니다. 연습하는 동안 심신의 긴장이 완화되고 스트레스를 줄이는 효과도 있습니다. 라마즈 분만 호흡법, 소프롤로지 분만 호흡법 등 다양한 호흡법이 있으니 임산부 분만 교실 등의 오프라인 수업에 참여하거나 인터넷 동영상을 참고하여 꾸준히 호흡 연습을 해 보세요.

식단 관리하기 싱겁게 먹는 습관을 들이고 고단백·저칼로리 식단을 짜서 영양의 균형을 맞추도록 합니다. 요리를 할 때 소금이나 간장의 양을 줄이고, 가공식품이나 패스트푸드, 튀김 등 지방과 염분이 높은 음식 섭취는 최대한 자제합니다. 대신 찜이나 구이로 조리해 먹도록 합니다. 신선한 제철 과일과 채소를 많이 먹으면 임산부를 괴롭히는 변비를 예방, 완화하는 데도 도움이 됩니다. 또한 임신 후기는 태아의 골격이 완성되는 시기이므로 철분과 칼슘 섭취에도 신경 써야 합니다.

❗ 식사 일지를 쓰면 식단 관리에 큰 도움이 됩니다. 매일 먹는 음식 종류와 양만 기록해도 칼로리 조절이 잘 되고 있는지, 어떤 영양소가 부족한지 쉽게 파악할 수 있습니다.

🍎 **식사 일지: 5월 12일** 🍎
아침(오전 8시): 밥, 쇠고기 안심구이 50g, 시금치, 도라지무침, 김치
점심(오후 1시): 흑미밥, 제육볶음, 미역줄기무침, 버섯조림, 진미채, 무국, 김치
저녁(오후 7시 30분): 밥, 돼지 김치찌개, 닭가슴살 5조각, 콩나물, 시금치, 김치
식후 간식: 블루베리 10알

이상 증세 체크하기 임신 후기에 나타날 수 있는 일반적인 트러블과 바로 조치가 필요한 이상 징후를 미리 알아 두면 불안감도 덜하고 위험 상황에 대비하기 좋습니다. 몸 상태를 세심하게 살펴서 이상 징후가 나타나면 바로 병원에 가거나 연락을 취하여 의사의 지시에 따릅니다.

정기 검진 잘 받기 정기 검진을 통해 태아와 태반의 상태, 임신 관련 질환 등을 확인하고, 문제가 있다면 대비책을 세워 안전하게 출산할 수 있도록 준비합니다. 따라서 정기 검진을 거르지 말고 제때 잘 받는 것이 중요합니다.

순산을 위한 생활 습관

규칙적으로 일어나기 몸이 무겁고 태동이 심해 잠을 이루기가 쉽지 않을 겁니다. 그렇다 해도 규칙적인 수면 리듬을 만들기 위해 노력해야 합니다. 좀 더 편안하게 잘 수 있는 자세를 취하고, 잠들기 좋은 환경을 만들어 보세요.

*수면의 질을 높이는 방법은 150쪽 참고

순산을 위한 체력 관리

규칙적으로 운동하기 임산부 운동의 기본은 몸에 부담을 주지 않는 선에서 규칙적으로 하는 것입니다. 가장 쉽게 실천할 수 있는 기본적인 운동은 '걷기'입니다. 일주일에 3회, 30~40분 정도 걸으면 혈액 순환이 원활해지고 근육이 단련되어 순산하는 데 도움이 됩니다. 운동을 하다가 배가 당기거나 이상 증세가 나타나면 바로 멈춥니다.

임산부 체조 꾸준히 하기 임산부 체조는 임신 중 생길 수 있는 다양한 트러블을 예방하거나 완화하는 데 효과가 있습니다. 특히 임신 후기에 고관절 체조를 꾸준히 하면 골반이 유연해져 순산하는 데 큰 도움이 됩니다.

*임산부 운동에 대한 자세한 내용은 134~143쪽 참고

취침 전 마사지하기 마사지를 하면 혈액 흐름이 좋아져 부기를 빼는 데 도움이 됩니다. 또한 마사지를 하는 동안 몸의 긴장이 풀리고 기분도 개운해집니다. 매일 잠자기 전 15~20분 정도 손, 발, 다리, 어깨 부분을 가볍게 마사지해 주세요.

순산을 위한 마음 관리

분만 과정 미리 알아 두기 전반적인 분만 과정을 미리 알아 두면 출산에 대한 막연한 두려움을 상당 부분 해소할 수 있습니다. 또한 실제로 출산할 때에도 크게 당황하지 않고 긴장도 줄일 수 있습니다. 특히 자연 분만을 유도하는 여러 분만법이 있으므로 미리 분만법에 대해 알아보고 가족, 담당의와 의논하여 분만법을 선택해 두면 좋습니다. 선택한 분만 과정을 머릿속으로 그려 가며 정리하다 보면 불안했던 마음도 차츰 가라앉을 거예요.

긍정적인 출산 이미지 그리기 임신과 출산 과정을 통해 선물 같은 아이가 탄생합니다. 그 무엇과도 바꿀 수 없는 귀한 생명이지요. 곧 만날 사랑스러운 아이를 떠올리며 마인드 컨트롤을 합니다.

불안한 마음을 이야기하기 어쩔 수 없이 자꾸 마음이 불안해진다면 가족이나 가까운 친구에게 그 마음을 털어놔 보세요. 이야기를 하는 것만으로도 한결 마음이 가벼워질 거예요.

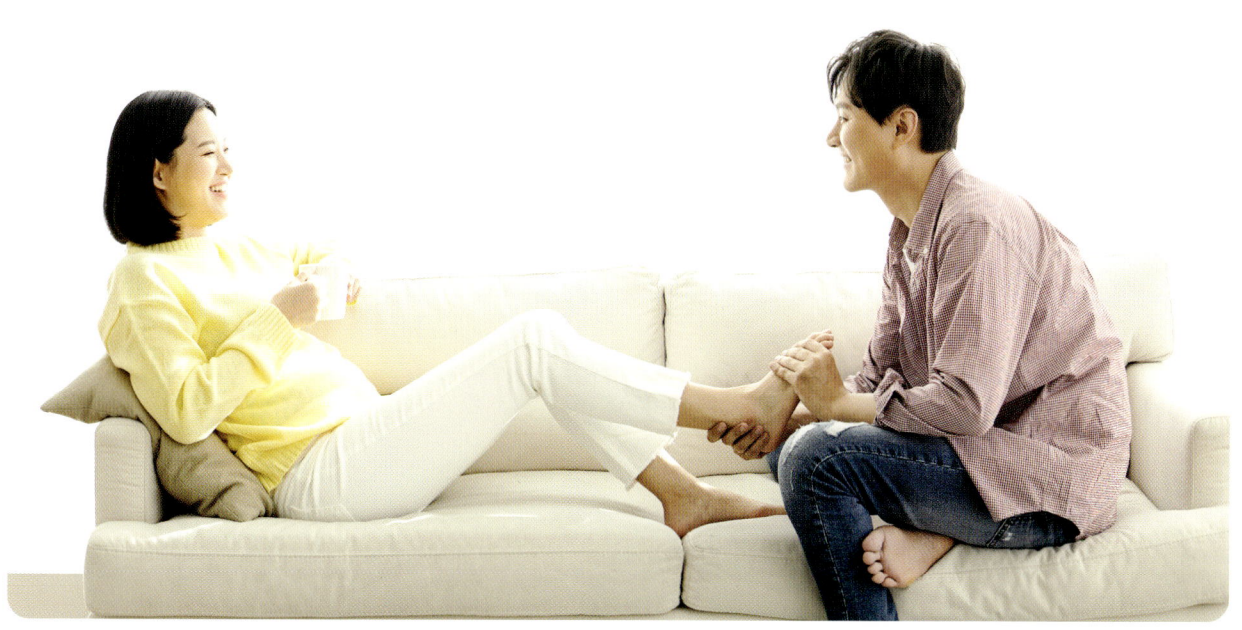

자연 분만 호흡법(라마즈 호흡법) 연습하기

라마즈 호흡법은 대표적인 자연 분만 호흡법으로, 출산 진통 시 신경을 호흡 쪽으로 분산시켜 진통을 줄이고 태아에게 산소를 공급하는 효과가 있습니다. 임신 7~8개월부터 호흡법을 꾸준히 연습해 봅시다. 라마즈 호흡법은 자궁구가 열린 정도에 따라 다음과 같이 4단계로 이루어져 있습니다.

① 준비기: 자궁구가 3cm 정도 열렸을 때

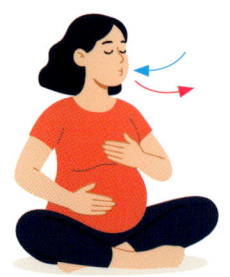

진통이 올 때 3초간 코로 깊이 들이마시고, 3초간 입으로 내쉬어요.

*내쉴 때 "후~", "스~" 하면서 소리를 냅니다.

② 개구기: 자궁구가 3~8cm 정도 열렸을 때

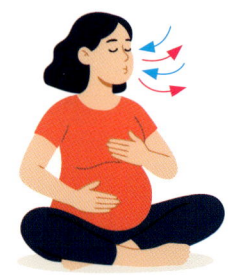

진통이 올 때 1~2초간 코로 들이마시고 1~2초간 입으로 내쉬어요.

*준비기보다 얕고 빠른 호흡을 합니다.

③ 이행기: 자궁구가 8~10cm 정도 열렸을 때

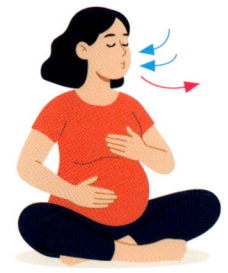

진통이 올 때 짧게 두 번 들이마시고(흠! 흠!), 한숨 쉬듯 길게 한 번 내쉬어요(후~).

*아직 자궁구가 다 열리지 않았으므로 아랫배에 힘이 들어가면 안 됩니다.

④ 만출기: 자궁구가 완전히 열렸을 때

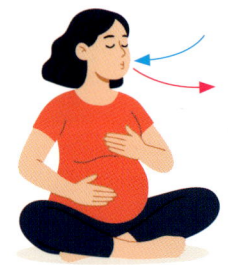

진통이 올 때 숨을 크게 들이마신 후, 숨을 참고 항문 쪽에 힘을 줘요. 최대한 숨을 참다가 참기 힘들 때 15초 정도 내뱉어 줘요.

*연습할 때는 배에 힘을 주지 마세요!

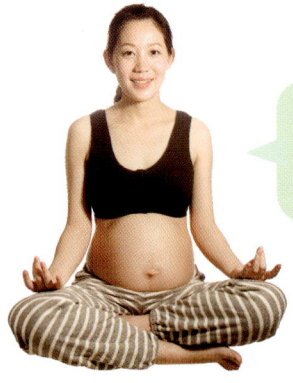

호흡 연습에서 제일 중요한 건 코로 깊이 들이마시고 입으로 천천히 내쉬는 거예요. 이 호흡 연습만 잘해도 진통을 이겨 내기가 한결 수월해요!

임신 8~10개월
28~39주 역아 돌리기

출산이 가까워지면 대부분의 태아는 머리를 엄마의 골반 쪽으로 향하고 세상 밖으로 나갈 준비를 합니다. 출산할 때까지 태아가 올바른 위치를 잡지 못하고 역아로 남는 비율은 3~4% 정도입니다. 역아를 바르게 돌리는 방법이 있을까요?

역아란 무엇인가요?

임신 중기에는 태아가 양수 속을 자유롭게 헤엄치며 움직이다가 임신 후기에 속하는 30주 무렵부터는 태아의 머리가 점점 아래쪽을 향하게 됩니다. 이처럼 태아의 머리가 엄마의 골반 쪽에 놓인 상태를 '두위'라고 합니다. 반대로 태아의 머리가 엄마의 가슴 쪽(위쪽)을 향하면서 엉덩이가 아래쪽에 놓인 상태를 '둔위'라고 하고, 둔위 상태에 있는 태아를 보통 '역아'라고 표현합니다. 태아가 옆으로 누운 경우도 있는데, 이 상태는 '횡위'라고 합니다.

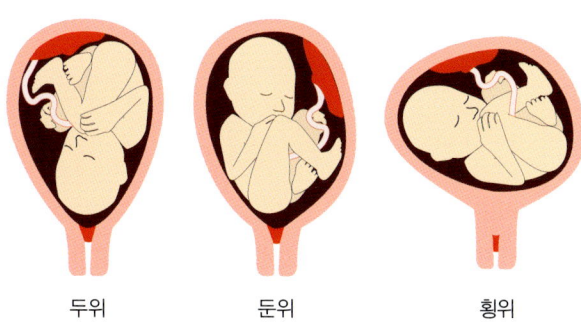

두위   둔위   횡위

왜 역아 상태가 되나요?

정확한 원인이 밝혀지진 않았지만, 몇 가지 원인을 추정하고 있습니다. 쌍둥이나 세쌍둥이 등 다태 임신인 경우, 자궁 기형이나 자궁 근종이 있는 경우, 양수가 너무 많거나 너무 적은 경우, 골반이 좁은 경우, 탯줄이 짧거나 태아의 몸에 감겨 있는 경우, 태반이 자궁 입구를 막고 있는 경우에 역아가 되기 쉽습니다. 또 임신 후기에 자궁에 심한 압박을 받았거나 지속적인 스트레스에 시달린 경우에 역아가 생기기도 합니다.

역아 상태가 되면 왜 위험하다고 하나요?

태아가 정상적인 자세, 즉 두위 상태일 때 자연 분만을 하면 머리, 어깨, 손발, 탯줄 순서로 나옵니다. 그러나 역아인 경우 발이나 엉덩이가 먼저 나오고 맨 마지막에 머리가 나오게 됩니다. 이때 태아의 머리가 산도를 지나면서 머리와 골반 사이에 탯줄이 끼면 일시적으로 산소 공급이 중단되어 태아가 질식할 수도 있습니다. 또 발이나 엉덩이가 먼저 나오면 뒤이어 머리가 나올 만큼 산도가 확장되지 않아 태아의 머리가 산도에 낄 수 있습니다. 이 경우 신경이 손상될 위험이 있습니다.

역아 상태인 것을 어떻게 알 수 있나요?

태동이 배꼽 위쪽에서 느껴지면 태아가 정상적인 위치에 있을 가능성이 크고, 태동이 치골 가까운 곳에서 느껴지면 역아 상태일 가능성이 큽니다. 물론 초음파 검사를 하면 태아의 자세를 정확히 알 수 있습니다.

역아여도 자연 분만을 할 수 있나요?

태아의 크기가 작거나 양수의 양이 충분한 경우, 골반이 좁지 않은 경우 자연 분만을 시도해 볼 수 있으나 난산의 위험이 크기 때문에 권하지 않습니다. 대부분의 병원에서는 안전하게 분만할 수 있도록 분만 예정일보다 1~2주일 전에 제왕 절개로 분만하기를 권합니다.

역아를 돌리는 방법에는 어떤 것이 있나요?

크게 두 가지 방법이 있습니다. 하나는 역아를 돌리는 데 도움이 되는 체조를 하는 것입니다. 대표적인 체조로 엉덩이를 들어 올리는 고양이 자세, 허리를 들어 올리는 브리지 자세, 발바닥과 손바닥을 바닥에 대고 뒤집어진 V자 형태를 유지하는 반물구나무서기 자세 등이 있습니다. 꾸준히 체조를 하면 태아가 정상위로 돌아오는 경우가 많습니다.

체조를 해도 역아 상태가 바뀌지 않는다면 흔히 역아 회전술이라고 부르는 둔위 회전술을 고려해 볼 수 있습니다. 의사가 임산부의 복부를 손으로 밀거나 조절하여 태아의 위치를 두위로 교정하는 방법이며, 보통 임신 36~37주에 진행합니다.

❗ 체조를 하다가 배가 단단하게 뭉치거나 통증이 생기면 즉시 멈추고 휴식을 취해야 합니다.

❗ 모든 임산부에게 둔위 회전술을 시행할 수 있는 것은 아닙니다. 임산부와 태아의 건강 상태에 따라 시행 여부를 결정합니다. 또한 시술 후에도 태아가 다시 역아 상태로 돌아갈 수 있습니다.

역아를 돌리는 데 도움이 되는 체조

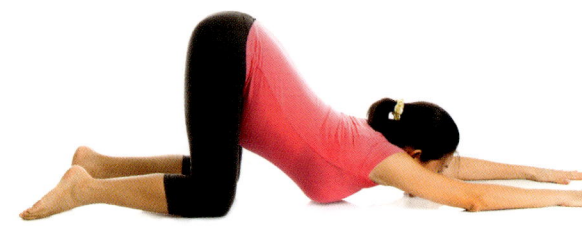

◀ 고양이 자세
무릎을 굽히고 팔을 앞으로 뻗은 채 엎드린 다음 엉덩이를 쳐들고 가슴은 낮추어 바닥에 붙입니다.
[5~10분간 자세 유지]
*힘들면 가슴 밑에 쿠션을 놓고 해도 됩니다.

브리지 자세 ▶
천장을 바라보고 누워서 무릎을 세운 후, 엉덩이를 쭉 끌어올려 줍니다.
[5~10분간 자세 유지]
*내릴 때는 천천히 등부터 내립니다. 힘들면 허리와 골반 사이에 쿠션을 받쳐도 좋습니다.

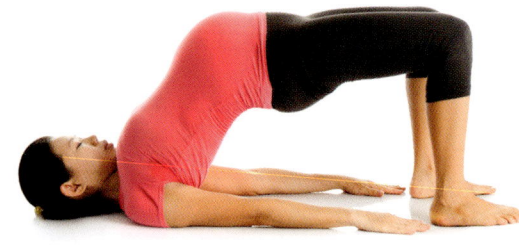

◀ 반물구나무서기 자세
엎드린 자세에서 손바닥과 발바닥을 쭉 밀어내며 엉덩이를 높이 드는 자세입니다.
[5분 이내로 자세 유지]
*양손으로 의자 다리를 잡고 해도 됩니다. 엉덩이 높이가 가슴 높이보다 위쪽에만 있으면 됩니다.

임신 8~10개월

28~39주 유방 관리하기

모유 수유를 계획하고 있다면 젖이 잘 돌고 잘 나올 수 있도록 미리 유방을 관리해야 합니다. 임신 후기에는 임신 중기부터 해 온 기저부 마사지를 꾸준히 하면서 유두 관리에도 신경을 쓰는 것이 좋습니다.

유방의 변화 이해하기

임신을 하면 유방은 모유 수유를 위한 준비를 합니다. 임신 전에 양쪽 유방의 무게는 200g 정도이지만, 분만 예정일이 가까워지면 400~600g, 출산 후 수유기에는 600~800g까지 무거워집니다. 또한 아기가 젖을 잘 빨 수 있도록 유두와 유륜도 점점 커지고 색이 짙어집니다. 임산부마다 차이가 있긴 하지만 보통 임신 28~30주 무렵부터는 유즙도 조금씩 새어 나옵니다.

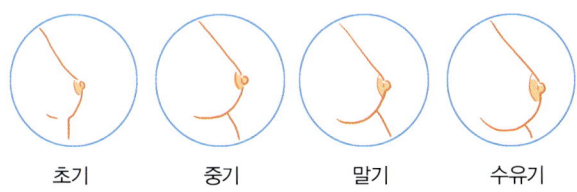

초기 중기 말기 수유기

유두의 모양 살펴보기

유두의 모양은 산모마다 차이가 있는데, 크게 정상 유두, 편평 유두, 함몰 유두로 나눕니다

유륜을 가볍게 잡았을 때 유두가 돌출되는 정도

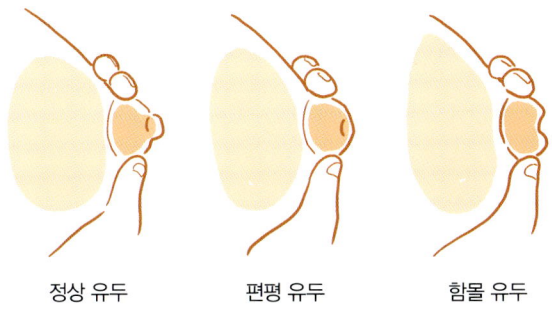

정상 유두 편평 유두 함몰 유두

정상 유두 유두가 유륜 밖으로 돌출되어 있어 아기가 물고 빨기에 좋은 상태입니다.

편평 유두 유두가 유륜 높이와 비슷해서, 정상 유두에 비해 아기가 물기에 쉽지 않은 상태입니다. 그러나 유륜까지 깊게 물리고 꾸준히 빨리면 어느 순간 유두가 돌출되어 젖을 먹이는 데 큰 문제가 없습니다.

함몰 유두 유두가 유륜 속으로 들어가 있어 수유가 가장 어려운 상태입니다. 비교적 얕은 함몰이라면 편평 유두일 때와 마찬가지로 수유 자세를 잘 잡고 아기가 젖을 깊게 물어 빨 수 있도록 합니다. 또한 출산 전에 함몰 유두 교정기를 지속적으로 사용하면 유두를 돌출시키는 데 효과를 볼 수 있고, 출산 후라면 유두 보호기의 도움을 받아 조금은 수월하게 수유를 할 수 있습니다.

Q 함몰 유두인데 모유 수유를 하고 싶어요. 수술을 해야 할까요?

A 함몰 정도가 심하다면 수술이 가장 확실한 방법이지만, 대다수 함몰 유두나 편평 유두는 올바른 수유 방법으로 아기에게 계속 젖을 물리다 보면 유두 모양이 자연스럽게 교정되기도 합니다. 임신 35주 이후라면 유두 교정기를 사용하거나 유두 주변 마사지를 하여 유두를 관리하는 것도 시도해 보세요. 다만, 유두를 자극하다 보면 자궁 수축이 생길 수 있으니 주의합니다. 유산·조산 위험성이 있거나 마사지를 했을 때 배가 뭉친다면 유두에 자극을 주어선 안 됩니다.

임신 후기

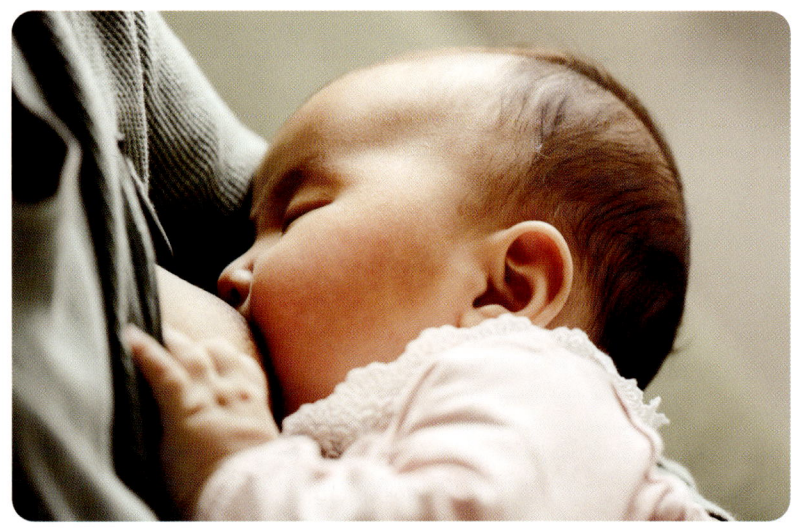

유방에서 젖이 만들어지고 분비되는 데에는 프로락틴과 옥시토신이라는 두 가지 호르몬이 중요한 역할을 합니다. 프로락틴은 젖을 만드는 데 관여하는 호르몬으로, 아기가 젖을 많이 빨수록 프로락틴 수치가 높아져 젖이 잘 나옵니다. 옥시토신은 젖이 만들어지는 젖샘의 근육을 수축시켜 젖이 유두로 배출되도록 돕는 호르몬입니다. 옥시토신 분비량은 엄마의 스트레스 정도나 아기 울음소리에 영향을 받기도 합니다.

유두 관리하기

임신 중 분비되는 유즙을 내버려두면 유즙이 유두 사이에 끼어서 굳어 버립니다. 각질처럼 굳은 유즙을 제거하지 않으면 모유가 나오는 유선이 막혀 모유가 잘 안 나올 수 있고, 아기가 젖을 빨 때 이 각질을 먹게 될 수 있습니다. 또한 유선염의 원인이 될 수 있습니다. 따라서 각질이 생기지 않도록 유두를 깨끗하게 관리해 줘야 합니다. 관리 방법은 간단합니다. 임신 35주 전까지는 목욕할 때 손에 비누칠을 하여 유륜부와 유두를 가볍게 닦아 내는 느낌으로 씻어 줍니다. 35주 이후에는 올리브 오일 습포 방식을 사용하면 효과적입니다.

올리브 오일로 유두 각질을 제거하는 방법

1. 올리브 오일을 화장솜 두 개에 듬뿍 묻히고 유두 중앙에 붙여 줍니다.
2. 랩으로 덮어 화장솜이 떨어지지 않게 합니다.
3. 15~30분 후에 화장솜을 떼어 냅니다. 이때 유두에 남은 각질이 보이면 화장솜이나 면봉으로 살살 문질러 떼어 줍니다.
*이 방식은 산전에만 사용합니다!

Q 유방이 작은데 젖이 잘 나올까요?

A 유방의 크기와 젖 생산 능력은 아무 상관이 없습니다. 유방의 크기가 작아도 유선 조직이 충분하면 젖이 충분히 나옵니다. 다만 유방이 작으면 모유 저장량이 적을 수밖에 없습니다. 따라서 아기에게 필요한 양을 충분히 먹이려면 자주 수유해야 합니다.

Q 직장에 다니고 있어서 수유를 오래 할 수 없을 것 같아요. 처음부터 분유를 먹이는 것이 나을까요?

A 가능하면 초유는 먹이길 권합니다. 초유에는 신생아의 면역력을 높이는 면역 항체가 들어 있고, 장운동을 활발하게 하는 미네랄이나 비타민 A가 많이 들어 있습니다. 또한 성장 인자가 듬뿍 들어 있어 아기가 잘 자랄 수 있도록 돕습니다. 초유는 산후 2주 정도 지나면 성숙유로 바뀝니다.
직장에 다니는 엄마는 모유 수유를 언제까지 할 수 있을지, 직장에서 유축할 수 있는 여건이 되는지 등을 가늠하고, 단유 시기를 미리 계획하여 천천히 모유 수유 횟수를 줄이는 것이 좋습니다.

임신 8~10개월

28~39주 남편이 해야 할 일

이제 아기를 만날 날이 얼마 남지 않았습니다. 아내도 그날을 기다리며 육체적으로 힘든 시기를 잘 견디고 있습니다. 임신 후기의 아내를 슬기롭게 돕는 방법, 어떤 것들이 있을까요?

아내가 편안함을 느낄 수 있게 배려해 주세요

임신 후기에 들어서면 아내는 신체적으로 크게 불편함을 느끼고, 분만 예정일이 다가올수록 불안감과 두려움이 커집니다. 따뜻한 말과 행동으로 아내가 안정감을 느낄 수 있도록 해 주세요. 아내가 힘들어하거나 불안해하는 부분을 이야기하면 귀담아듣고 공감해 주는 게 제일 중요합니다. 그중 남편이 해결할 수 있는 일이 있으면 적극적으로 해결해 주세요. 또한 아내가 잠은 잘 자는지, 소화는 잘되는지, 식사할 때 불편한 부분은 없는지 등을 잘 관찰하고 살펴서 정기 검진을 받으러 같이 갈 때 담당의에게 물어보고 상담을 받아 보면 좋습니다. 아내가 '역시 남편은 내 편'이라고 든든하게 느낄 수 있도록 세심하게 배려해 주세요.

출산·육아용품을 아내와 함께 준비해 보세요

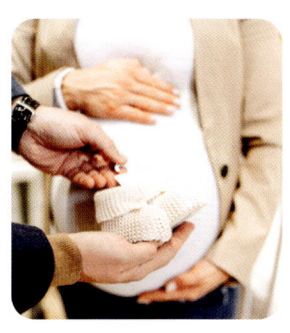

임신 후기에는 본격적으로 출산용품과 육아용품을 준비해야 합니다. 아내가 출산하고 입원해 있는 동안 필요한 엄마 준비물과 아기 준비물, 아빠 준비물을 함께 체크해 보세요. 아기가 입을 앙증맞은 옷을 아내와 함께 고르고, 아기방을 어떻게 꾸미면 좋을지 아내와 함께 이야기하고 디자인해 보세요. 아기를 위해 필요한 가구나 부피가 큰 소품이 있으면 출산 전에 미리 구입하여 배치해 두는 것이 좋습니다.

분만 호흡법을 아내와 함께 연습해 보세요

자연 분만을 한다면 분만 호흡법을 미리 연습하는 것이 좋습니다. 이때 남편이 함께 연습하면 실제로 출산할 때 아내에게 도움이 될 수 있습니다. 진통이 와서 아내가 힘들어할 때마다 옆에서 남편이 호흡을 유도해 주면 아내도 같이 호흡하면서 고통을 줄일 수 있습니다.

분만 당일 남편이 할 일을 미리 알아 두세요

진통이 시작되면 아내는 이것저것 신경 쓸 겨를이 없습니다. 남편이 순발력과 주도성을 발휘할 때입니다. 당황하지 않고 아내를 돌보려면 분만 당일에 자신이 챙겨야 할 것들, 병원까지 이동하는 수단과 동선, 병원에서 자신이 처리할 일 등을 미리 알아보고 머릿속으로 그려 보는 게 좋습니다.

응급 상황에 잘 대처하려면!

침착함과 평정심을 유지한 상태에서 최대한 빠르게 응급 상황을 판단하여 조치해야 합니다. 이를 위해 평소 아내의 병력이나 특이 사항을 잘 숙지하고 있어야 합니다. 그래야 구급 요원이나 의료진에게 아내의 상황을 빠르게 알릴 수 있습니다. 또한 아내가 다니는 병원 위치와 담당의의 연락처 정도는 기본적으로 알아 두어야겠지요.
구급차를 기다릴 여유가 없는 경우, 보호자의 차로 이동해야 할 수도 있습니다. 따라서 분만 예정일이 가까워지면 차 뒷자리에 불필요한 짐이 없도록 정리하고, 이동하는 동안 산모가 허리를 받치거나 기댈 수 있도록 쿠션이나 담요 등을 미리 준비해 둡니다.

한눈에 쏙쏙! 출산 준비물

아기가 태어나면 산모는 산후조리를 하면서 아기까지 돌봐야 하므로 다른 일에 신경 쓸 여력이 없습니다. 따라서 아기에게 필요한 물건들은 분만 전에 미리 구입해 두어야 합니다. 신생아용품을 구입하는 요령과 출산 가방을 싸는 방법을 알아봅니다.

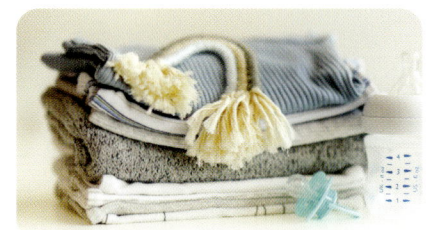

신생아용품 구입 요령

리스트 작성하기 생후 3개월 정도 신생아에게 필요한 물건들의 리스트를 작성하여 꼭 필요한 물건만 구입하도록 합니다. 생후 3개월 이후의 육아용품은 출산 이후 아이의 발육 상태나 사용 정도를 고려하여 상황에 맞게 구입하면 됩니다.

선물로 받을 것들 고려하기 가족 선물, 지인들의 선물, 지자체 출산 선물 등으로 아기 옷(특히 내복류)이나 용품을 받는 경우가 많습니다.

물려받거나 빌리기 친구나 친인척이 사용한 육아용품을 물려받거나 대여 사이트를 통해 빌리는 방법도 있습니다. 사용 기간이 짧은 장난감이나 카시트, 침대처럼 부피가 큰 가구 등이 대표적입니다.

온라인 쇼핑몰, 세일 기간 이용하기 기본 위생용품이나 모유 수유 용품은 가격 경쟁력이 있는 온라인 쇼핑몰을 이용합니다. 의류나 침구 등 직접 보고 구매해야 하는 것들은 백화점이나 매장 세일 기간을 이용합니다.

출산 가방 싸는 방법

준비 시기 분만 예정일 한 달 전까지는 출산 가방을 준비합니다.

준비 방법 산모용, 신생아용, 보호자용으로 나누어 리스트를 만듭니다. 사야 할 물건, 빌리거나 물려받을 물건, 병원이나 조리원에서 제공하는 물건을 확인하여 준비합니다.

가방 선택 보통 병원과 산후조리원에서 두루 쓸 수 있게 캐리어 가방을 사용합니다. 자연 분만인 경우 1박 2일~2박 3일, 제왕 절개인 경우 4박 5일~6박 7일 정도 병원에 있고, 이후 산후조리원에 간다면 2~3주 정도 머물게 됩니다.

* [신생아용품 구매 리스트]는 출산 전에 준비해야 하는 신생아용품을 정리한 목록입니다. 선배 육아맘들이 필요하다고 추천하는 품목들로 구성하였습니다.
* [출산 가방 준비물 리스트]는 병원과 산후조리원에서 필요한 물건들을 정리한 목록입니다. 선배 엄마들이 필요하다고 추천하는 품목들로 구성하였습니다.
* [신생아용품 구매 리스트]와 [출산 가방 준비물 리스트] 페이지는 잘라서 활용할 수 있습니다.

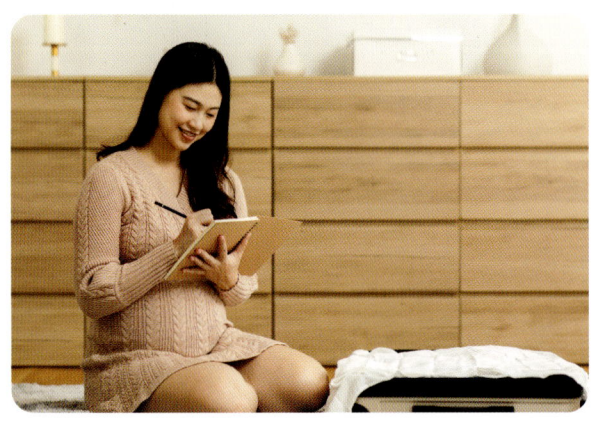

신생아용품 구매 리스트

구분	품목	수량	준비 여부	비고
의류 용품	배냇저고리	2~3벌	☐	병원, 산후조리원에서 주는 경우가 많음
	보디슈트/내의	4~5벌	☐	선물용으로 잘 들어오는 품목
	우주복	1벌	☐	외출 시 필요
	모자	1개	☐	
	양말	4~5켤레	☐	
	손 싸개/발 싸개	1개씩	☐	생각보다 손톱이 빨리 자라고 날카로움
수유 용품 (모유)	유축기	1개	☐	모유 유축 시 필요
	모유 저장 팩	1팩	☐	모유 저장 시 필요
	수유 브래지어	2~3개	☐	
	수유 패드	최소 수량 구매	☐	
	수유 쿠션	1개	☐	수유 시 편리함. 베개로 대체 가능
수유 용품 (분유)	젖병(작은 것)	2~3개	☐	
	젖병(큰 것)	5개 이상	☐	출산 후 구매. 생후 3개월 이후 필요함
	젖꼭지(단계별)	젖병보다 많게	☐	출산 전에는 1단계만 구매
	분유	1통	☐	적은 용량을 사서 아기에게 맞는지 보고 추가 구매
	젖병 세정제	1개	☐	
	젖병 세척 솔	1개	☐	
	젖병 소독기	1개	☐	속이 깊은 냄비로 대체 가능
	보온병	1~2개	☐	외출 시 분유를 먹이거나 따뜻한 물을 먹여야 하는 경우에 필요
	수유 시트	1개	☐	분유 먹일 때 편리함
	역류 방지 쿠션	1개	☐	분유를 먹이고 아기를 눕힐 때 사용함
목욕 용품	아기 비누, 보디 클렌저	1개	☐	
	아기 로션, 크림	1개	☐	
	비판텐 연고(크림)	1개	☐	기저귀 발진이 생겼을 때 필요
	목욕 타월	1개	☐	목욕 후 감싸고 닦아 줄 때 필요 이불 대용으로 사용할 수 있음
	면봉	1통	☐	목욕 후 콧구멍이나 귀를 닦아 줄 때 필요
	아기 욕조	1개	☐	미끄럼 방지 패드가 있는 제품 권장

구분	품목	수량	준비 여부	비고
침구 용품	아기 침대	1개	☐	난간이 높고 튼튼하며, 크기가 넉넉한 제품 권장
	요/이불	1채	☐	요는 바닥에 재울 경우에 필요 이불은 겉싸개나 타월로 대체할 수 있음
	좁쌀 베개/짱구 베개	1개씩	☐	좁쌀 베개: 아기 머리의 열을 식혀 줌 짱구 베개: 뒤통수가 납작해지는 것을 방지함
	속싸개	2~3개	☐	천 기저귀로 대체 가능
	겉싸개	1개	☐	
생활 용품	천 기저귀/종이 기저귀	20~30개	☐	종이 기저귀를 사용할 경우 아기의 건강 상태에 따라 천 기저귀를 사용해야 할 수 있으므로 최소량으로 구매
	기저귀 커버/기저귀 밴드	2~3개	☐	천 기저귀나 일자형 종이 기저귀를 고정시킬 때 필요
	기저귀 교환대	1개	☐	기저귀를 갈 때 편리함
	가제 손수건	10~20개	☐	
	아기 전용 물티슈	1박스	☐	기저귀를 갈거나 외출 시 사용
	아기 전용 손톱깎이/ 손톱 가위	1개	☐	
	체온계	1개	☐	
	유아용 세제	1개	☐	아기 옷을 세탁할 때 사용
	턱받이	1~2개	☐	출산 후 구매. 생후 2~3개월 이후부터 사용
	아기띠	1개	☐	출산 후 구매. 생후 50일 이후부터 사용
외출 용품	카시트	1개	☐	외출 시 차량을 이용한다면 반드시 설치
	유아차	1개	☐	출산 후 구매. 생후 3개월 이후부터 사용
	기저귀 가방	1개	☐	출산 후 구매. 외출 시 아기용품을 가지고 다닐 때 사용

출산 가방 준비물 리스트

산모용

● 필수, ○ 선택

구분	품목	필수 여부	수량	준비 여부	비고
개인 용품	산모 수첩	●	1개	☐	
	신분증	●	1개	☐	비상용 신용 카드, 현금 지참
	빗/손거울	●	1개	☐	
	머리끈/집게 핀	●	1개	☐	
	물컵/텀블러	●	1개	☐	
	구부러지는 빨대	●	10개	☐	제왕 절개 산모에게 필수
	손톱깎이	●	1개	☐	의외로 손톱이 빨리 자람
	스마트폰 충전기	●	1개	☐	
	영양제(폴산, 철분제, 비타민 D 등)	○	각 1통씩	☐	의사와 상의하여 필요한 영양제 챙기기
	가위	○	1개	☐	
	스마트폰 거치대	○	1개	☐	굳이 살 필요는 없음. 집에 있다면 챙겨 가기
	멀티탭	○	1개	☐	
	이어폰	○	1개	☐	
	가습기	○	1개	☐	
출산 용품	산모 팬티	●	2~3팩(8개입)	☐	
	생리대/산모 패드	●	20개	☐	병원, 조리원에서 제공하는 경우가 많으니 확인해 보기
	비데 물티슈	●	100매	☐	
	샤워 티슈	○	5장	☐	출산 후 바로 샤워할 수 없음
	회음부 방석	○	1개	☐	병원, 조리원에서 기본 제공됨 차로 긴 시간 이동 시 필요할 수 있음
	흉터 케어 연고/밴드	○	1개	☐	제왕 절개 산모의 경우 고려할 수 있음
의류	수유 브래지어 (수유 민소매)	●	1~2벌	☐	모유 수유, 유축하는 산모에게 필수 출산 후 가슴 크기가 달라지므로 수유 중 추가 구매
	임부용 팬티	●	3벌	☐	제왕 절개 산모라면 배를 덮는 디자인이 좋음
	수면 바지/레깅스	●	2벌	☐	몸을 따뜻하게 하는 데 필요 조리원, 병원에서는 대개 치마만 제공함
	무압박 양말/수면 양말	●	3켤레	☐	산후풍을 막기 위해 필수
	손목 보호대	●	1개	☐	아기를 안거나 들 때 필요 임신 기간 중 병원에서 처방받아 구입할 수 있음
	압박 스타킹	●	1개	☐	부기 관리에 효과적 임신 기간 중 병원에서 처방받아 구입할 수 있음

구분	품목	필수 여부	수량	준비 여부	비고
의류	슬리퍼	●	1개	☐	발목 통증 완화용으로 푹신한 슬리퍼 필요
	카디건	○	1벌	☐	산후풍 방지용
	산모 내복	○	2~3벌	☐	산후풍 방지용
	목에 두를 손수건	○	2~3장	☐	산후풍 방지용. 아기 손수건으로 대체 가능
	산후 복대	○	1개	☐	제왕 절개 산모는 병원에서 제공함
	캡 모자	○	1개	☐	병원에서 조리원 이동 시, 조리원에서 병원 진료 보러 갈 때 필요
수유 용품	수유 패드	●	최소 수량 구매	☐	모유량, 수유 계획에 따라 수량 다름 일회용과 다회용이 있으며, 출산 직후에는 일회용 사용
	유축기, 모유 저장 팩	○	조리원에서 구매	☐	병원, 조리원에서 대여하는 경우가 많음
	유두 보호 크림	○	1개	☐	모유 수유 시 필요. 보통 조리원에서 구매 가능
	유두 보호기	○	조리원에서 구매	☐	수유해 보고 필요 시 구매
세면 용품	샴푸/린스	●	1개	☐	병원, 조리원 구비 상황 확인 필요 선호 제품만 사용한다면 챙겨 가기
	클렌징 폼	●	1개	☐	
	칫솔/치약	●	1개	☐	
	보디 워시	●	1개	☐	
	면봉	●	1봉지	☐	
	수건	●	2~3개	☐	
	펌프형 손 세정제	○	1개	☐	
화장품	스킨	●	1병	☐	
	로션	●	1병	☐	
	립밤	●	1개	☐	
	튼살 크림	●	1통	☐	기존에 생긴 튼살을 완화하고 출산 후 생길 수 있는 튼살 대비용
기타	비닐봉지/지퍼 백	●	10장	☐	비닐봉지: 병원 퇴원, 조리원 퇴소 시 빨래 담기 지퍼 백: 남은 음식 보관용
	물티슈/갑 티슈	○	1개	☐	병원, 조리원 구비 상황 확인캡 있으면 편리함
	일회용 숟가락, 젓가락, 접시/과도	○		☐	보호자용 또는 손님 대접용

신생아용

● 필수, ○ 선택

구분	품목	필수 여부	수량	준비 여부	비고
의류	배냇저고리	●	1벌	☐	병원, 조리원 제공 여부 확인 병원에서 조리원으로, 조리원에서 집으로 이동 시 필요
	속싸개	●	1개	☐	병원, 조리원 제공 여부 확인 병원에서 조리원으로, 조리원에서 집으로 이동 시 필요
	겉싸개	●	1개	☐	병원, 조리원 제공 여부 확인 병원에서 조리원으로, 조리원에서 집으로 이동 시 필요
	우주복	●	1벌	☐	퇴원, 퇴소 시 필요
	양말	●	1켤레	☐	퇴원, 퇴소 시 필요 우주복에 붙어 있다면 필요 없음
	손 싸개/발 싸개	○	1개	☐	신생아 옷에 붙어 있는지 확인
	아기 모자	○	1개	☐	모자 동실 시간에 아기가 딸꾹질할 때 사용 손수건으로 대체 가능함
	손수건	○	2~3장	☐	병원, 조리원 제공 여부 확인 산모 목에 두르거나 아기가 딸꾹질할 때 사용
피부 용품	아기 로션, 수딩 젤	○	1개	☐	병원과 조리원에 대부분 구비 태열이 있거나 피부가 예민한 아기인 경우 별도 구매
	비판텐 연고	○	1개	☐	병원과 조리원에 대부분 구비 아기가 기저귀 발진 생겼을 때 필요
기타	바구니 카시트	●	1개	☐	아기 이동 시 필요 사용 기간이 짧으므로 대여 또는 중고 물품 구매
	온습도계	○	1개	☐	
	초점 책	○	1개	☐	조리원에서 만들기도 함
	아기 물티슈	○	1개	☐	조리원에서 모자 동실 시간에 아기를 케어할 때 필요

보호자용

●필수, ○선택

구분	용품	필수 여부	수량	준비 여부	비고
침구 세트	바닥용 매트	●	1개	☐	병원에 보호자용 침구 구비 여부 확인
	이불	●	1개	☐	병원에 보호자용 침구 구비 여부 확인
	베개	●	1개	☐	병원에 보호자용 침구 구비 여부 확인
의류	속옷	●	입원/입소 기간에 따라	☐	
	편한 옷	●	입원/입소 기간에 따라	☐	
	슬리퍼	●	1개	☐	
위생 용품	칫솔	●	1개	☐	
	면도기	●	1개	☐	
	스킨/로션	●	1개	☐	

PART 3
행복하고 건강한 임신 생활

배가 불러 오고 몸이 힘들수록 몸과 마음의 건강을 유지하고
삶의 질을 높이기 위해 더욱 노력해야 합니다.
뒤에 나오는 시기별 체조 방법과 피부 관리 방법을 꼭 실천해 보세요.
임산부가 섭취해야 할 영양소와 영양제에 대한 내용을 바탕으로
균형 잡힌 식단을 짜 보면 어떨까요?
임신 기간에만 누릴 수 있는 즐거운 이벤트도 소개합니다.
엄마가 행복하고 건강해야 태아도 행복하고 건강하게
자란다는 사실, 잊지 마세요!

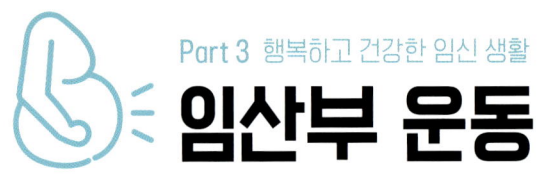

Part 3 행복하고 건강한 임신 생활

임산부 운동

임신 기간에 체력과 체중을 관리하려면 반드시 운동을 해야 합니다. 임신을 준비할 때부터 운동을 한다면 더욱 좋고, 적어도 임신 초기부터는 운동을 시작해야 합니다.

임신 중에 운동을 해야 할까요?

임신 초기에는 유산 가능성이 있어서 운동을 하면 안 된다고 생각할 수 있지만, 그렇지 않습니다. 특별히 유산이나 조산 위험이 있어서 담당의가 운동을 제한한 경우가 아니라면, 꾸준히 운동하는 것이 임산부에게 훨씬 이롭습니다. 임신 중 운동이 임산부에게 가져다주는 이로움은 셀 수 없이 많지만, 몇 가지 대표적인 효과를 살펴보면 다음과 같습니다.

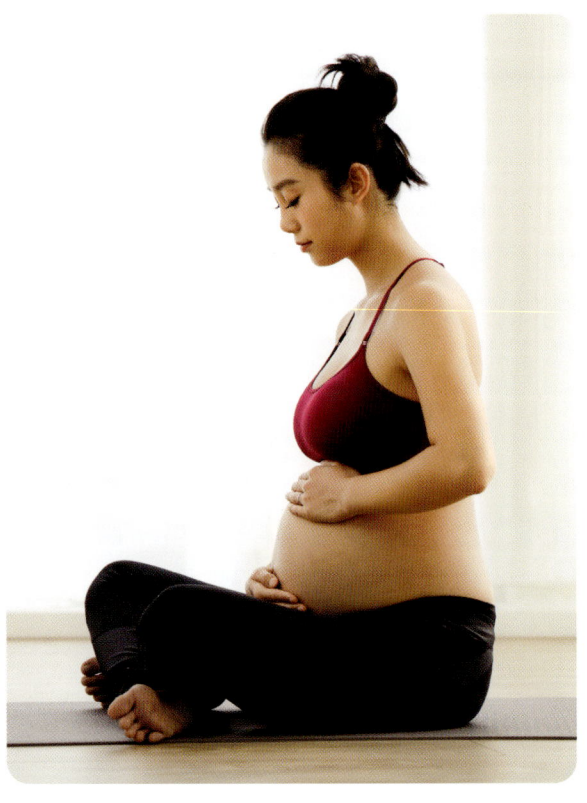

피로감이 줄어든다 특히 임신 초기에는 피로감과 무력감이 커져 몸을 움직이기 힘들어지는데, 가벼운 산책이나 체조만 해도 피로감이 줄어들고 생활에 활력이 생깁니다.

스트레스와 불안감이 줄어든다 임신을 하면 전에 없던 신체 증상들이 나타나고 호르몬 체계가 바뀌어 신경이 예민해지며 우울증이 생기기 쉽습니다. 가벼운 운동만으로 신경 안정과 기분 전환에 큰 도움이 됩니다.

신체 트러블이 줄어든다 자궁이 커지고 몸이 무거워지면서 여러 종류의 신체 트러블이 나타나고 혈액 순환에 문제가 생기는 경우가 많습니다. 규칙적으로 꾸준히 운동을 하면 혈액 순환이 원활해져 부종과 요통을 예방할 수 있으며, 대장의 연동 운동이 개선되어 변비 해소에도 도움이 됩니다. 또한 임산부의 혈액 순환이 원활해지면 태아에게 보내는 산소 및 영양 공급도 활발해져 태아의 뇌 발달과 성장에 긍정적인 영향을 끼칩니다.

수면의 질이 좋아진다 임신 후기로 갈수록 급격히 배가 불러 와 편안하게 누울 수 없고, 자다가 깨는 일이 많아져 수면의 질이 떨어지기 십상입니다. 규칙적으로 운동을 하면 낮에 적당히 피곤하여 밤에 숙면을 취하는 데 도움이 됩니다. 또한 엄마의 수면 패턴이 안정되면 태아의 건강에도 이롭습니다.

순산에 도움이 된다 가벼운 스트레칭과 근력 운동을 꾸준히 하면 골격의 유연성이 향상되어 출산할 때 통증을 줄일 수 있습니다. 또한 운동을 통해 임산부가 적정 체중을 유지하면 태아도 적정 체중으로 자라 분만 시 산도를 빠져나오기가 쉽습니다.

산후 회복이 빠르다 임신 중 꾸준히 운동을 한 산모는 그렇지 않은 산모에 비해 통증 회복 속도가 빠릅니다. 임신 중에 휘어진 골격과 불어난 몸무게도 빠르게 제자리를 찾습니다.

어떤 운동을 얼마나 하면 좋을까요?

임신 전에 하던 운동이 있으면 임신 초기부터 막달까지 꾸준히 하는 것이 가장 좋습니다. 보편적으로 할 수 있는 운동으로 걷기, 수영하기, 체조하기, 실내 자전거 타기 등이 있고, 하루에 30분 이상 운동하길 권합니다. 다만, 임신 전 운동을 거의 하지 않았던 임산부라면 다음과 같이 운동량을 조절하는 것이 좋습니다.

시기별 운동 강도와 종류

임신 시기	운동 강도	종류
초기	몸을 가볍게 풀어 주는 정도	가벼운 스트레칭, 산책
중기	약간 땀이 날 정도	유산소 운동(수영, 실내 자전거 등), 근력 운동 (요가, 필라테스 등)
후기	시간과 강도를 조금씩 줄여 나감	기존 운동 유지

걷기 가장 쉽게 할 수 있는 유산소 운동으로, 혈액 순환이 원활해지고 심폐 기능이 강화됩니다. 걷기 운동을 처음 하는 임산부라면 10분 정도로 가볍게 시작해서 시간을 5분 단위로 천천히 늘려 갑니다. 걸을 때는 허리를 꼿꼿이 펴고 배를 등 쪽으로 잡아당기며 걷고, 걷는 데 익숙해지면 약간 땀이 날 정도로 빠른 걸음으로 걷는 것이 좋습니다.

❗ 계단이나 경사진 곳보다는 평지를 걷는 것이 좋습니다.

수영 배가 불러도 물의 부력 때문에 몸이 가벼워져서 움직이기 편하고 관절에 무리가 가지 않습니다. 또한 수영은 전신 운동이어서 모세 혈관까지 산소가 운반되면서 신진대사를 촉진하는 효과가 있습니다. 수영을 못해도 물속에서 걷는 것만으로도 운동 효과를 볼 수 있어요. 임신하기 전에도 수영을 했다면 임신 초기에도 계속 이어서 하면 됩니다. 임신 전에 수영을 하지 않았다면 담당의와 상의한 후 임신 중기부터 시작하는 것이 좋습니다. 주 2~3회, 30분~1시간 정도가 적절합니다.

❗ 집 근처에 임산부를 대상으로 하는 수영 강습이 있다면 신청해 보세요. 일반 강습반에서 수영을 배운다면 처음에 강사에게 임산부임을 알리도록 합니다. 또한 수영장 바닥이 미끄러워 넘어질 수 있으니 주의합니다.

Q 임산부에게 수영이 좋다고 들었는데, 수영장 소독제가 태아에게 해롭지 않나요?

A 정상적으로 관리되고 있는 수영장의 소독제는 크게 문제 되지 않습니다. 다만, 위생 상태가 불량한 곳일수록 물에서 소독제 냄새가 많이 나므로 이런 수영장은 피해야 합니다. 가능하면 락스 소독을 하는 곳보다는 천연 해수로 소독하는 해수 풀이 있는 수영장을 선택하세요.

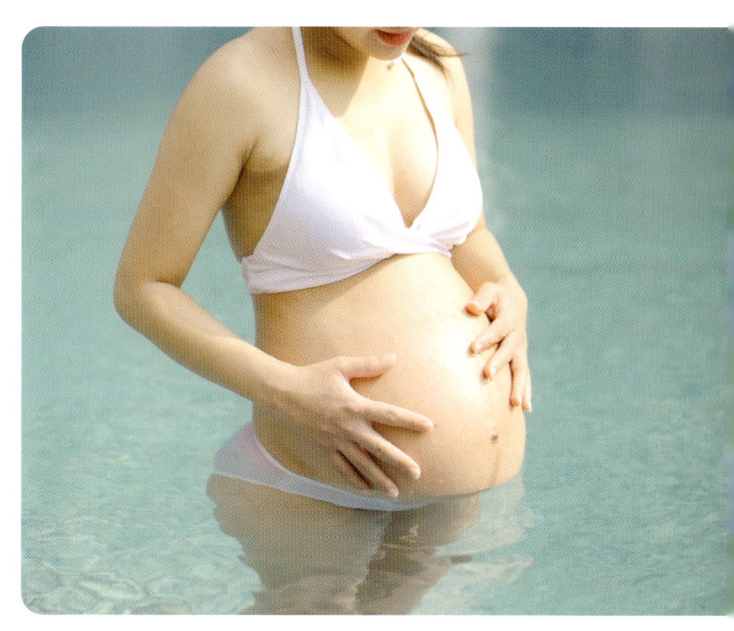

임산부 요가/필라테스 임산부들이 가장 많이 하는 운동 중 하나입니다. 근육을 이완시켜 피로도를 낮추고, 골반의 유연성을 길러 주어 순산에 도움을 줍니다. 명상을 하면서 마음을 안정시킬 수 있고, 분만 호흡법을 익히는 데도 도움이 됩니다.

❗ 요가/필라테스 동작 중 오랫동안 등을 대고 누워 있거나 같은 자세를 유지해야 하는 동작은 임산부에게 적절치 않습니다. 임산부에게 좋은 자세를 알아보고 따라 하도록 합니다.

실내 자전거 날씨에 상관없이 언제든 탈 수 있고, 자전거가 고정되어 있으므로 안전하게 운동할 수 있습니다. 실내 자전거를 꾸준히 타면 혈액 순환이 원활해져 다리 부종을 개선하는 데 도움이 되고, 유산소 운동이므로 걸을 때와 마찬가지로 심폐 기능이 좋아져 체력이 향상됩니다. 운동 전 수분을 충분히 섭취하고, 운동할 때는 허리를 곧게 펴고 배에 과도한 압력이 들어가지 않도록 안정적인 자세를 유지해야 합니다. 배가 많이 부른 임신 후기에는 핸들을 높여서 타면 좀 더 편안합니다.

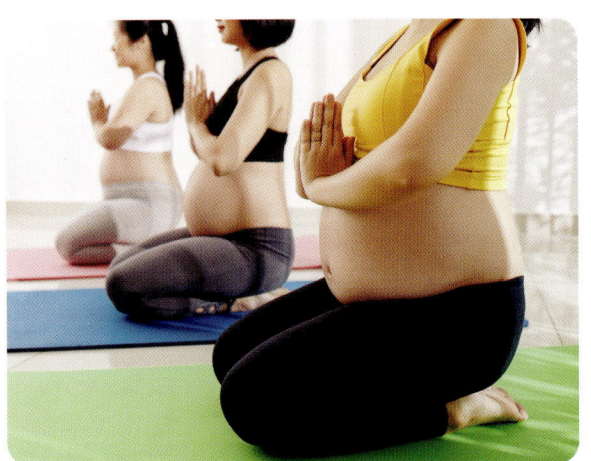
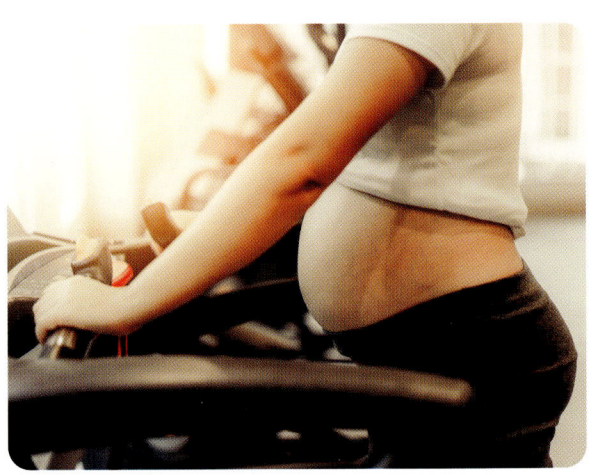

피해야 할 운동과 주의 사항

- 덥고 습한 환경에서 진행되는 운동(예: 핫요가), 인대와 관절에 무리를 주는 운동(예: 등산), 균형을 잃거나 넘어지기 쉬운 운동(예: 야외 자전거 타기, 스키, 승마), 복부를 강하게 압박하는 운동(예: 윗몸 일으키기), 신체 접촉으로 부상 위험이 있는 운동(예: 농구, 축구, 배구, 태권도, 킥복싱)은 피합니다.
- 운동을 하다가 배가 당기거나 통증이 느껴지면 즉시 멈추고 편안하게 쉽니다. 임신 중에는 절대로 무리해서 운동하면 안 됩니다.
- 12주 이후에는 바로 눕거나 엎드려서 하는 운동은 하지 않습니다. 커진 자궁이 정맥을 압박하여 혈액 순환을 방해할 수 있기 때문입니다.
- 운동을 하기 전, 운동을 하는 동안, 운동을 한 후에 물을 충분히 마십니다. 이때 차가운 물보다는 미지근한 물이 좋습니다. 체내 수분이 부족하면 체온 조절이 안 되어 체온이 급격하게 올라가고 혈압이 상승하여 태아에게 나쁜 영향을 미칠 수 있습니다.
- 운동 중에 호흡을 참지 않도록 주의합니다.

바른 걷기 운동 자세

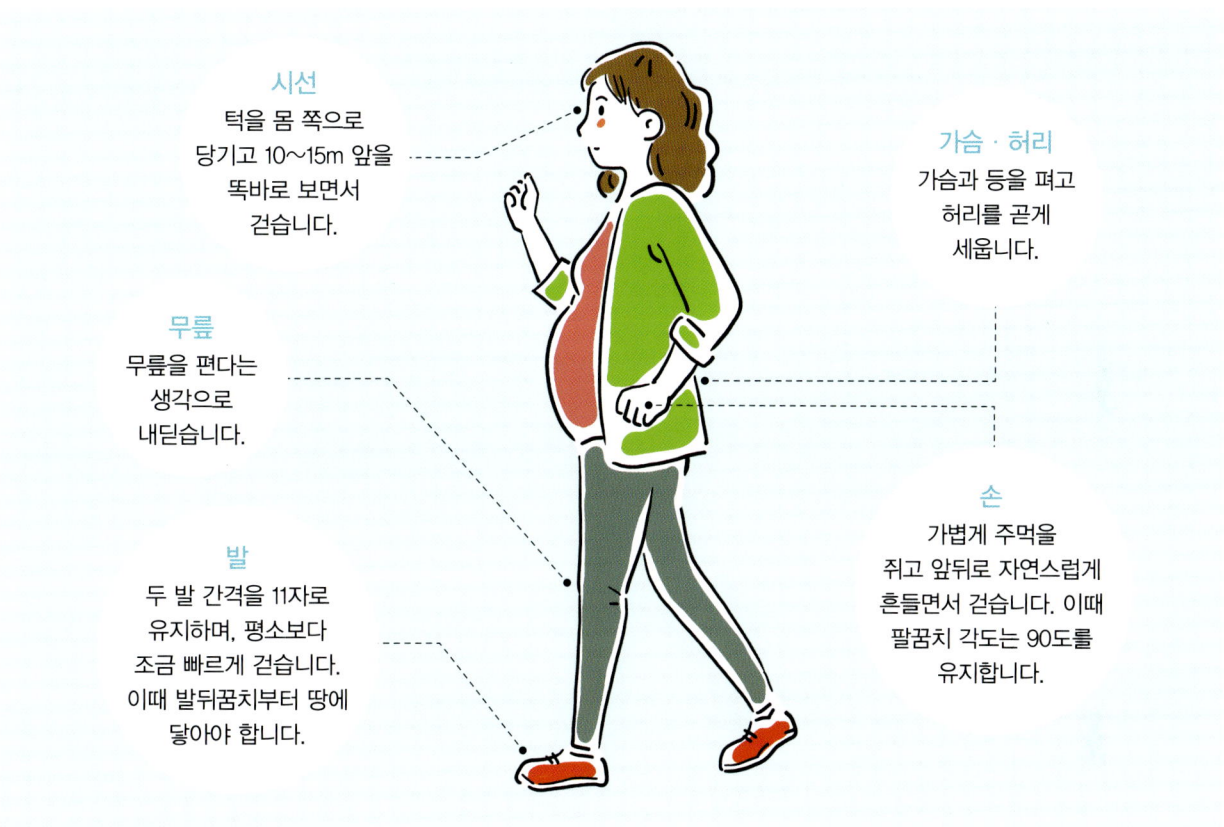

시선 턱을 몸 쪽으로 당기고 10~15m 앞을 똑바로 보면서 걷습니다.

무릎 무릎을 편다는 생각으로 내딛습니다.

발 두 발 간격을 11자로 유지하며, 평소보다 조금 빠르게 걷습니다. 이때 발뒤꿈치부터 땅에 닿아야 합니다.

가슴·허리 가슴과 등을 펴고 허리를 곧게 세웁니다.

손 가볍게 주먹을 쥐고 앞뒤로 자연스럽게 흔들면서 걷습니다. 이때 팔꿈치 각도는 90도를 유지합니다.

임산부의 체중 관리

임신을 하면 체중이 불어나는 것은 당연합니다. 하지만 지나치게 살이 찌면 임신 중독증이나 임신성 당뇨 등 질병을 유발할 수 있고, 임신 트러블도 심해집니다. 따라서 적절한 운동과 균형 잡힌 식사로 적정 체중을 유지하도록 합니다.
오른쪽 표는 임신 전 체질량 지수(BMI, Body Mass Index)에 따른 이상적인 체중 증가를 나타냅니다. 표를 보면 임신 전 보통 체중인 경우 단태아를 임신했을 때 만삭에 11~16kg의 체중 증가를 권장하고 있습니다. 쌍태아를 임신했다면 25kg의 체중 증가를 이상적인 체중 증가치로 봅니다.
이 권고안은 보편적인 증가 기준을 제시한 것이므로, 스스로 느끼는 적정 체중은 임산부마다 다를 수 있습니다. 이 표는 체중 관리를 할 때 참고용으로 활용하세요.

BMI	분류	체중 증가 범위(kg)
18.5 미만	저체중	12.7~18.1
18.5~24.9	보통	11.3~15.9
25.0~29.9	과체중	6.8~11.3
30.0 이상	비만	5.0~9.1

*미국산부인과학회 권고안, 단태아 기준
*BMI = 임신 전 체중(kg)/키(m)의 제곱

집에서 쉽게 할 수 있는 임산부 체조

초기 | 체력을 유지하고 피로를 줄이는 가벼운 운동

개구리 자세 [10~20회]   운동 효과: 고관절 유연성 향상, 허리 통증 완화

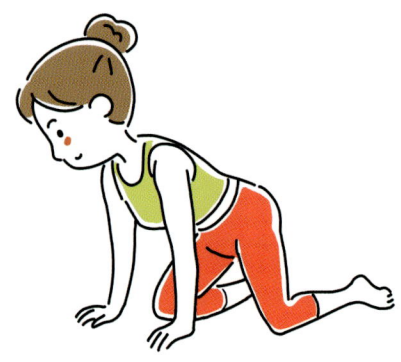

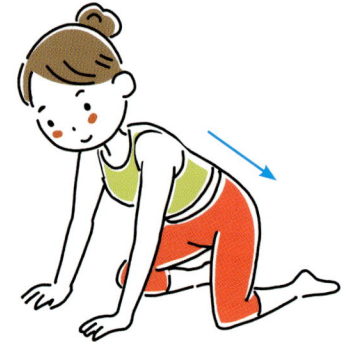

❶ 무릎을 벌리고 앉아 양손으로 바닥을 짚는다.
❸ 고관절 주변이 당기는 듯한 느낌이 들면 처음 자세(❶)로 돌아간다.
[주의] 등이 굽으면 안 돼요. 곧게 편 상태를 유지해 주세요.

❷ 등을 곧게 편 상태로 숨을 내쉬며 엉덩이를 뒤로 보낸다.

고양이 자세 [10회]   운동 효과: 등 통증 완화

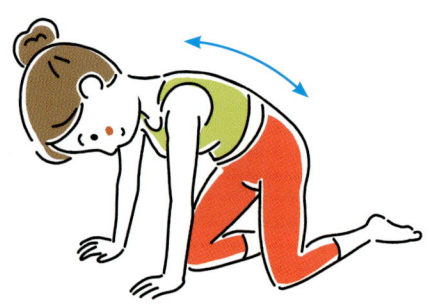

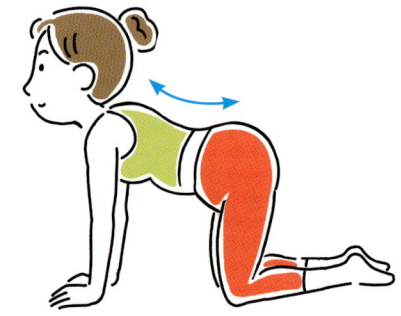

❶ 네발 기기 자세에서 숨을 마시며 등을 둥글게 만든다.
[주의] 허리에 통증이 있으면 운동을 멈추세요.

❷ 숨을 내쉬면서 등을 오목하게 만든다.

브리지 자세 [10회] 운동 효과: 골반과 허리 근육 강화

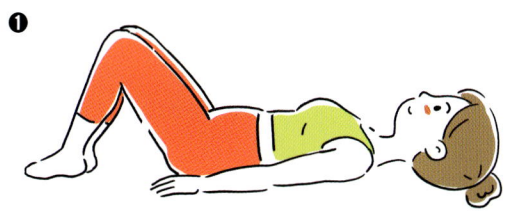

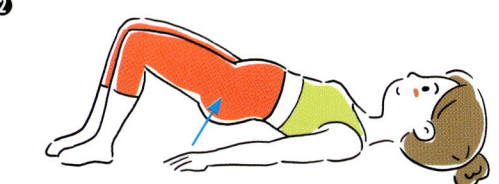

❶ 천장을 보고 똑바로 누운 후 무릎을 세운다. 이때 발뒤꿈치가 무릎 바로 뒤에 오게 한다.

❷ 양발과 양손으로 바닥을 눌러 주며 엉덩이를 들어 올린다.
[주의!] 허리에 통증이 있으면 운동을 멈추세요.

데드버그 자세 [10~20회] 운동 효과: 코어 강화, 허리 통증 완화

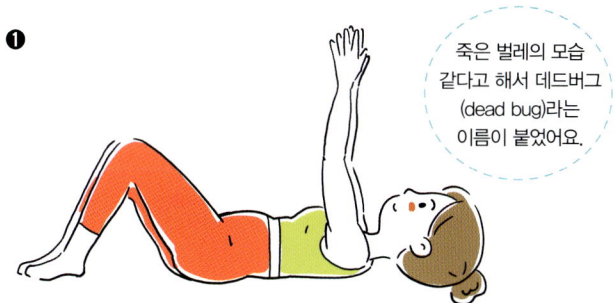

죽은 벌레의 모습 같다고 해서 데드버그(dead bug)라는 이름이 붙었어요.

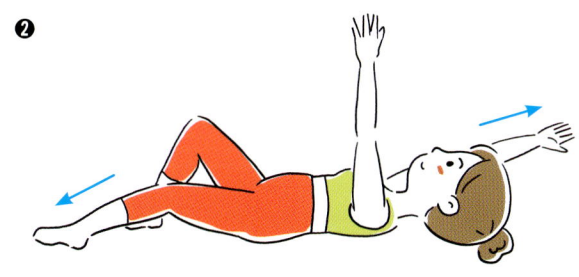

❶ 천장을 보고 바르게 누운 후 무릎을 세우고 양팔을 앞으로 뻗는다.
❸ 반대편 팔과 다리로 같은 동작을 한다.

❷ 숨을 들이쉬면서 오른팔과 왼쪽 다리를 뻗는다. 숨을 내쉬면서 오른팔과 왼쪽 다리를 들어 올려 처음 자세(❶)로 돌아온다.
[주의!] 동작을 하는 동안 허리가 바닥에서 떨어지면 안 돼요. / 허리에 통증이 있으면 운동을 멈추세요.

종아리 늘이기 [10~15초씩 1~2회]
운동 효과: 종아리 부기 완화, 혈액 순환 개선

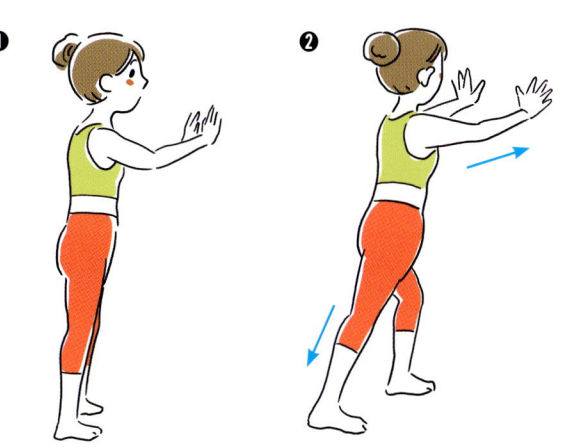

❶ 벽을 마주 보고 선 후, 양팔을 어깨높이로 들어 손바닥을 벽에 댄다. ❷ 한쪽 다리를 뒤로 길게 빼고 발바닥은 바닥에 붙인 상태에서 양손으로 벽을 민다. 종아리가 늘어나는 것을 느끼며 10~15초 동안 유지한다. ❸ 반대쪽 다리도 같은 동작을 한다.
[주의!] 뒤로 뻗은 다리의 무릎이 구부러지면 안 돼요. 쭉 펴 주세요.

중기 | 흉추의 탄력성을 높이고 골반저근을 강화하는 운동

흉추(가슴등뼈) 늘이기 [10회]   운동 효과: 흉추의 탄력성 향상

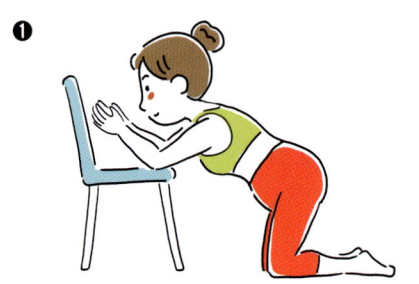
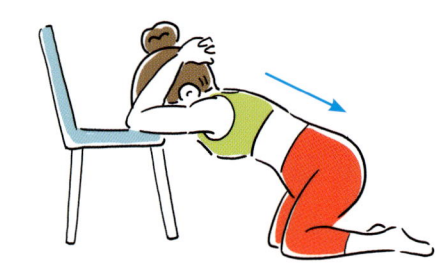

❶ 바닥에 무릎을 대고 팔꿈치를 굽혀서 의자 위에 놓는다.
❷ 숨을 내쉬며 엉덩이를 뒤로 쭉 빼고 가슴을 바닥 쪽으로 지그시 눌러 준다.
❸ 이 상태로 5초를 버틴 후 처음 자세(❶)로 돌아간다.

어깨 돌리기 [앞으로 돌리기 10회, 뒤로 돌리기 10회]   운동 효과: 어깨 통증 완화 및 유연성 향상

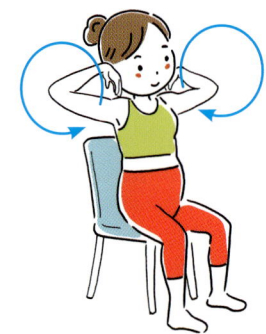

등받이에 기대지 않고 의자에 앉는다. 양손을 어깨 위로 올리고 숨을 쉬면서 원을 그리듯 어깨를 돌려 준다. 앞에서 뒤로 돌리고 뒤에서 앞으로 돌리는 동작을 번갈아 가며 실시한다.
[주의] 원을 그릴 때 천천히 크게 그려 주세요.

무릎 잡고 어깨 돌리기 [10회씩]   운동 효과: 등 통증 완화, 흉추 탄력성 향상

의자에 앉아 발바닥을 바닥에 붙이고, 한쪽 손을 반대쪽 무릎 위에 놓는다. 반대쪽 팔을 뒤쪽으로 쭉 펴서 크게 원을 그려 돌려 준다. 이때 시선이 손끝을 따라간다. 반대쪽도 동일하게 실시한다.

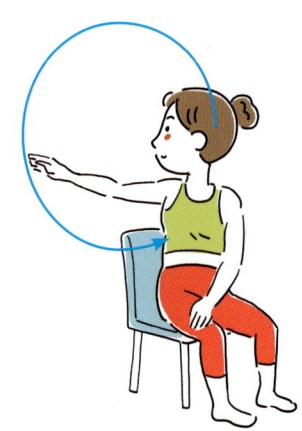

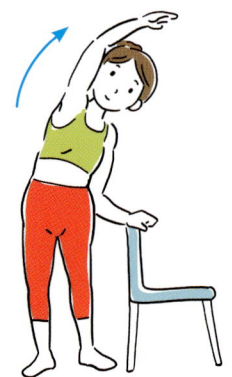

옆구리 늘이기 [15초씩]   운동 효과: 허리 통증 완화

의자 옆에 서서 등받이에 손을 올린다. 다른 쪽 팔을 머리 위로 뻗으면서 몸통을 옆으로 구부린다. 반대쪽도 동일하게 실시한다.
[주의] 동작을 할 때 숨을 참지 않도록 주의하세요.

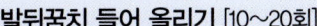

다리 옆으로 들기 [10회씩]   운동 효과: 엉덩이 근력 향상

의자 옆에서 서서 등받이에 손을 올리고 반대쪽 손으로 골반을 잡는다. 숨을 쉬면서 의자 반대편 다리를 옆으로 들어 올렸다가 내린다. 반대쪽도 동일하게 실시한다.
[주의!] 다리를 들어 올릴 때 상체가 움직이면 안 돼요.

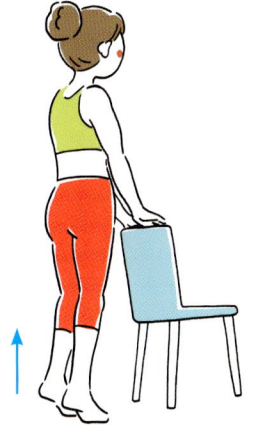

발뒤꿈치 들어 올리기 [10~20회]
운동 효과: 혈액 순환 개선, 종아리 근력 강화

의자 뒤에 바르게 서서 양손으로 의자 등받이를 잡는다. 숨을 쉬면서 양쪽 발뒤꿈치를 천천히 들어 올렸다가 내린다.
[주의!] 몸이 앞으로 쏠리지 않게, 발뒤꿈치가 일직선으로 올라갔다가 내려와야 해요.

앉았다가 일어서며 발뒤꿈치 들기 [20~30회]   운동 효과: 하체 근력 향상, 골반저근 강화

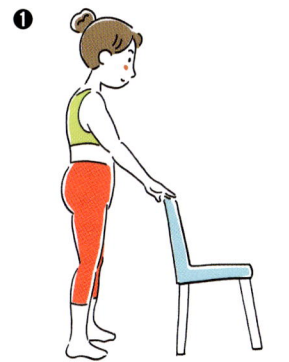
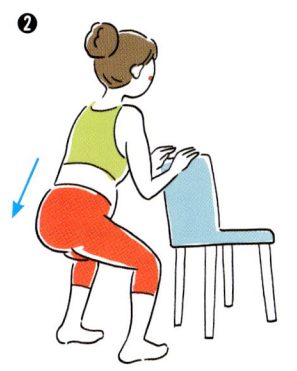
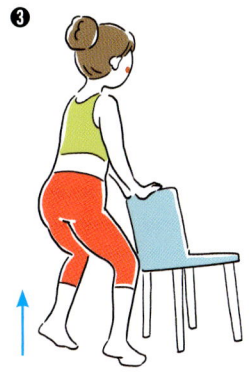
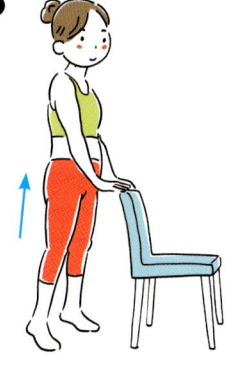

❶ 의자 뒤에 서서 양발을 어깨너비로 벌리고 의자 등받이를 잡는다.
❷ 등을 곧게 편 상태로 가능한 범위까지 앉는다.
❸ 앉은 상태에서 발뒤꿈치를 든다.
❹ 그 상태를 유지하면서 일어난다. 천천히 발뒤꿈치를 내린다.

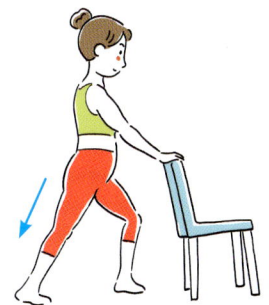

허벅지와 종아리 늘이기 [10~15초씩]   운동 효과: 혈액 순환 개선, 종아리 부기 완화

❶ 의자 뒤에 서서 양손으로 등받이를 잡는다.
❷ 한쪽 다리를 뒤로 쭉 뻗고 반대쪽 다리는 무릎을 구부린다.
❸ 반대쪽도 동일하게 실시한다.
[주의!] 뒤로 뻗은 다리는 무릎이 구부러지면 안 돼요. 앞쪽 다리의 발바닥은 바닥에서 떨어지지 않게 주의하세요.

후기 | 순산을 위한 골반저근 강화 운동과 근력 운동

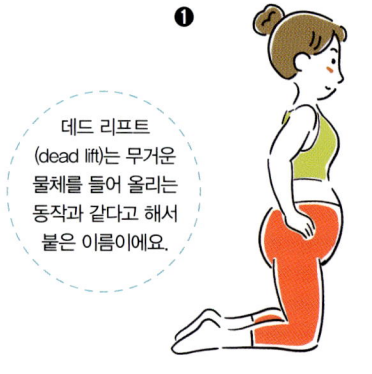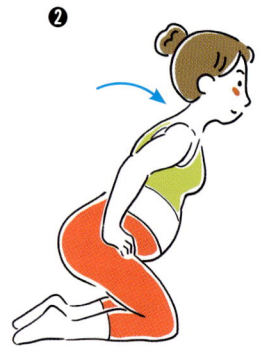

데드 리프트 (dead lift)는 무거운 물체를 들어 올리는 동작과 같다고 해서 붙은 이름이에요.

반 무릎 데드 리프트 [20~30회]

운동 효과: 하체 근력과 골반저근 강화

❶ 무릎을 어깨너비로 벌려 바닥에 대고 상체를 세운다. 양손으로 허리를 짚는다.
❷ 엉덩이를 뒤로 빼면서 상체를 숙여 앉는다.
❸ 숨을 내쉬면서 처음 자세(❶)로 돌아간다.
[참고!] 무릎 아래에 수건을 대고 해도 돼요.

반 무릎 앉았다 일어나기 [10~20회씩]

운동 효과: 고관절 유연성 향상, 하체 근력 강화

❶ 오른쪽 발을 앞으로, 왼쪽 발을 뒤로 보낸다. 이때 오른쪽 발바닥이 왼쪽 허벅지에 닿게 하여 앉는다. 등을 곧게 펴고 양손을 앞으로 뻗는다.
❷ 숨을 내쉬며 체중을 앞쪽으로 옮겨 천천히 일어난다.
❸ 엉덩이를 뒤로 빼면서 천천히 앉아 처음 자세(❶)로 돌아간다. 반대쪽도 동일하게 실시한다.
[주의!] 동작을 할 때 숨을 참지 않도록 주의하세요

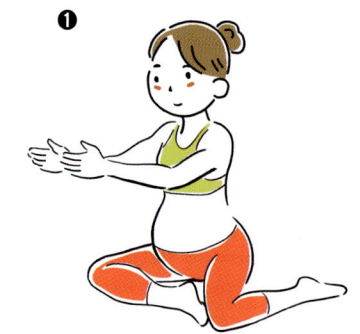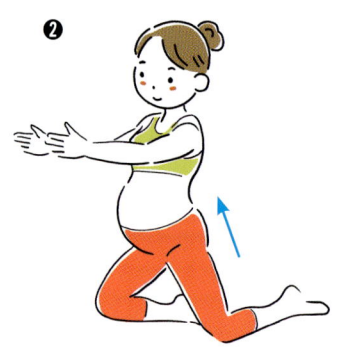

물병 들고 몸통 회전하기 [왕복20~30회]   운동 효과: 등 통증 완화, 상체 근력 향상

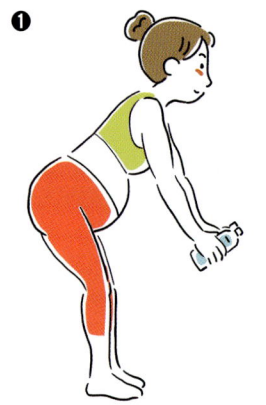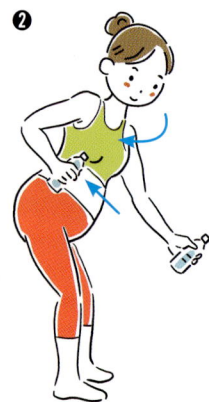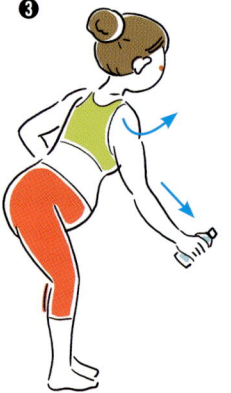

❶ 양손에 물병을 들고 앞으로 뻗는다. 양발을 어깨너비로 벌린다. 엉덩이를 뒤로 빼면서 무릎을 살짝 구부린다.
❷ 숨을 내쉬며 한쪽 팔꿈치를 등 뒤쪽으로 당긴다. 이때 몸통도 같이 회전하고 시선도 따라간다.
❸ 반대쪽도 동일하게 동작한다.

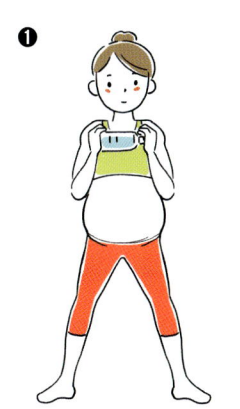 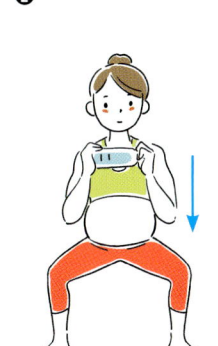

물병 들고 스쿼트하기 [20~30회] 운동 효과: 하체 근력 향상

❶ 가슴 높이에서 양손으로 물병을 들고, 양발을 어깨보다 넓게 벌리고 선다.
❷ 숨을 내쉬며 가능한 범위까지 엉덩이를 천천히 아래로 내렸다가 천천히 올라온다.

[주의!] 무릎에 통증이 있으면 동작을 멈추세요. / 동작을 할 때 허리나 골반이 둥글게 말리면 안 돼요. 곧게 펴 주세요.

양팔 벌려 한 발 옆으로 뻗기 [20~30회] 운동 효과: 심폐 능력 향상

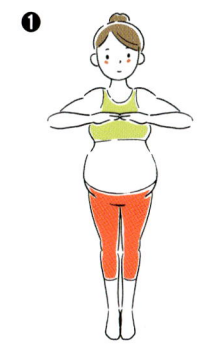 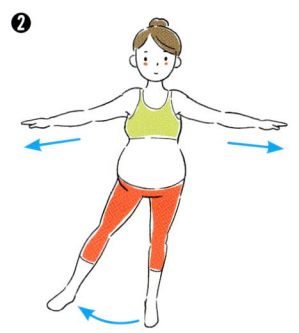 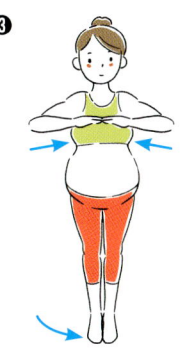 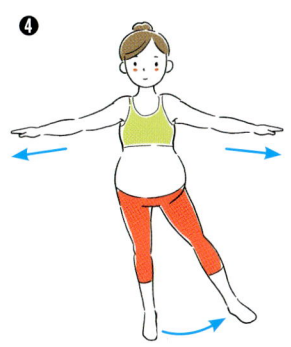

❶ 바른 자세로 서서 양손을 가슴 앞으로 모은다.
❷ 양팔을 옆으로 벌리면서 한쪽 발을 옆으로 뻗는다.
❸ 처음 자세로 돌아온다.
❹ 양팔을 옆으로 벌리며 반대쪽 발을 옆으로 뻗는다.

[주의!] 한쪽 발을 뻗을 때 반대쪽 다리의 무릎을 살짝 구부려 주세요. / 무릎에 통증이 있다면 동작을 멈추세요.

다리 벌리고 허리 비틀기 [5~10초씩 1~2회] 운동 효과: 고관절 유연성 향상, 흉추 탄력성 향상

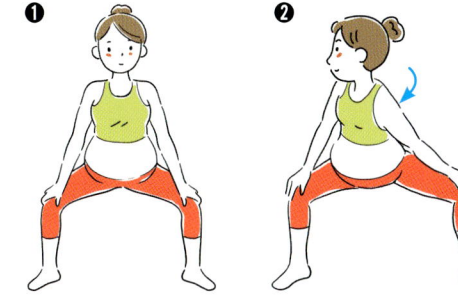 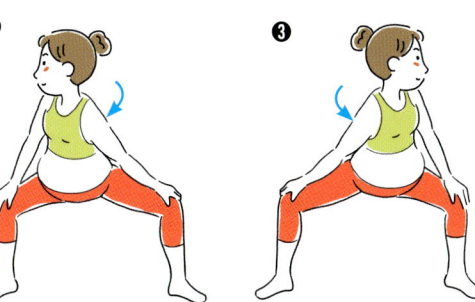

❶ 다리를 넓게 벌리고 양손으로 허벅지를 잡아 지지하며 엉덩이를 낮춘다.
❷ 한쪽으로 몸통을 돌리며 반대쪽 어깨를 안쪽으로 넣는다. 허벅지 안쪽이 당기는 느낌이 들면 5~10초 정도 자세를 유지한다.
❸ 반대쪽도 동일하게 동작한다.

[주의!] 무릎이나 고관절에 통증이 있으면 동작을 멈추세요.

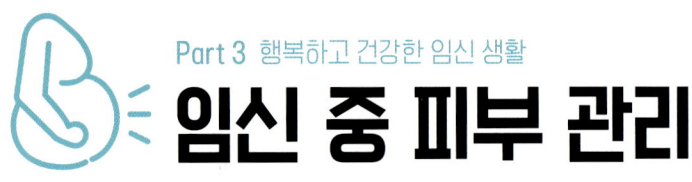

Part 3 행복하고 건강한 임신 생활

임신 중 피부 관리

임신을 하면 호르몬 변화로 인해 피부에도 크고 작은 변화가 일어납니다. 임신 중에도 건강하게 피부를 관리하는 방법, 지금부터 알아봅니다.

피부 관리의 기본은 '세정, 보습, 자외선 차단'입니다. 임신을 하면 피부 트러블이 나타나기 쉽고, 적극적으로 관리하기가 어렵기 때문에 기본에 더욱 충실해야 합니다. 임신 중에 나타나는 대표적인 피부 트러블에는 튼살, 기미·잡티, 소양증(가려움증) 등이 있습니다.

튼살 관리

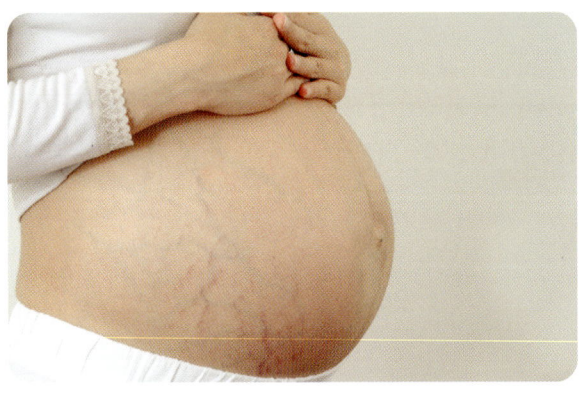

왜 생길까요?

자궁과 태아가 커지고 체중이 증가면서 피부가 팽창합니다. 이때 피부가 탄력을 잃고 진피층이 갈라져서 생긴 흉터가 튼살입니다. 체중이 급격하게 증가한 경우, 다태아를 임신하여 배가 많이 부른 경우에는 피부 팽창이 심해서 튼살이 더 잘 생깁니다.

❗ 유전적인 영향도 크게 작용합니다. 친정어머니가 임신 중 튼살이 생겼으면 임산부 딸도 튼살이 생길 가능성이 높아요. 미리 친정어머니에게 물어보고 대비하면 좋겠지요.

어떻게 관리해야 할까요?

임산부 열에 아홉 명에게서 튼살이 생길 정도로, 튼살은 임산부가 흔히 겪는 피부 트러블입니다. 또한 튼살이 배에만 생길 거라고 생각하기 쉬운데 가슴, 허벅지, 엉덩이, 무릎 뒤쪽 등에도 튼살이 생깁니다. 대개 살이 찌기 쉬운 부위들인데, 임신 중 이런 부위가 간질간질하다면 튼살이 생기려는 징조라고 보면 됩니다.

튼살은 일단 생기면 자연적으로 없어지지 않으므로 무엇보다 예방이 중요합니다. 임신 초기부터 피부를 촉촉하게 유지하면 튼살이 잘 생기지 않습니다. 샤워한 후에는 곧바로 보습제를 바르고 튼살이 잘 생기는 부위에는 튼살 방지용 크림이나 오일로 마시지를 해 주세요. 이미 튼살이 생겼다면 초기에 집중 케어를 해 주어야 합니다. 튼살이 발생하면 처음에는 붉은색이나 자주색을 띠지만 시간이 지날수록 점점 하얗게 변하는데, 흰색으로 변한 튼살은 치료하기가 어렵습니다.

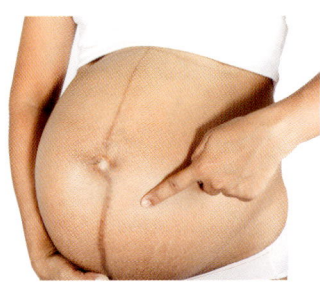

❗ 배를 중심으로 생기는 튼살을 흔히 '임신선'이라고 하고, 배꼽을 가로지르는 갈색 선을 '흑선'이라고 합니다. 흑선은 임신 중 멜라닌 생성 세포 자극 호르몬이 증가하면서 색소 침착으로 생긴다고 알려져 있습니다. 보통 임신 5~6개월 무렵에 생기며, 개인차가 있지만 출산 후에 호르몬 수치가 정상으로 돌아오면서 서서히 옅어집니다.

기미·잡티 관리

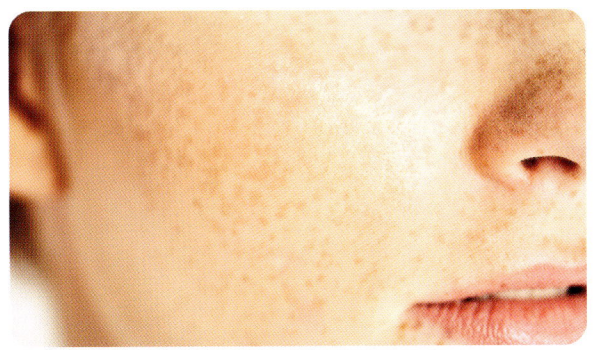

왜 생길까요?

임신을 하면 에스트로겐과 프로게스테론 같은 여성 호르몬이 늘어나면서 멜라닌 색소의 생성이 증가하여 햇볕에 잘 타게 됩니다. 이 때문에 기미, 주근깨, 잡티 등이 생기거나 심해질 수 있습니다. 보통 눈 밑이나 양 볼, 코, 이마 등에 기미가 잘 생기고, 색소 침착이 일어나 몸 곳곳의 피부색이 진해지기도 합니다. 임신 중에 생긴 가벼운 색소 침착은 출산 후에 자연스럽게 사라지는 경우가 많지만, 색소 침착이 심하면 없어지지 않고 그대로 남아 있기도 합니다.

어떻게 관리해야 할까요?

임신 중에는 피부가 자외선의 자극에 더 취약합니다. 외출할 때는 반드시 자외선 차단제를 바르고 챙이 넓은 모자나 양산, 선글라스 등을 사용하는 것이 좋습니다. 첫 임신 때 기미나 잡티가 생겼던 경산부, 고령의 임산부는 기미 발생률이 더 높고 본래의 피부로 돌아오는 회복률은 떨어지므로 더욱 주의해야 합니다.

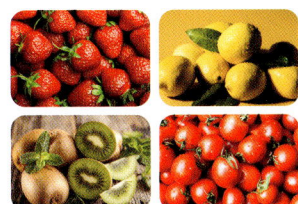

비타민 C를 꾸준히 섭취하면 색소 침착을 완화하고 피부 건강을 유지하는 데 도움이 됩니다. 신선한 과일과 채소에 비타민 C가 풍부하게 들어 있어요.

소양증(가려움증) 관리

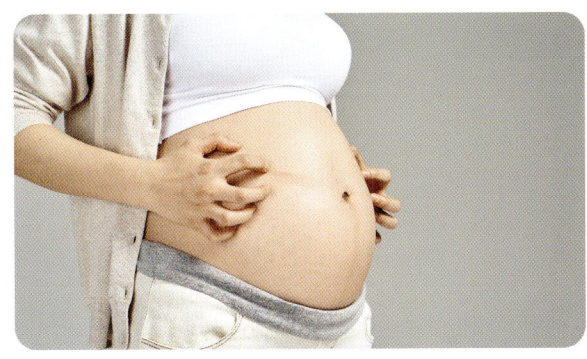

왜 생길까요?

임신 소양증의 주된 원인은 임신으로 인한 호르몬 변화와 면역 체계의 변화 때문인 것으로 알려져 있습니다. 또한 태아에게 전달되는 수분과 혈액량이 늘면서 모체의 수분량이 부족하여 피부가 건조해지면서 소양증이 나타나기도 합니다. 그 밖에 스트레스, 급작스러운 체중 증가, 기존 아토피 피부염의 악화 등이 원인이 될 수 있습니다.

주로 임신 후기에 증상이 나타나며, 복부나 옆구리처럼 체중이 증가하면서 갑자기 피부가 늘어난 부위에 많이 나타나고 가슴, 팔, 다리, 손목 등으로 번져 나가기도 합니다. 가려워서 긁다 보면 붉은 반점이 생기고 진물이 나기도 합니다. 대부분 출산 후 자연스럽게 사라집니다.

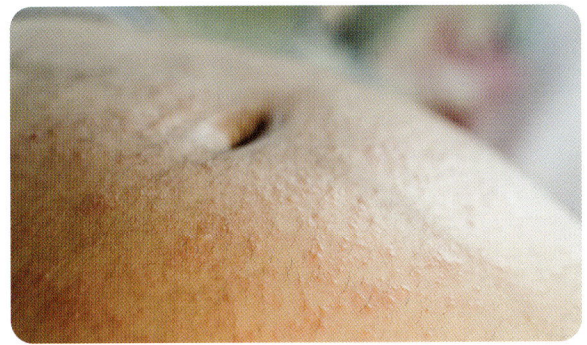

임신 소양증으로 복부 피부가 오톨도톨하게 일어난 상태. 소양증이 지속되면 면역력과 체력이 떨어지고 스트레스가 심해지므로 빨리 치료해야 합니다.

어떻게 관리해야 할까요?

밤에 잠을 잘 수 없을 정도로 가려움증이 심해 괴로움을 호소하는 임산부들이 많습니다. 가려움증을 해소하려면 무엇보다 피부 보습에 신경 써야 합니다. 미지근한 물에 샤워를 하고 곧바로 보습제를 발라 피부가 늘 촉촉한 상태를 유지할 수 있도록 합니다. 또한 체내에 열이 쌓이면 가려움증이 악화되므로 실내 온도를 22~24℃ 정도로 유지해 체온이 높아지지 않도록 주의합니다. 기름진 음식이나 인스턴트 음식을 피하고 피부 자극이 적은 면 소재의 옷을 입는 것도 가려움증을 줄이는 데 도움이 됩니다.

이렇게 일상적인 관리를 꾸준히 해도 가려움증이 완화되지 않는다면 피부과에 가서 약을 처방받길 권합니다. 의사에게 임신 중임을 밝히고 증상을 말하면 임산부와 태아에게 안전한 약을 처방해 줍니다.

튼살을 예방하는 셀프 마사지

먼저 튼살 크림이나 오일을 준비합니다. 피부에 발랐을 때 크림은 촉촉한 느낌이 강하고, 오일은 약간 끈적거리지만 고보습의 매끈매끈한 느낌이 강합니다. 크림과 오일을 섞어 바르면 보습 효과가 더욱 좋습니다.

마시지는 아침과 저녁에 한 번씩 매일 해 주면 좋습니다. 저녁 때는 남편이 마사지를 해 주세요. 특히 배 아랫부분, 등, 허벅지는 임산부 자신의 손이 잘 닿지 않는 부위이니, 이런 부위는 남편이 꼼꼼히 마사지해 주세요.

복부 마사지

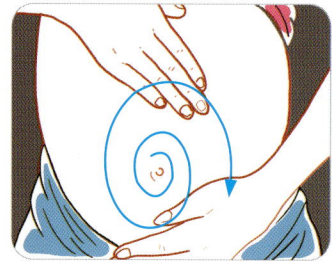

배꼽을 중심으로 시계 방향으로 원을 그리며 마사지한다. 원을 점점 넓게 그리며 배를 전체적으로 마사지한다.

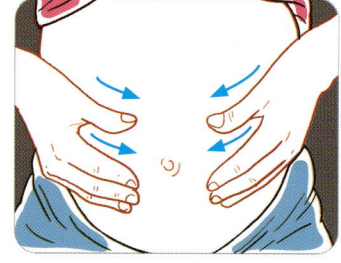

손가락 끝으로 뱃살을 살짝살짝 꼬집듯이 쥐었다 놓기를 반복한다. 배의 탄력성을 높여 준다.

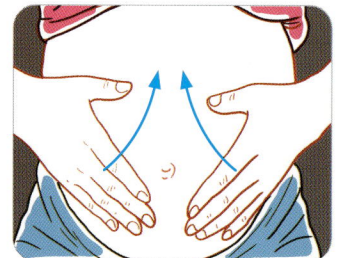

양손을 배에 올리고 바깥에서 안쪽으로, 아래에서 위로 부드럽게 마사지한다.

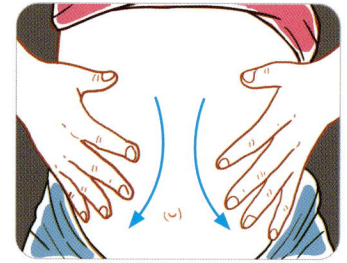

양손을 넓게 펴서 배를 감싼 뒤 위에서 아래로 부드럽게 쓸어내린다.

가슴 마사지

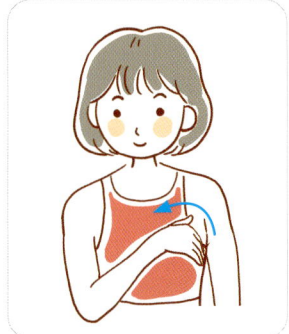

가슴 바깥쪽에서 안쪽으로 둥글게 반원을 그리며 마사지한다.

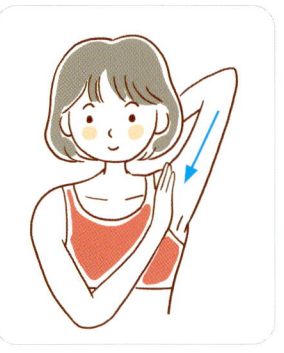

겨드랑이를 들고 대각선 방향으로, 위에서 아래로 부드럽게 쓸어내린다.

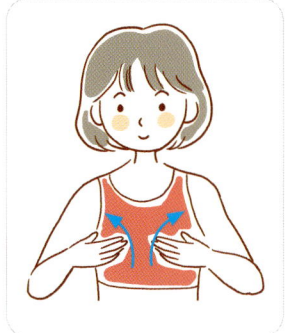

가슴골을 기준으로 안쪽에 크림(오일)을 충분히 발라 주고, 가슴 아래쪽에서 위로 부드럽게 쓸어 올린다.

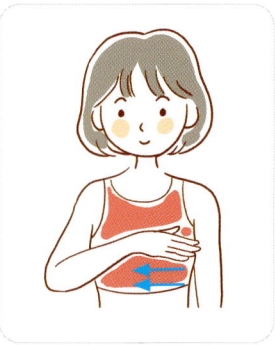

반대편 손으로 가슴 바깥쪽에서 안쪽을 향해 직선을 그리며 마시지한다.

허벅지 / 엉덩이 마사지

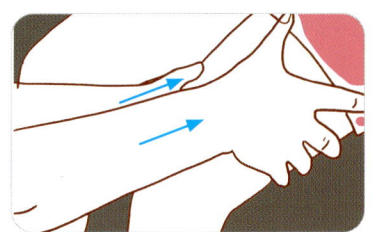

양손으로 허벅지의 안쪽과 바깥쪽을 잡고 위쪽으로 부드럽게 쓸어 올린다.

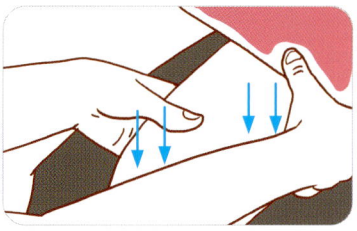

양손으로 허벅지를 잡고 손가락 끝으로 지그시 눌러 준다.

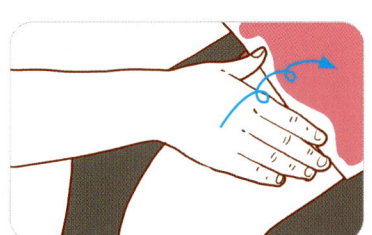

손바닥을 허벅지에 올리고 시계 방향으로 둥글게 문지르며 올라간다.

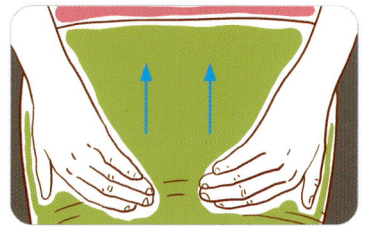

양 손바닥으로 엉덩이를 잡고 아래에서 위로 끌어 올리듯 마사지한다.

Q&A

피부·미용

Q 튼살이 심한데, 없앨 수 있나요?

A 이미 튼살이 생겼다면 완벽하게 없애기는 어렵습니다. 최대한 보습을 잘해서 더 심해지지 않도록 하고, 출산한 후에 피부과 시술을 고려해 보세요. 보통 레이저를 이용해 치료하는데, 붉은 튼살이 하얗게 변하기 전에 시술을 받아야 효과가 좋습니다.

Q 임신하고 피부가 푸석푸석해진 데다 기미까지 생겨서 우울해요. 임신 중 피부 시술을 받아도 될까요?

A 임신 중기 이후에 의료진과 상의하여 가벼운 레이저 치료나 필링을 받을 수 있습니다. 하지만 보톡스나 필러 같은 주사 시술, 마취 크림을 발라야 하는 시술, 통증이 심한 시술, 고주파 시술처럼 몸속에 전류가 흐르는 시술은 받으면 안 됩니다. 시술을 받아도 호르몬의 영향으로 피부 트러블이 재발할 수 있고, 치료 과정 중에 계속 스트레스를 받을 수 있기 때문에 가능하면 출산 후에 시술을 받길 권합니다.

Q 임신 기간에 쓰면 안 되는 화장품이 있나요?

A 화장품 성분 중에는 태아에게 영향을 미치거나 호르몬을 교란할 우려가 있는 것들이 있습니다. 극소량이 들어가므로 크게 위험하다고 볼 수는 없지만, 최대한 안전한 제품을 사용하는 것이 좋겠지요. 주의해야 할 화장품 성분은 다음과 같습니다.

- **레티놀** 비타민 A의 일종으로 안티에이징 화장품에 많이 쓰이는 성분이지만, 태아의 선천성 기형을 유발할 수 있습니다.
- **이소플라본** 식물성 에스트로겐으로 가슴 마사지 크림에 함유된 경우가 많습니다. 임신 중 이 성분이 든 화장품을 사용하면 색소 침착이 더 심해질 수 있고, 호르몬 불균형을 초래해 피부 트러블이 악화될 수 있습니다.
- **살리실산** 이 성분이 들어간 제품에는 대개 BHA라고 표기된 경우가 많습니다. 살리실산은 각질 제거와 여드름 완화에 효과가 있지만, 자주 사용하면 피부를 더욱 예민하게 만들 수 있습니다.
- **파라벤** 로션과 크림, 샴푸 등에 많이 쓰이는 성분으로, 미생물과 세균 증식을 막아 줍니다. 그러나 여성 호르몬과 유사한 구조로 되어 있어 장기간 사용하면 내분비 체계에 불균형을 초래하고, 생식 기능과 면역 기능에 부작용을 일으킬 수 있습니다.
- **포름알데히드** 화장품의 변색을 막고 유통 기한을 늘리기 위한 방부제로 사용됩니다. 이 성분은 피부와 호흡기에 자극을 주어 알레르기나 피부염을 유발할 수 있습니다.
- **아로마/에센셜 오일** 아로마 오일이나 에센셜 오일에 든 일부 성분(바질, 로즈메리, 재스민, 페퍼민트, 제라늄 등)은 자궁 수축을 유발하므로 유산 혹은 조산 위험이 있습니다.

임신 기간에는 되도록 저자극 인증을 받은 제품, 천연 성분에 기반한 제품, 무향·무색 제품을 사용하도록 합니다.

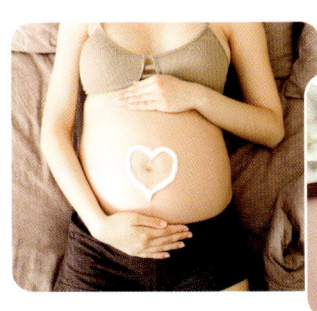
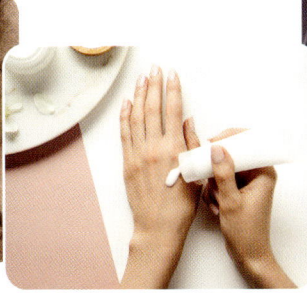
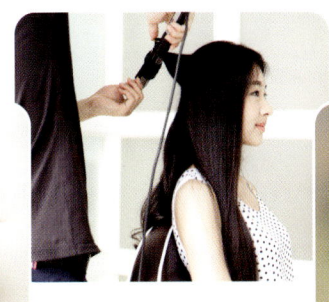
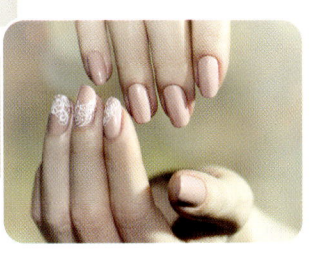

❗ 유기자차 선크림 vs. 무기자차 선크림

마시는 차 이름 같지만, 유(무)기자차는 '유(무)기 물질로 만든 자외선 차단제'의 줄임말이에요. 유기자차 선크림은 발림성이 좋고 백탁 현상이 적은 반면, 무기자차 선크림은 자외선 차단력이 뛰어나지만 발랐을 때 뻑뻑하고 백탁 현상이 있습니다. 임산부에게는 어떤 선크림이 좋을까요? 화학 성분 함유량이 적어 피부 자극도 적은 무기자차 선크림을 권합니다.

Q 파마나 머리 염색을 해도 괜찮을까요?

A 할 수 있지만 임신 초기에는 피하고 자주 하지 않도록 합니다. 두피를 통해 파마 약이나 염색약의 성분이 몸에 흡수될 수 있기 때문이에요. 특히 임신 초기는 태아의 주요 장기가 완성되고 신경계가 발달하는 시기이므로 최대한 위험 요소를 제거하는 것이 좋습니다. 파마나 염색을 한다면 되도록 환기가 잘되는 곳에서 하고, 허리에 무리가 가지 않게 짧은 시간 안에 끝낼 수 있는 것을 선택합니다. 파마 약이나 염색약이 최대한 두피에 닿지 않게 신경 써 달라고 요청하는 것도 좋습니다.

Q 네일 아트를 해도 될까요?

A 임신 기간 중에는 혹시 모를 응급 상황에 대비하여 되도록이면 네일 아트를 삼가야 합니다. 특히 경화 젤 네일은 응급 상황 시 임산부의 산소 포화도를 측정할 수 없어 응급 처치가 지연될 수 있습니다. 산소 포화도는 손가락 끝에 산소 포화도를 체크하는 기계를 달게 되는데, 이때 네일 아트가 되어 있으면 정확한 측정을 할 수 없기 때문입니다

리무버로 쉽게 지울 수 있는 매니큐어 정도는 기분 전환용으로 할 수 있지만 유해 성분이 없는 친환경 네일 제품을 사용하고, 리무버를 사용할 때도 아세톤이 포함되지 않은 제품을 사용하는 편이 좋습니다. 그러나 분만이 다가오면 네일 아트를 하지 않는 것을 추천합니다.

Q 임산부에게 향수가 위험한가요?

A 일반적으로 향수는 여러 화학 성분으로 구성되어 있고, 이러한 화학 물질들이 임산부의 피부나 호르몬에 부정적인 영향을 미칠 수 있기 때문에 임신 중에는 사용을 삼가는 것이 좋습니다. 향수를 사용하고 싶다면 천연 성분으로 구성된 제품이나 알코올 프리 향수를 고려하는 것이 좋고, 향수를 뿌릴 때도 피부에 직접 뿌리기보다는 옷이나 액세서리에 뿌리도록 합니다.

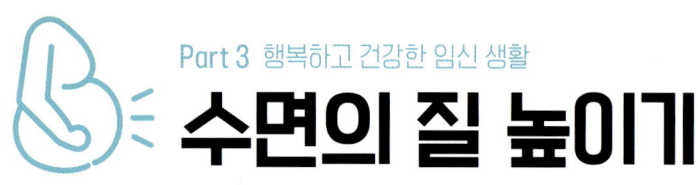

Part 3 행복하고 건강한 임신 생활

수면의 질 높이기

임산부의 80% 이상이 수면 장애를 경험한다고 합니다. 배가 불러 올수록 점점 더 잠들기가 힘들어지지요. 임신 시기별 올바른 수면 자세와 숙면을 돕는 생활 습관, 꼭 기억하고 실천해 보세요.

임산부가 잘 자야 하는 이유

누구든 밤에 잘 자야 건강과 활력을 유지하며 일상생활을 해 나갈 수 있는데, 임신 중에는 더욱 그렇습니다. 수면의 질이 떨어지면 피로감이 누적되어 우울감과 과민성이 증가하고, 부종과 요통, 두통 같은 임신 트러블이 심해질 수 있습니다.

엄마의 수면은 태아의 성장에도 영향을 미칩니다. 임산부가 질 좋은 잠을 자면 영양분과 산소가 태아에게 잘 전달되어 태아도 건강하게 잘 자랍니다. 반면 엄마의 수면 부족이 누적되면 태아의 성장 발육에 문제가 생길 수 있고, 조산 위험도 증가합니다.

임신 시기별 수면 자세

임신 시기에 맞는 올바른 수면 자세로 자면 숙면에 도움이 되고, 임산부와 태아의 건강에도 이롭습니다.

초기 배가 아직 부르지 않은 상태이므로 어떤 자세로 자도 괜찮습니다. 다만, 엎드려 자는 자세는 배에 압박을 줄 수 있으므로 피하는 것이 좋습니다.

중기 자궁이 커지면서 배가 불러 오는 시기입니다. 이 시기에 똑바로 누워서 자면 자궁이 하대정맥과 대동맥을 눌러 원활한 혈액 순환을 방해하고, 저혈압이나 어지럼증을 유발할 수 있습니다. 따라서 옆으로 누운 자세가 좋은데, 특히 왼쪽으로 누우면 심장에 가해지는 압박이 줄어 혈액 순환이 잘되고 태반에 산소와 영양분을 전달하는 데 유리합니다. 하지만 왼쪽으로만 누우면 불편하고 허리에 무리가 갈 수 있으므로 오른쪽으로 번갈아 가며 눕도록 합니다. 배 밑에 작은 쿠션을 받치거나 무릎을 살짝 굽혀 가슴 쪽으로 당기면 좀 더 편히 잘 수 있어요.

후기 옆으로 누워 바깥쪽 다리를 구부리고 다리 사이에 쿠션이나 베개를 끼워 발을 올린 자세가 좋습니다. 이 자세로 자면 다리의 혈액 순환이 원활해져 부종이 줄고 피로가 잘 풀립니다. 배가 많이 부른 상태이므로 등 뒤나 배 밑에도 쿠션을 놓아 몸을 지탱하면 더 편합니다.

숙면을 위한 생활 습관

편안한 수면 환경 만들기 배와 허리, 머리를 잘 받쳐 줄 수 있는 보디 필로우나 쿠션, 베개를 활용하세요. 또한 침실이 시원하고 어두워야 잠을 푹 잘 수 있습니다.

취침 루틴 정해 실천하기 자기 전에 따뜻한 물에 샤워하거나 족욕하기, 책 읽기, 명상하기 등 편안한 활동을 해 보세요. 잠잘 준비라는 신호를 몸에 보낼 수 있습니다. 잠자리에 들기 최소 한 시간 전에는 핸드폰이나 TV를 보지 말고, 규칙적으로 자고 일어나는 습관을 들이세요.

수분 섭취 조절하기 자다가 깨서 화장실에 가는 일이 없도록 저녁 시간에는 물을 적게 마시도록 합니다. 따뜻한 허브차는 숙면에 도움이 됩니다.

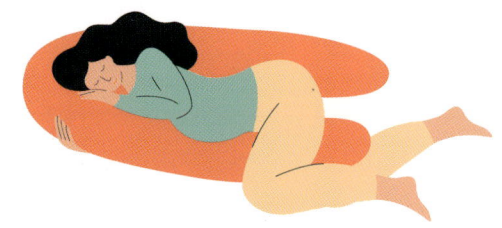

Part 3 행복하고 건강한 임신 생활

꼭 챙겨야 할 영양소와 영양제

엄마가 먹는 것이 곧 태아가 먹는 것입니다. 임신 기간에 어떤 음식을 어떻게 먹느냐에 따라 임산부 본인의 건강은 물론 태아의 성장과 발육 상태가 달라집니다. 임산부가 꼭 알아 두어야 할 영양 정보, 지금부터 살펴봅니다.

건강한 식습관을
만드는 다섯 가지 원칙

1. 양보다는 질을 생각하세요. (한 번에 많이 먹는 것은 좋지 않아요.)
2. 신선한 제철 음식을 '골고루' 섭취하세요. (이게 제일 중요해요!)
3. 식욕이 없어도 챙겨 먹어요. (엄마가 굶으면 태아도 굶어요.)
4. 직장 여성은 우유, 과일, 채소 위주의 간식을 따로 준비하세요.
5. 음주, 흡연 같은 건강에 해로운 생활 습관을 멈추세요.

임산부가 피해야 할 음식

✅ **술** 알코올은 태아의 중추 신경 발육에 이상을 일으킬 수 있습니다. 임신 기간에는 완전히 금주하세요.

✅ **카페인이 든 음료** 카페인은 철분 흡수를 방해하고, 저체중아 출산 및 유산 위험성을 높일 수 있습니다. 평소에 즐기던 커피 등 카페인 음료를 전혀 안 마시기는 힘들 겁니다. 식품의약안전처에서는 임산부의 1일 카페인 섭취량을 300mg 이하로 제한하고 있어요. 기본 크기 아메리카노 한 두 잔에 해당해요.

✅ **날고기, 날생선** 이런 것들에는 기생충이나 박테리아가 있을 수 있어, 잘못 먹으면 식중독에 걸릴 수 있어요. 육류와 생선은 완전히 익혀서 먹어야 해요.

✅ **생선** 상어, 황새치 같은 심해성 대형 어류에는 메탈 수은이 농축되어 있으므로 섭취를 삼가야 해요. 그러나 메탈 수은 함량이 낮은 일반 어류인 고등어, 멸치, 꽁치, 갈치, 연어, 명태, 조기, 참치 통조림 등은 일주일에 400g 이하로 섭취하면 안전하답니다.

그 밖에 가공식품, 인스턴트 음식, 자극적인 음식 등 일반적으로 건강에 해롭다고 알려진 음식은 가능하면 삼가도록 합니다.

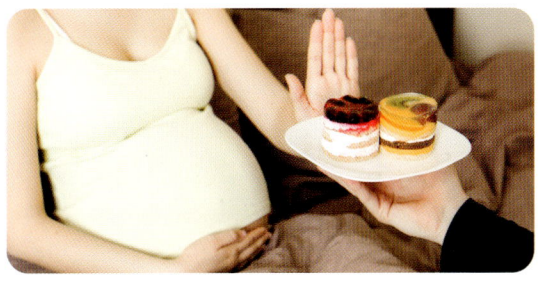

임신 시기별 추천 영양소와 식품

임신 중에는 모든 영양소를 골고루 잘 섭취해야 하지만, 태아의 발달 단계를 고려하여 시기별로 좀 더 신경 써서 섭취해야 할 영양소가 있습니다.

임신 초기

| 엽산 (엽산) | • 태아의 신경관 형성
• 태아의 기형 예방 |

엽산이 풍부한 식품

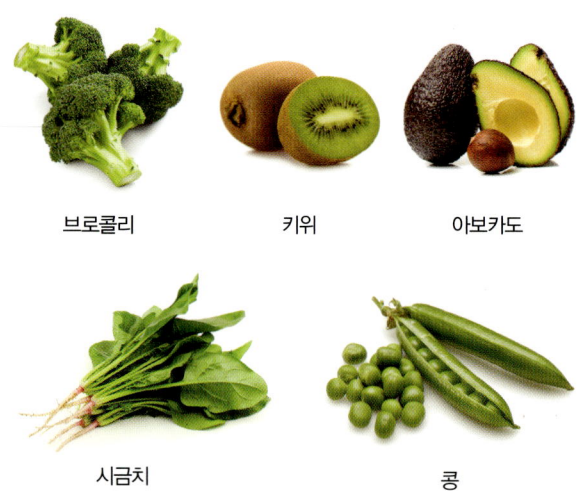

브로콜리 키위 아보카도

시금치 콩

| 단백질 | • 태아의 초기 세포 형성
• 태아의 뇌 조직 형성 |

단백질이 풍부한 식품

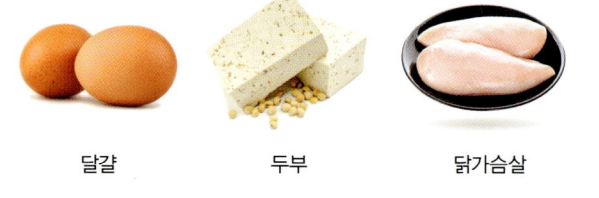

달걀 두부 닭가슴살

*입덧 증상 완화 식품: 새콤한 과일, 녹황색 채소, 바나나

임신 중기

| 칼슘 | • 태아의 뼈와 치아 형성 |

칼슘이 풍부한 식품

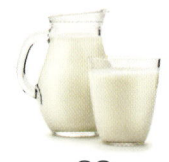 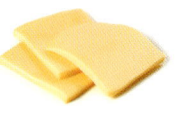 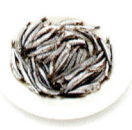

우유 치즈 멸치

| 철분 | • 태아의 적혈구 형성
• 임산부의 빈혈 예방 |

철분이 풍부한 식품

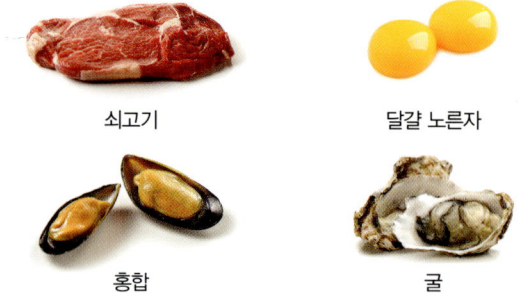

쇠고기 달걀 노른자

홍합 굴

*칼슘과 철분은 인체 내 흡수율이 낮습니다. 칼슘은 비타민 D, 철분은 비타민 C가 많이 들어간 식품과 함께 먹을 때 흡수율이 높아집니다.

| 오메가-3 지방산 | • 태아의 두뇌와 망막 발달
• 임산부의 혈행과 시력 개선 |

오메가-3 지방산이 풍부한 식품

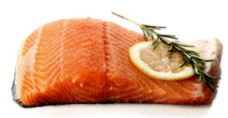 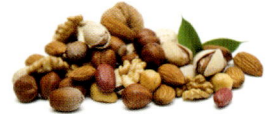

연어 견과류 (호두, 아마씨 등)

임신 후기	
망가니즈/ 크로뮴	• 태아의 골격 형성과 유지 • 태아의 성장 촉진

망가니즈/크로뮴이 풍부한 식품

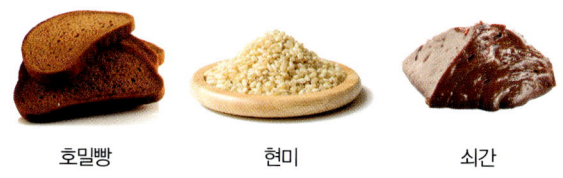

| 호밀빵 | 현미 | 쇠간 |

비타민 K	• 모유 수유 대비

비타민 K가 풍부한 식품

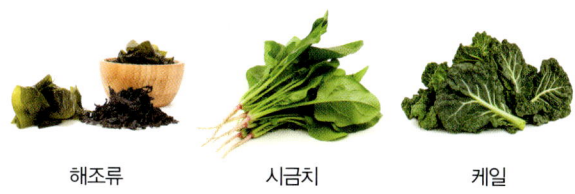

| 해조류 | 시금치 | 케일 |

비타민 A /아연	• 태아의 면역력 향상

비타민 A/아연이 풍부한 식품

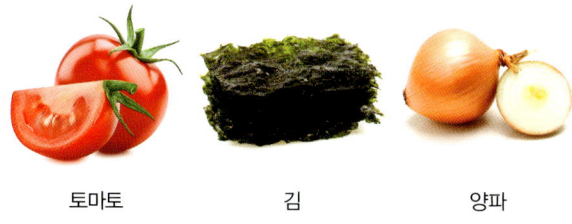

| 토마토 | 김 | 양파 |

*비타민 A의 적정 섭취량은 1일 720㎍입니다. 과잉 섭취 시 부작용(두통, 메스꺼움 등) 우려가 있으니 주의합니다.

임신 시기별 필요 영양제

임산부와 태아에게 꼭 필요한 영양소이지만 음식만으로는 충분히 섭취하기 어려운 영양소들이 있습니다. 아래 그림과 같이 6가지 영양제를 시기에 맞게 복용해 주면 좋습니다. 이중 폴산제와 철분제 복용은 필수입니다.

❗ 보건소에 등록된 모든 임산부는 폴산제와 철분제를 무료로 지급받을 수 있어요. 폴산제는 임신 12주까지, 철분제는 임신 16주부터 출산 전까지 지급됩니다.

주기별 영양제 복용 시기

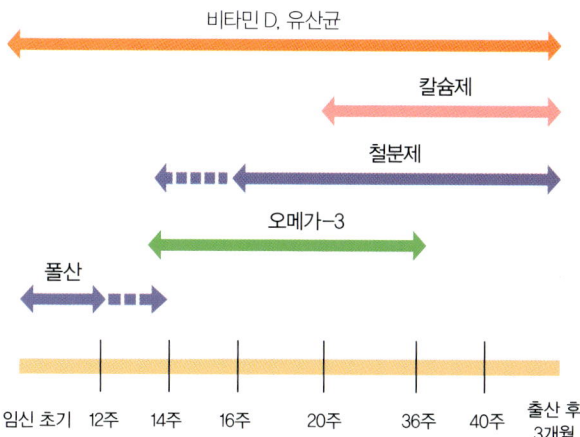

영양제 하루 권장량과 복용 시간

영양제	복용 시간	권장량
폴산	아침 공복	임신 전: 400㎍ 임신 후: 800㎍
철분제	공복(식사 전)	24~30mg
오메가-3	식사 후	500mg 이상
칼슘제	식사 후	1,200mg
비타민 D	식사 중/식사 후	600~2,000IU (개인차 있음)
유산균	기상 직후/ 취침 전 공복	제품별 권장량 준수

Q&A

영양제·약·치료

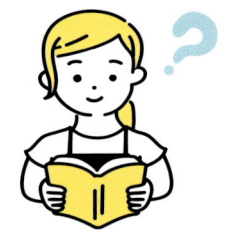

Q 영양제 섭취 시 주의할 점은 무엇인가요?

A 권장량을 지켜서 먹는 것이 중요합니다. 과도하게 먹으면 부작용이 발생할 수 있기 때문입니다. 또한 영양제 종류에 따라 흡수에 영향을 줄 수 있는 음식이나 음료, 영양제가 있으므로 주의해야 합니다. 예를 들어 철분 복용 시 흡수를 방해하는 우유나 커피는 피해야 합니다. 그리고 철분제와 칼슘제는 서로 흡수를 방해하므로 보통 철분제는 오전에, 칼슘제는 오후에 복용합니다. 한편, 폴산제와 철분제는 공복에 비타민 C(토마토 주스 등)가 풍부한 음료와 함께 먹으면 흡수율이 높아집니다. 만약 특정 질환이나 알레르기 반응이 있다면, 반드시 의사와 상담한 후에 영양제를 선택하도록 합니다.

❗ 폴산·철분·유산균은 수용성이고, 비타민 D·칼슘·오메가-3는 지용성입니다. 수용성 영양제는 식전이든 식후든 상관없이 복용할 수 있는 반면, 지용성 영양제는 기름에 잘 녹아 흡수되므로 식사 중이나 식후에 바로 복용하는 것이 좋습니다.

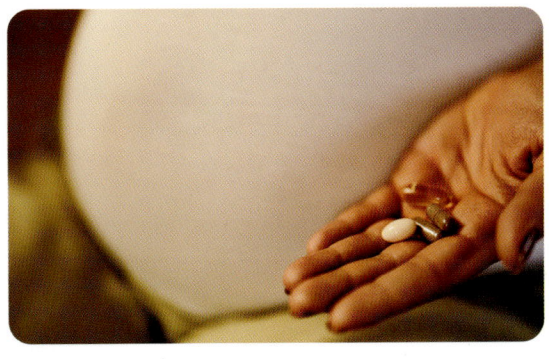

Q 종합 영양제는 꼭 먹어야 하나요?

A 종합 영양제 복용이 필수는 아닙니다. 오히려 이미 개별적으로 복용하고 있는 영양제에 종합 영양제까지 더해져 과다 복용이 될 수 있으므로 주의해야 합니다. 보통 따로 챙겨 먹기 힘든 칼슘, 비타민 D, 오메가-3를 편하게 섭취하기 위해 종합 비타민제를 복용합니다. 종합 영양제를 먹는다면, 임신 중기 이후에 각 영양소의 권장 섭취량을 고려하여 임산부용 천연 종합 영양제를 복용하길 권합니다.

Q 고혈압인데, 칼슘을 섭취하면 도움이 되나요?

A 칼슘은 임신 중독증이나 합병증을 예방하거나 줄이는 데 도움이 됩니다. 특히 고혈압 가족력이 있는 산모, 고령 산모, 과체중 산모에게서 칼슘 섭취 효과가 더 두드러집니다. 또한 임신 20주부터는 태아의 뼈와 근육이 급격히 발달하면서 칼슘 요구량이 많아지는데, 이때 임산부의 칼슘 섭취가 부족하면 모체의 칼슘 성분이 태아에게 전달되면서 임산부의 골밀도가 낮아져 골다공증이나 골감소증이 생길 수 있습니다.

Q 오메가-3 성분 중 EPA는 조심해야 한다는데, 정말 그런가요?

A 오메가-3의 주요 구성 성분은 DHA와 EPA이며, 둘 다 임산부와 태아에게 필요한 성분

입니다. 다만 EPA의 혈행 개선 기능이 출산 시 지혈을 방해할 우려가 있다고 합니다. 그러나 일반적인 영양제에 들어 있는 EPA 용량은 걱정할 만한 수준이 아니므로 크게 신경 쓰지 않아도 됩니다. 일반적으로 임산부에게는 식물성 오메가-3 영양제를 권합니다. 식물성 오메가-3가 동물성 오메가-3에 비해 DHA 함유량이 더 높고 바닷속 오염 물질의 영향을 받지 않아 안전하기 때문입니다. 또한 식물성 오메가-3는 비린내가 없어 먹기도 편합니다.

Q 감기에 걸렸어요. 임신 중에 약을 먹으면 태아에게 해롭다는데 그냥 참아야 할까요?

A 면역력이 떨어진 임산부는 감기에 걸리기 쉬운데, 이때 태아에게 미칠 영향이 걱정되어 무조건 참는 임산부들이 있습니다. 증상이 가볍다면 바로 약을 먹기보다 푹 쉬면서 수분을 충분히 섭취하는 것이 좋습니다. 하지만 기침이 오래 가거나 열이 난다면 임산부에게 안전한 약을 처방받아 복용하는 것이 좋습니다. 증상이 심한데도 약을 먹지 않고 버티면 임산부 몸에 무리가 가고, 태아에게도 악영향을 미칠 수 있습니다.

Q 임신 전부터 먹던 약이 있는데, 끊어야 할까요?

A 임신 전부터 병이 있어서 약을 먹고 있다면 임의로 복용을 중단하지 말고 가능하면 빨리 의사와 상의하도록 합니다. 약을 먹지 않아 임산부의 병이 악화되어 태아에게 영향을 줄 수도 있어요. 의사의 처방에 따라, 먹던 약을 계속 먹거나 태아에게 안전한 약으로 바꿔 먹을 수 있어요. 약을 먹고 있는데 임신을 계획하고 있다면, 미리 의사와 상담하세요.

Q 임신 중에 백신을 맞아도 될까요?

A 홍역, 볼거리, 풍진(MMR), 수두 백신을 제외한 대부분의 백신은 임산부에게도 안전합니다. 특히 독감과 백일해에 대한 예방 주사는 임산부라서 더 맞아야 합니다. 임산부가 독감에 걸리면 일반인보다 더 심하게 앓고 합병증 발생 가능성도 높기 때문에 반드시 예방 주사를 맞도록 합니다. 예방 접종을 하여 항체가 생기면 이 항체가 태아에게 전달되어 아이의 면역력을 높이는 데 도움이 됩니다.

백일해 예방 접종도 마찬가지입니다. 백일해는 1세 미만 영아에게 치명적인 감염병입니다. 보통 임신 27~36주에 예방 접종을 권유하는데, 이때 예방 주사를 맞아 두면 태아에게도 면역력이 생깁니다.

❗ 신생아는 2·4·6개월에 백일해 예방 주사를 맞습니다. 이 예방 주사의 효과가 나타나기 전에 백일해에 걸리면 아이에게 위험할 수 있으므로 임신 후기에 미리 맞아 두는 것입니다.

Q 임신 중 치과 치료를 받아도 될까요?

A 임신하면 임신 호르몬의 영향과 면역력 저하로 잇몸이 붓거나 피가 나기 쉽고 충치균이 늘기도 합니다. 그대로 두면 입속 세균 번식으로 구강 건강이 악화되고 태아에게도 영향을 미쳐 조산 위험이 높아집니다. 임신 중 치과 치료를 받는다면 중기가 적당하지만, 치료 적기를 놓치면 안 되므로 치과 의사와 상담하여 치료 시기와 범위를 결정해야 합니다.

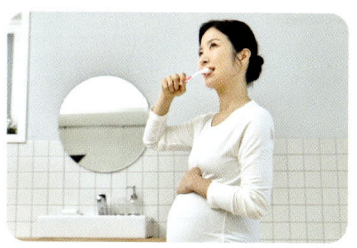

잇몸에서 피가 난다면 칫솔모가 더 부드러운 칫솔을 사용하여 칫솔질을 살살 합니다.

Part 3 행복하고 건강한 임신 생활

태교, 엄마와 태아의 유대감 쌓기

뱃속에서 꼬물거리는 내 아기가 아무 부족함 없이 정서적·신체적·지능적으로 잘 발달하기를 바라는 마음으로 많은 임산부가 태교에 관심을 갖고 공을 들입니다. 태교의 본질적인 의미와 올바른 태교 자세에 대해 생각해 볼 때입니다.

태교란 무엇일까요?

태교의 사전적 의미는 "아이를 밴 여자가 태아에게 좋은 영향을 주기 위하여 마음을 바르게 하고 언행을 삼가는 일"입니다. 이 의미 안에는 태아를 하나의 인격체로 바라보고, 엄마의 정서적·신체적 상태가 태아에게 영향을 끼칠 수 있다는 시선이 담겨 있습니다. 결국 태교는 임산부의 건강, 안정된 정서에 기반한 말과 행동에서 출발합니다.

어떤 태교가 좋은 태교일까요?

태아는 모든 것을 모체를 통해 받습니다. 엄마가 먹는 것을 태아도 먹고, 엄마가 느끼는 것을 태아도 느낍니다. 따라서 태교의 기준은 아기가 아닌 '엄마'가 되어야 합니다. 엄마가 즐겁고 편안해야 태아도 정서가 안정되고 편안합니다. 엄마가 자신의 건강을 위해서 잘 먹고 잘 쉬고 잘 움직여야 태아도 건강하게 잘 자랍니다.

아무리 태아에게 좋다는 태교법을 실천한들 엄마가 그 태교를 하면서 괴롭거나 억지로 한다면 태아에게 좋은 영향을 끼칠 수 없습니다. 태아에게 좋다고 해서 클래식 음악을 들어도 임산부가 지루하고 따분하게 느낀다면 음악 태교의 효과를 거둘 수 없겠지요. 어떤 음악을 듣느냐가 중요한 것이 아니라 그 음악을 들으면서 엄마가 어떤 감정을 느꼈느냐가 중요하기 때문입니다. 태아는 엄마의 감정을 전달받습니다. 임산부가 긍정적인 마음으로 즐겁게 생활한다면 굳이 특정한 태교를 하지 않더라도 그 생활 자체가 태아에게 좋은 태교가 됩니다.

❗ 태교는 조기 교육이다?

태아의 두뇌 발달을 위해 영어책을 읽거나 수학 문제를 푸는 태교를 하기도 합니다. 이런 태교를 받은 아이가 더 똑똑해졌다는 과학적 근거는 없습니다.

임산부는 자신의 기분이나 상황이 태아에게 큰 영향을 끼친다는 점을 유념하고 지나치게 스트레스를 받지 않도록 주의해야 합니다. 임산부의 스트레스가 심하면 태아도 스트레스를 받아 두뇌 발달과 정서 발달이 저해될 수 있습니다. 반면, 임산부가 스트레스를 덜 받고, 좋은 것을 보고 좋은 소리를 듣고, 언행을 부드럽게 하면 태아의 신체와 정서 발달에 좋은 영향을 줍니다. 이처럼 태교는 뱃속 아이와 엄마가 서로 연결되어 있으므로 무엇이든 함께 한다는 '유대감'을 쌓는 데 목적을 두어야 합니다.

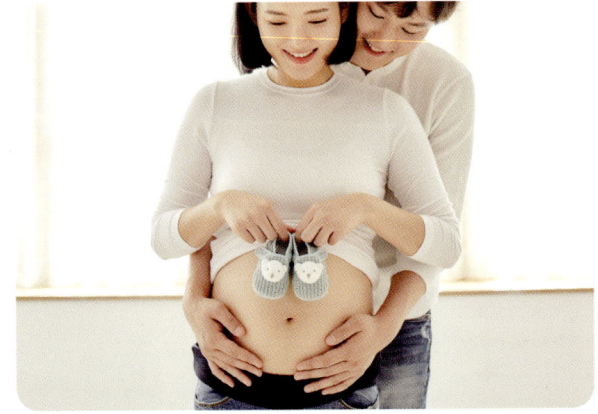

엄마 아빠가 태아를 사랑하는 마음으로 즐겁게 하는 행동과 말이 좋은 태교입니다.

Part 3 행복하고 건강한 임신 생활

임신 중 성생활

임신하고 나서 가장 궁금해하고 고민스러워하는 질문 중 하나가 "임신 중 섹스를 해도 될까요?"입니다. 건강한 임산부라면 임신 전 기간에 걸쳐 성관계를 할 수 있고, 이것이 모체와 태아에게 전혀 해롭지 않습니다. 즐겁고 안전하게 성생활을 하는 방법, 알아볼까요?

성관계를 해도 태아에게 해가 없을까요?

임신하고 성관계를 피하는 가장 큰 이유로 '태아에게 안 좋은 영향을 끼칠까 봐'를 꼽는 임산부들이 많습니다. 임산부가 건강한 상태라면 성관계를 해도 태아에게 해가 되지 않습니다. 자궁이 근육으로 이루어져 있고, 양수가 완충 작용을 하여 태아를 보호하고 있기 때문입니다. 또한 성행위 시 삽입 방향과 태아가 놓인 자궁의 방향이 달라 태아에게 직접적으로 압력이 전달되지 않습니다.

임신 중 성관계의 장점은 무엇일까요?

적절한 성관계는 부부간의 친밀도를 높이고 임산부의 스트레스를 줄여 줍니다. 임산부의 정서적 안정감과 만족도가 높아지면 태아의 정서와 두뇌 발달에도 도움이 됩니다. 또한 성행위를 통해 오르가슴을 느끼면 호르몬이 진정되고 혈액 순환이 잘되어 임산부 본인과 아이의 건강에도 좋은 영향을 끼칩니다.

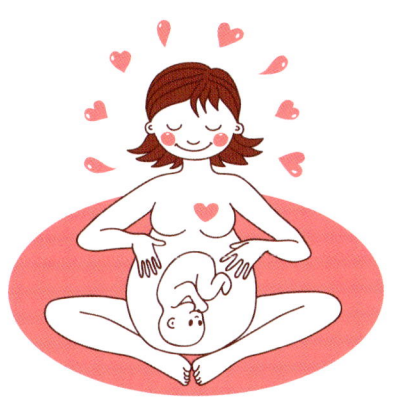

성관계를 할 때 어떤 점을 주의해야 할까요?

배 압박하지 않기 배를 압박하지 않고 깊이 삽입하지 않는 자세를 취합니다. 임산부의 움직임이 많으면 자궁이 수축될 수 있으므로 임산부가 최대한 편안한 자세를 취하는 것이 좋습니다.

유두를 너무 자극하지 않기 유두를 자극하면 옥시토신 호르몬이 분비되는데, 이 호르몬이 지나치게 많이 나오면 자궁 수축이 일어날 수 있습니다. 특히 조산이나 유산의 위험이 있는 임산부라면 유두를 자극하지 않도록 주의합니다.

전희를 충분히 하기 임신을 하면 질과 자궁 점막이 예민해져 작은 자극에도 상처를 입기 쉽습니다. 따라서 성관계를 하기 전에 충분히 전희 과정을 거쳐서 질을 촉촉한 상태로 만들어 두어야 합니다. 다만, 질에 손가락을 넣어 애무하는 행위는 삼갑니다. 세균 감염 위험이 있기 때문입니다.

콘돔 착용하기 남성 정액에는 자궁 수축 물질인 프로스타글란딘이 들어 있으므로 가능하면 질 내에 직접 사정하지 않는 편이 좋습니다. 게다가 임신을 하면 질 분비물이 늘어나고 질 내 산성도가 낮아져 감염 위험도 높아집니다.

성관계 전후에 깨끗이 씻기 임신을 하면 질 점막이 민감하고 약해져 감염되기 쉬우므로 청결에 신경 써야 합니다. 특히 남성은 성관계를 하기 전에 성기를 깨끗이 씻어야 하고, 포경 수술을 하지 않았다면 음경 포피의 청결에 더욱 신경 써야 합니다.

임신 시기별 성관계 유의 사항

초기 이 시기에 대다수 임산부는 입덧과 피로감 때문에 성욕이 감소합니다. 또한 임신 직후는 수정란이 자궁 안에 착상한 지 얼마 되지 않아 다소 불안정한 상태입니다. 성관계 여부와 상관없이 임산부라면 누구든 유산 가능성이 있는 시기라 임신 확인 후 1개월 정도는 성관계를 삼가는 것이 좋습니다. 임신 8주 이후에는 부드러운 섹스를 하되, 한 가지 체위를 너무 오랫동안 유지해서 몸에 무리가 가는 일이 없도록 합니다.

중기 이 시기에 대다수 임산부는 여성 호르몬의 영향으로 성욕이 늘고 성감이 좋아집니다. 임산부가 불편을 느끼지 않는다면 어떤 체위든 상관없지만, 본격적으로 배가 불러 오기 시작하는 시기이므로 복부를 압박하지 않는 자세가 좋습니다.

후기 임산부의 몸은 분만을 준비하는 단계로 들어가기 때문에 자연스럽게 성욕이 떨어집니다. 일반적으로 임신 36주까지는 성관계를 해도 괜찮습니다. 성관계 시 아내가 천장을 바라보고 눕는 자세(정상위)는 자궁이 혈관을 압박할 수 있으므로 피하는 것이 좋습니다. 또한 남편은 몸이 무거운 아내가 최대한 편안한 자세를 취하고 덜 움직이도록 배려해야 합니다. 출산이 가까울수록 질이 민감해지고, 자극이 강하면 조기 파수의 위험도 있으므로 격렬한 성관계는 피하도록 합니다. 조산을 예방하기 위해 임신 9개월부터는 성관계를 자제하는 게 좋습니다.

임신 중 안전한 체위

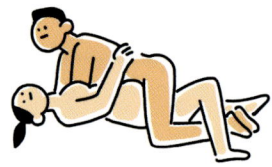
남편이 몸을 약간 비틀어 팔로 바닥을 짚는 자세. 삽입이 깊지 않고 남편의 체중이 아내에게 실리지 않는다.

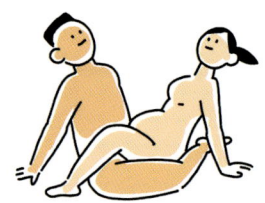
아내가 남편 위에서 마주 보고 앉는 자세. 아내의 배를 압박하지 않는 체위로, 삽입의 깊이를 조절할 수 있다.

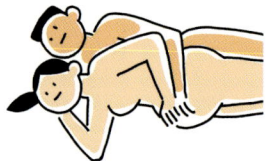
옆으로 누워 남편이 뒤에서 안아 주는 자세. 배를 압박하지 않고 삽입의 깊이를 조절할 수 있다.

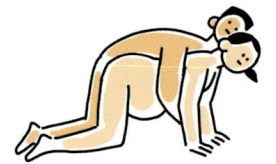
남편이 뒤에서 아내의 상체를 받쳐 주는 자세. 남편의 체중이 실리지 않고 삽입의 깊이를 조절할 수 있다.

*가능하면 자극을 줄이는 체위(배가 너무 눌리지 않고 삽입이 깊지 않은 체위)가 좋습니다. 아내의 복부 압박이 강해지는 체위, 신체의 굴곡이 심해지는 체위, 신체 부위 간 각도가 늘어나는 체위는 피하는 것이 좋습니다.

임신 중 성관계를 자제해야 하는 경우

- 양막 파수 경험이 있는 경우
- 출혈이 있거나 복통이 있는 경우
- 습관성 유산이나 조산 경험이 있는 경우
- 태반이 자궁 경부 가까이에 있는 전치태반인 경우
- 성병에 감염된 경우
- 다태아를 밴 경우

Q&A

성관계

Q 임신 후 성관계가 싫어졌어요. 남편한테 솔직하게 얘기해도 괜찮을까요?

A 네, 남편에게 자신의 마음 상태를 솔직하게 이야기하세요. 남편이 아내의 상황을 이해하고 공감하는 것이 중요합니다. 임신을 하고 성욕이 늘었다는 임산부도 있지만 임신 초반이나 후반에는 성욕이 감퇴하는 임산부도 많습니다. 남편의 성관계 요구에 억지로 응하기보다는 서로 합의하여 대화나 스킨십을 늘린다면 부부간 애정이 더 도타워질 거예요.

Q 성관계를 하고 나면 배가 뭉칠 때가 많습니다. 태아에게 문제가 생긴 건 아닐까요?

A 배가 뭉치는 느낌이 들면 일단 행위를 멈춥니다. 성관계로 발생하는 자궁 수축은 가진통으로, 더 이상 자극이 없으면 저절로 사라집니다. 이러한 일시적인 증상은 태아에게 아무런 해가 없으며, 일반적으로 조기 진통으로 이어지지 않습니다. 다만, 휴식을 취해도 배가 계속 뭉치고 통증이 가중된다면 빨리 병원에 가야 합니다.

Q 성관계를 할 때 꼭 콘돔을 착용해야 하나요?

A 정상적인 임신 상태라면 질 내 사정을 해도 별문제가 없습니다. 다만, 임산부나 남편이 성병에 감염된 경우, 질 내 사정을 했을 때 감염성 질환이 생길 수 있습니다. 또한 정액에는 자궁 수축을 일으키는 물질이 들어 있어 질 내 사정이 조산 위험을 야기할 수 있습니다. 이러한 이유로 성관계 시 콘돔 사용을 권장합니다.

Q 오르가슴을 느끼면 조산의 위험이 있나요?

A 임신 중에는 성기로 가는 혈류가 발달하여 오르가슴을 더 잘 느끼고 더 풍부하게 느끼는 경우가 많습니다. 오르가슴을 느낄 때 옥시토신이라는 자궁 수축 호르몬이 분비되어 일시적으로 배가 뭉칠 수는 있습니다. 하지만 이러한 자궁 수축이 조산으로 이어지는 경우는 매우 드뭅니다. 다만, 오르가슴을 느낀 후 계속 배가 아프거나 자주 뭉친다면 오르가슴을 느끼지 않을 정도로만 가볍게 성관계를 하는 것이 좋습니다.

Q 성관계 후 약간이지만 출혈이 있습니다. 괜찮은 건가요?

A 임신을 하면 질 내부가 약해지고 매우 민감해져서 성관계 시 자극으로 인해 가벼운 질 출혈이 생길 수 있습니다. 분홍색이나 연한 빨간색 또는 갈색으로 나타나며, 대개 하루이틀이면 멈춥니다. 하지만 만약 출혈이 1~2일 이상 지속되는 경우, 피 색깔이 짙은 빨간색이거나 양이 많은 경우, 경련·발열·통증이 동반되는 경우라면 병원에 가서 진찰을 받아 보아야 합니다.

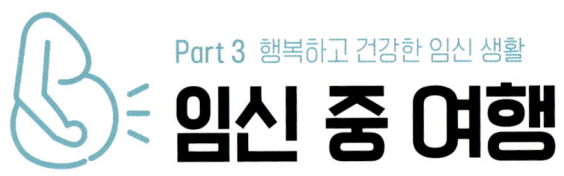

Part 3 행복하고 건강한 임신 생활
임신 중 여행

임신을 하고 태교 여행이나 신혼여행을 떠나는 부부가 부쩍 늘어 가는 추세입니다. 해외여행을 중심으로, 즐겁고 안전한 여행을 하기 위해 미리 알아 둘 내용을 짚어 봅니다.

해외여행, 언제 가면 좋을까요?

임신 14~32주가 해외여행을 하기에 적절한 시기입니다. 임신 초기에는 입덧과 유산 위험이 있고, 임신 후기에는 조산 위험이 있어 피하는 것이 좋습니다. 개인차가 있으므로 여행을 계획하고 있다면 반드시 산부인과 검진을 받아 임산부와 태아의 건강 상태를 확인한 후 여행 일정을 잡아야 합니다.

❗ 보통 20~22주에 정밀 초음파 검사가 있습니다. 태아의 장기를 자세히 확인하는 검사로, 이 검사 시기를 놓치면 태아가 살이 많이 쪄서 정확하게 확인하기가 어렵습니다. 여행 일정을 잡을 때는 정밀 초음파 검사 일정과 겹치지 않도록 유의하세요.

임산부가 비행기를 타도 괜찮을까요?

건강한 임산부라면 임신 14~36주에는 비행기를 타도 안전합니다. 비행기를 타면 기압 변화, 난류, 소음 등을 겪을 수 있는데 임산부와 태아의 건강에 해로운 영향을 끼칠 정도는 아니므로 크게 걱정하지 않아도 됩니다. 다만, 한나절 이상 비행기를 타는 장거리 해외여행의 경우, 비행기 안에서 돌발 상황이 생길 수 있어 위험할 수 있습니다.

항공권을 구매할 때는 항공사 세부 사항을 꼼꼼하게 체크해야 합니다. 항공사마다 임산부 탑승 규정이 다르기 때문입니다. 보통 임신 32주까지는 탑승이 가능하고, 탑승 시 산모 수첩만 보여 주면 됩니다. 36주까지 탑승을 허용하는 항공사도 많은데, 대부분 이 시기의 임산부에게는 산부인과 전문의의 소견서나 진단서를 요구합니다.

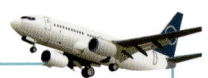

> ### 장거리 비행 시 유의 사항
>
> 비행기를 오래 타면 혈액 순환이 원활하지 않아 몸이 쉽게 부으므로 가능하면 5시간 이내로 타는 것이 좋습니다. 만약 장거리 비행을 한다면 다음 사항을 참고하세요.
>
> - 되도록 복도 쪽 좌석을 선택하여 틈틈이 스트레칭하고 기내 걸어 다니기
> - 편안하고 헐렁한 옷 입기
> - 정맥 혈전 예방을 위해 압박 스타킹 착용하기

여행지를 정할 때 신경 써야 할 점

여행할 국가의 질병 정보 확인하기 질병관리청 누리집에서 국가별 감염병 현황 정보를 확인하고 최근 감염 사례가 있는 국가로는 여행을 가지 않도록 합니다. 특히 식품이나 모기 매개 감염병에 유의해야 합니다. 여행지에서 모기에 물리지 않도록 외출 시 긴소매 옷을 입고 모기가 많이 서식하는 곳은 피합니다.

대사관, 숙소 주변 병원 확인하기 응급 상황에 대비하여 대사관이나 영사관의 연락처와 위치를 알아 둡니다. 또한 의료 시설이 잘 갖추어진 여행지를 선택하는 것이 좋으며, 숙소 주변 병원을 파악해 둡니다. 영문으로 된 임신 관련 서류를 지참하길 권합니다.

휴양 위주로 일정 짜기 장시간 야외 활동이나 관광에 나서기보다는 편안하게 쉴 수 있는 휴양지를 고릅니다.

안전한 음식 먹기 익히지 않은 날음식은 먹지 않고, 물을 충분히 마시되 되도록 생수를 사서 마십니다.

Part 3 행복하고 건강한 임신 생활

임신 중 웨딩

임신 상태에서 결혼식을 준비할 때는 신부의 건강과 편안함을 최우선으로 고려해야 합니다. 임신 중 결혼식을 계획하고 준비할 때 체크해야 할 사항을 알아봅니다.

예식 비용
임신 중 병원 진료비, 산후 육아 비용을 고려하여 결혼식 예산을 짜야 합니다. 너무 욕심내지 말고 꼭 필요한 항목을 중심으로 우선순위에 따라 비용을 관리하세요.

결혼식 날짜
가능하면 안정기인 임신 4~6개월에 결혼식 날짜를 잡는 것이 좋습니다. 병원에서 임산부와 태아의 건강 상태를 확인하여 무리가 없는 시기로 날짜를 정합니다. 분만 예정일이 가까운 시기는 언제 응급 상황이 발생할지 모르므로 예식 날짜에서 제외합니다.

결혼식장
동선을 최소화할 수 있는 식장을 선택하세요. 신부 대기실, 화장실 위치 등을 확인하여 임산부가 편안하게 움직일 수 있는지 점검합니다. 음식도 임산부의 영양을 고려한 메뉴로 구성합니다. 식장 예약 시 담당자에게 임신 중임을 알리고 요구 사항을 전달해 둡니다.

웨딩드레스
기본적으로 배를 조이지 않는 편안한 실루엣의 드레스를 고르는 것이 좋습니다. 임신 초기에는 임신 전과 외형상 별 차이가 없으므로 어떤 디자인이든 상관없습니다. 상체에 포인트가 들어간 에이라인의 드레스를 추천합니다. 임신 중기에는 어느 정도 배가 부른 상태이므로 허리 위쪽에 라인이 있는 하이 웨이스트 라인이나 엠파이어 라인 드레스를 추천합니다. 배를 감춰 주고 하체가 길어 보이는 효과가 있습니다. 임신 후기에는 배가 많이 부른 상태이므로 하체가 여유 있는 에이라인 프린세스 드레스를 추천합니다. 아래쪽이 풍성하고 화려한 디자인의 드레스도 좋습니다. 이런 드레스를 입으면 배 쪽으로 시선이 가지 않고 날씬해 보이는 효과를 얻을 수 있습니다. 구두는 낮은 굽을 선택하여 발목에 무리가 가지 않게 합니다.
결혼식 일주일 전에는 드레스를 입어 보고 사이즈를 체크하세요. 임신 중후기 이후에는 배가 불러 오는 속도가 빨라지므로 수선이 필요할 수 있습니다.

웨딩 촬영
짧은 시간 안에 무리하지 않고 촬영하는 것에 초점을 맞춥니다. 헤어, 메이크업, 드레스까지 전부 한곳에서 준비할 수 있는 토털 스튜디오 중 약 2시간 내에 포인트 컷만 골라서 촬영하는 세미 촬영을 진행하는 것이 좋습니다.

결혼식 당일 일정
되도록 식순을 간소화하고, 신부가 충분히 쉴 수 있도록 일정을 여유 있게 잡습니다.

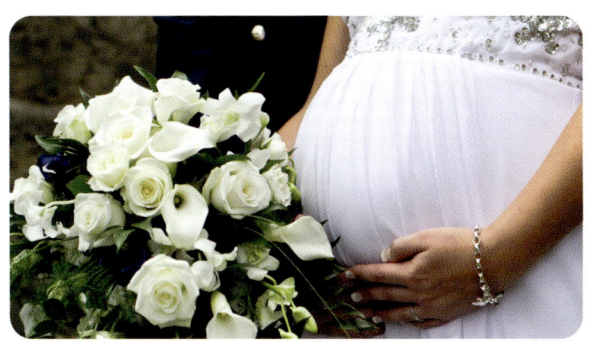

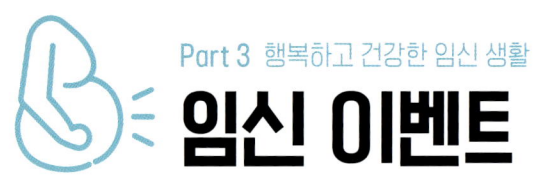

Part 3 행복하고 건강한 임신 생활

임신 이벤트

깜짝 이벤트로 임신 스트레스를 날리고 기분 전환을 해 보세요. 나에게 선물처럼 와 준 아기가 더 사랑스럽게 느껴질 거예요. 대표적인 임신 이벤트를 소개합니다.

임신을 알리는 서프라이즈, 임밍아웃

'임신'과 '커밍아웃'을 결합한 신조어예요. 가족, 친구나 지인들에게 임신 사실을 공개하는 이벤트를 가리키는 말입니다. 간단하고 재미있게 준비할 수 있는 임밍아웃 방법을 몇 가지 알려 드릴게요.

초음파 사진 활용하기 초음파 사진을 카드나 상자에 넣어 가족이나 친구들에게 선물처럼 전달합니다.

임밍아웃 복권 카드 구입하기 카드를 긁으면 임신을 알리는 문구가 나옵니다. 복권 형식이라 재미를 더할 수 있어요.

맞춤 제작 아이템 활용하기 임신을 알리는 문구가 적힌 티셔츠나 머그잔을 맞춤 제작해서 지인들에게 나누어 줍니다.

영상 제작하기 임신 과정을 담은 짧은 영상이나 사진 슬라이드를 만들어 가족, 친지, 지인들에게 보냅니다.

SNS 활용하기 SNS에 짧은 글이나 사진을 올려 임신 소식을 알립니다.

디저트 활용하기 케이크나 쿠키에 "아빠, 저 만날 준비 되셨어요?" 같은 문구를 넣어 남편에게 선물합니다.

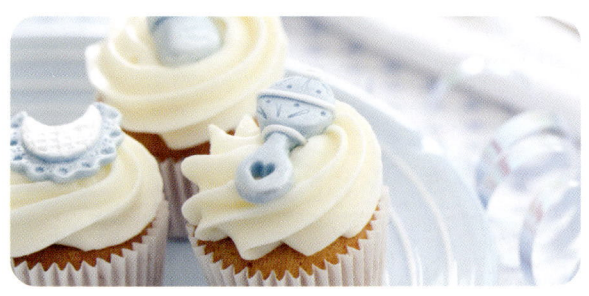

임밍아웃 이벤트 소품

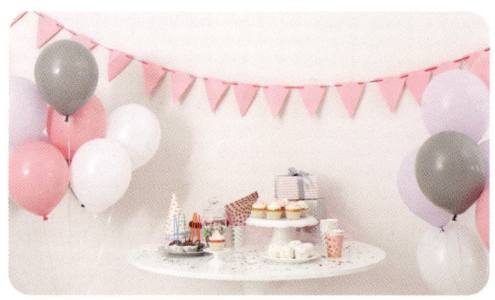

문을 열고 집 안에 들어왔을 때 눈에 잘 띄는 곳에 풍선과 갈런드를 달아 행복하고 즐거운 분위기를 연출합니다.

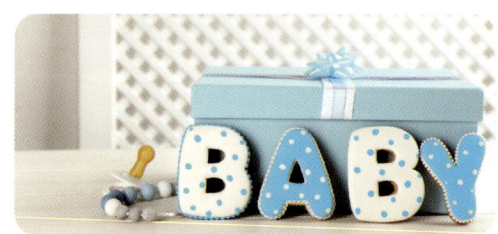

임밍아웃 이벤트를 할 때 선물 상자 안에 두 줄이 선명한 임신 테스트기, 편지, 아기용품 등을 넣어서 남편에게 줍니다.

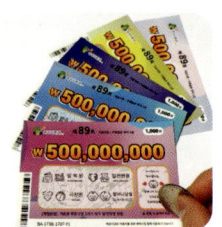 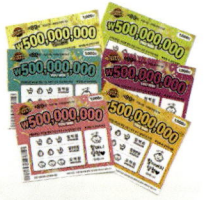

부모님이나 형제들에게는 온라인 쇼핑몰에서 임밍아웃 복권을 구입해서 선물합니다.

새 생명을 축하하고 함께 즐기는 자리, 젠더 리빌 파티(Gender Reveal Party)

부모가 태아의 성별을 가족, 친구, 지인들에게 공개하는 파티예요. 2000년대 초반에 미국에서 시작되어 점차 다른 나라에도 퍼져 나갔어요. 최근 우리나라에서도 관심을 가지는 예비 부모가 늘고 있습니다.

시기/과정 젠더 리빌 파티는 병원에서 태아의 성별을 확인할 수 있는 시기에 준비하는데, 부모가 직접 준비할 수도 있고 친구나 가족이 깜짝 이벤트로 준비할 수도 있어요. 어떻게 남이 이런 파티를 준비할 수 있을까요? 예를 들면, 임산부의 친구가 임산부와 산부인과 진료에 동행해서 임산부가 진료를 받을 때 담당의에게 "친구가 젠더 리빌 파티를 해 준다고 하니 나는 성별을 몰랐으면 한다."고 미리 말하고 나온 뒤에 친구가 진료실에 들어가 태아의 성별을 듣고 나와 파티를 준비하는 식입니다. 임산부나 남편이 담당의에게 태아의 성별 정보를 종이에 적어 달라고 하고, 이를 바탕으로 파티를 기획하기도 합니다.

성별 공개 방식 가장 일반적인 방식은 풍선 터트리기와 케이크 자르기예요. 풍선 안에서 나오는 색종이의 색깔이나 케이크 내부의 색깔로 성별을 공개하는 것입니다. 이때 파란색은 남아, 분홍색은 여아를 나타내요. 풍선 터트리기의 변형으로 큰 상자 안에 파란색이나 분홍색 풍선을 넣어 두고 상자를 열어 성별을 공개하기도 합니다. 보통은 이러한 파티 과정을 영상으로 찍어 SNS에 올려요.

임산부와 아기에게 쏟아지는 사랑, 베이비 샤워(Baby Shower)

가까운 친지나 지인들이 출산을 앞둔 임산부와 태어날 아기를 축하하는 파티예요. 임산부에게 선물과 사랑을 소나기(shower)처럼 쏟아붓는다는 의미에서 이런 이름이 붙었어요.

시기 베이비 샤워는 보통 임신 7~8개월쯤에 진행됩니다. 이제 막 임신 후기에 접어드는 이 시기가 체력적으로 부담이 덜 되면서도 베이비 샤워다운 사진을 찍고 선물을 준비하기에 적절한 시기이기 때문이지요.

장소 파티는 임산부가 편안한 환경에서 진행하는데, 보통 집이나 카페, 파티 룸에서 엽니다. 집에서 홈 파티로 진행하면 아늑하고 편안한 분위기가 좋고, 카페나 파티 룸을 대여해서 진행하면 예쁜 사진을 남기기에 좋습니다.

방식 파티장은 풍선, 갈런드, 케이크 등을 사용하여 아기와 관련된 내용으로 꾸미고, 간단한 핑거 푸드나 디저트를 먹습니다. 이때 게임이나 덕담 나누기 같은 이벤트를 하면서 즐거운 시간을 보내기도 해요.

젠더 리빌 파티나 베이비 샤워는 단순히 태아의 성별을 공개하고 선물을 준다는 의미를 넘어, 임산부가 심리적 안정감과 자신감을 얻을 수 있도록 격려하는 자리입니다. 또한 임산부와 가까운 사람들이 모여 기쁨과 기대감을 함께 나누며 즐거운 추억을 쌓는 자리입니다.

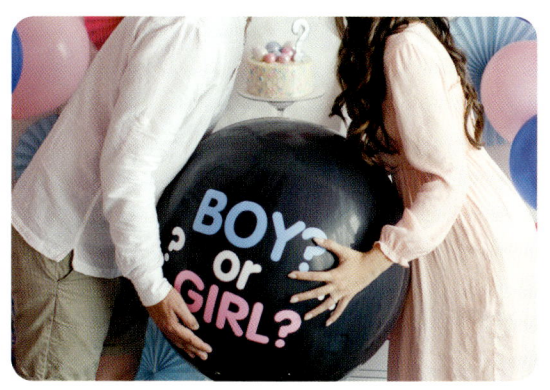

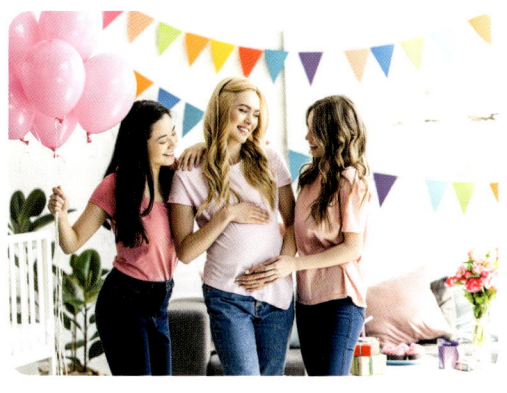

젠더 리빌 파티나 베이비 샤워로 즐거운 추억 쌓기!

아름다운 D라인, 만삭 사진 찍기

촬영 시기 배가 가장 아름답게 나오는 시기는 임신 28~32주입니다. 개인차가 있지만, 이 시기를 지나면 몸이 많이 붓고 살이 쪄서 사진이 덜 예쁘게 나온답니다. 또한 이 시기에 촬영을 해야 임산부가 몸을 움직이기도 편해요.

촬영 장소 크게 집, 스튜디오, 야외로 나눌 수 있습니다. 집에서 촬영하면 편안한 환경에서 거의 비용을 들이지 않고 찍을 수 있습니다. 집에서 찍을 경우, 밝은 단색의 벽면이나 커튼을 배경으로 찍어 보세요. 그래야 인물이 돋보인답니다. 간단한 소품이나 아기 용품을 들고 찍으면 더 자연스러워요. 야외에서 촬영하면 자연스러운 빛과 주변 풍광을 사진에 담을 수 있습니다. 야외 촬영 장소로 공원, 해변, 꽃밭 등이 인기가 좋습니다. 스튜디오 촬영을 하면 대체로 전문적인 조명과 배경을 활용할 수 있으므로 고품질의 사진을 얻을 수 있다는 점이 가장 큰 장점입니다. 스튜디오는 크게 전문 스튜디오와 셀프 촬영 스튜디오, 두 종류가 있습니다.

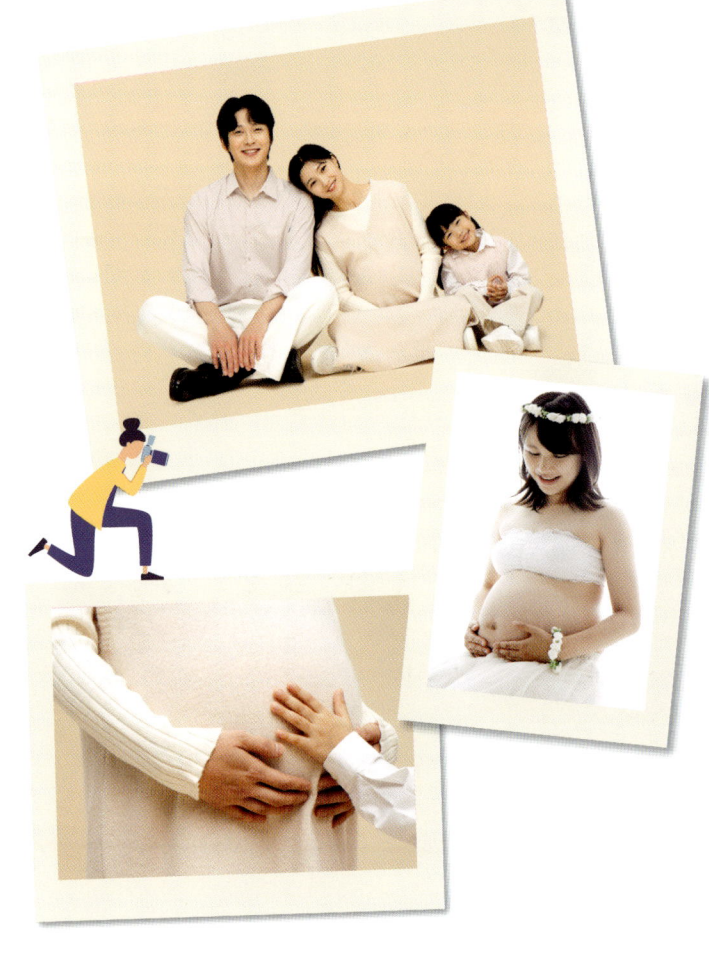

장점		단점
• 전문 사진작가가 촬영하므로 가장 고품질의 사진을 얻을 수 있음 • 의상과 소품이 거의 갖추어져 있어 개인 준비물이 많이 필요 없음(초음파 사진, 배냇저고리 등 개인적인 아기 소품과 남편 의상은 챙겨 가야 함)	**전문 스튜디오**	• 비용 부담이 클 수 있음(스튜디오에 따라 아기 성장 앨범 등이 패키지로 묶인 곳도 있으므로 계약서를 꼼꼼히 확인해야 함) • 정해진 세팅과 콘셉트에 따라 촬영하므로 개인 맞춤형 촬영이 어려움
• 대개 시간 단위로 공간을 대여하므로 비용이 효율적임 • 카메라와 조명이 기본 세팅되어 있고 기본적인 소품이 갖추어져 있음 • 자유롭게 포즈나 표정을 취할 수 있어서 개성 있는 사진을 찍을 수 있음	**셀프 촬영 스튜디오**	• 대여 시간에 맞추어야 하므로 시간 관리를 잘 해야 함 • 의상과 소품을 직접 챙겨 가야 하고, 헤어·메이크업도 스스로 해야 함 • 카메라, 조명 등의 설정을 스스로 해야 하므로 설정 방법을 잘 모르면 촬영이 어려울 수 있음

Part 3 행복하고 건강한 임신 생활

임신 중 반려동물 키우기

우리나라에서는 반려동물을 키우는 사람이 전체 인구의 30%에 이른다고 합니다. 반려동물을 키우는 사람들이 지금도 계속 늘고 있지요. 임신을 하면 키우던 개나 고양이와 함께 지내도 될지 고민하는 사람들이 많습니다. 임신 기간을 반려동물과 함께 보내도 괜찮을까요?

가족처럼 함께 지내 온 반려동물을 임신하고 나서도 계속 키워도 될지 걱정하는 분들이 있습니다. 다음 몇 가지만 주의한다면 문제없이 함께 지낼 수 있습니다.

반려동물 감염 검사하기 혹시라도 모를 감염 가능성에 대비하기 위해 반려동물을 동물 병원에 데리고 가서 감염 검사를 합니다. 필요하다면 예방 접종을 하고 구충제를 먹입니다.

반려동물과 지나친 접촉 피하기 개나 고양이의 입에는 많은 병원균이 존재합니다. 면역력이 저하되는 임신 기간

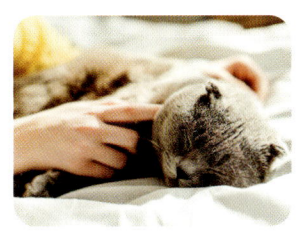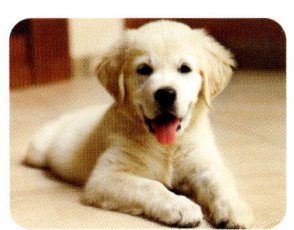

중에는 반려동물과 뽀뽀를 하는 행동을 삼갑니다. 반려동물을 만진 후에는 반드시 손을 씻습니다.

반려동물이 배 위로 올라가지 않게 하기 반려동물이 배 위로 뛰어오르거나 달려드는 습관이 있다면 이런 행동을 하지 않도록 미리 훈련시켜야 합니다.

새로운 반려동물을 입양하지 않기 임신 중에 새로운 반려동물을 입양하면 그 반려동물과 충분하게 유대감을 형성하기가 어렵습니다. 임산부가 태아에게 집중하기 때문입니다. 그러면 반려동물도 상처를 받고 새로운 환경에 잘 적응하지 못합니다.

톡소플라스마(톡소포자충)

톡소플라스마는 주로 야생 고양이의 분변이나 날고기, 덜 익힌 고기에서 발견되는 기생충입니다. 임산부가 톡소플라스마에 감염되면(톡소포자충증이라고 함) 태아에게 치명적인 영향을 끼치는 것으로 알려져 있습니다. 하지만 우리나라에서는 아직 톡소포자충증 때문에 태아에게 문제가 생긴 사례는 없습니다. 고양이를 통해 톡소플라스마에 감염되려면 기생충에 오염된 고양이의 분변을 직접 만진 후 그 손을 입에 넣거나 그 손으로 다른 음식을 집어 먹어야 합니다. 게다가 대부분 실내에서 기르는 반려묘가 톡소플라스마에 감염될 확률은 거의 없습니다.

임산부는 밖에서 길고양이를 만지지 말고, 모래나 흙을 만졌을 때는 반드시 손을 깨끗이 씻도록 합니다. 또한 집에서 반려동물의 배설물 처리는 가능하면 다른 가족이 맡도록 합니다.

Q 반려동물 털이 태아에게 위험한가요?

A 강아지나 고양이의 털이 태반을 통과할 수 없으므로 태아에게 영향을 미칠 수 없습니다. 또한 사람의 신체 구조상 동물의 털이 폐에 침투할 수 없고, 설령 입으로 들어갔다 해도 대변으로 배출됩니다. 다만, 면역력이 떨어진 임산부가 반려동물의 털이나 비듬 때문에 알레르기 반응을 일으킬 수 있으므로, 평소 반려동물의 위생을 잘 관리하고, 집 안의 청결을 유지하는 것이 좋습니다.

출산

Part 4 안전한 분만 | Part 5 몸과 마음을 회복시키는 산후조리

care · Pregnancy · Childbirth · Infant

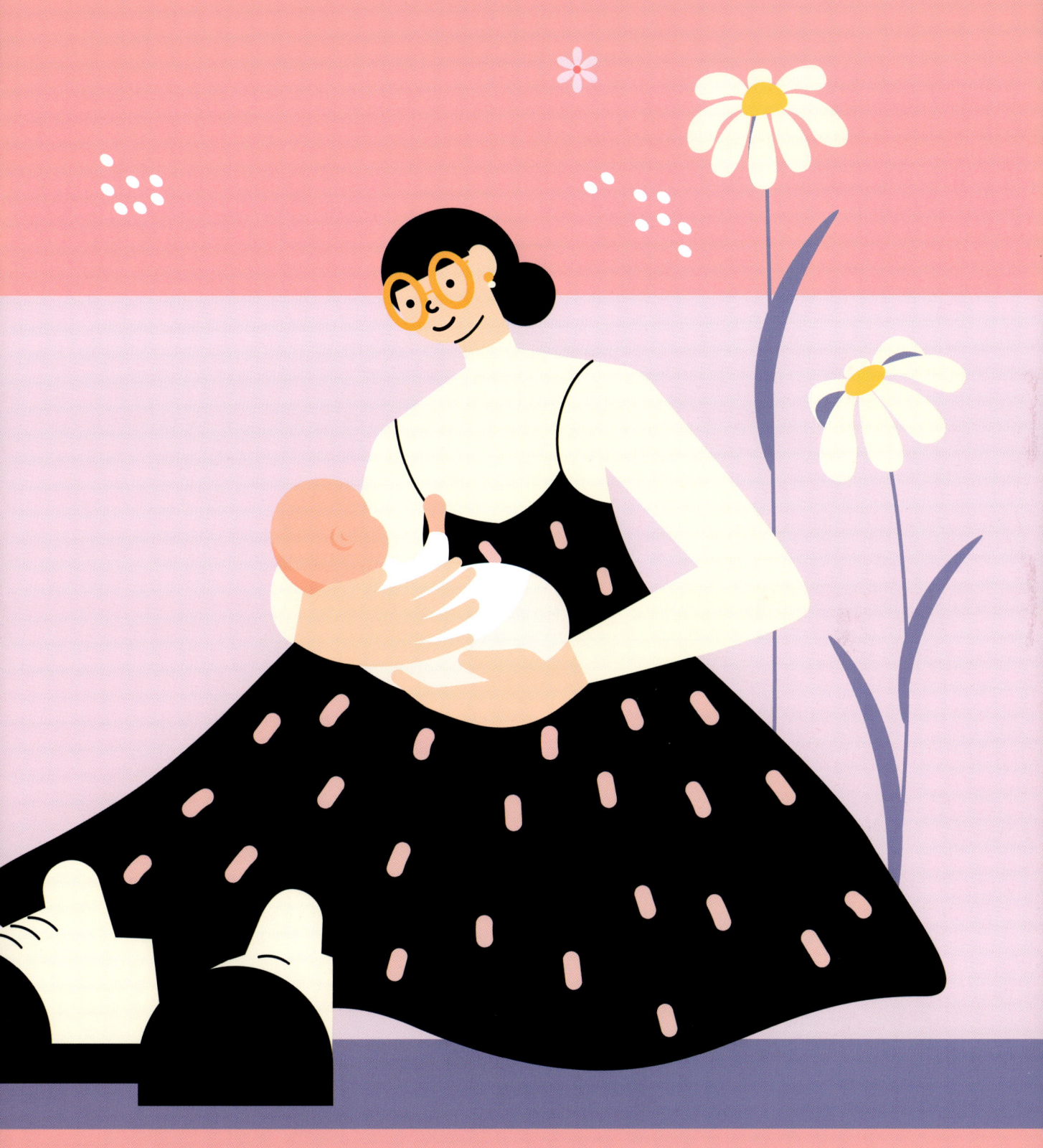

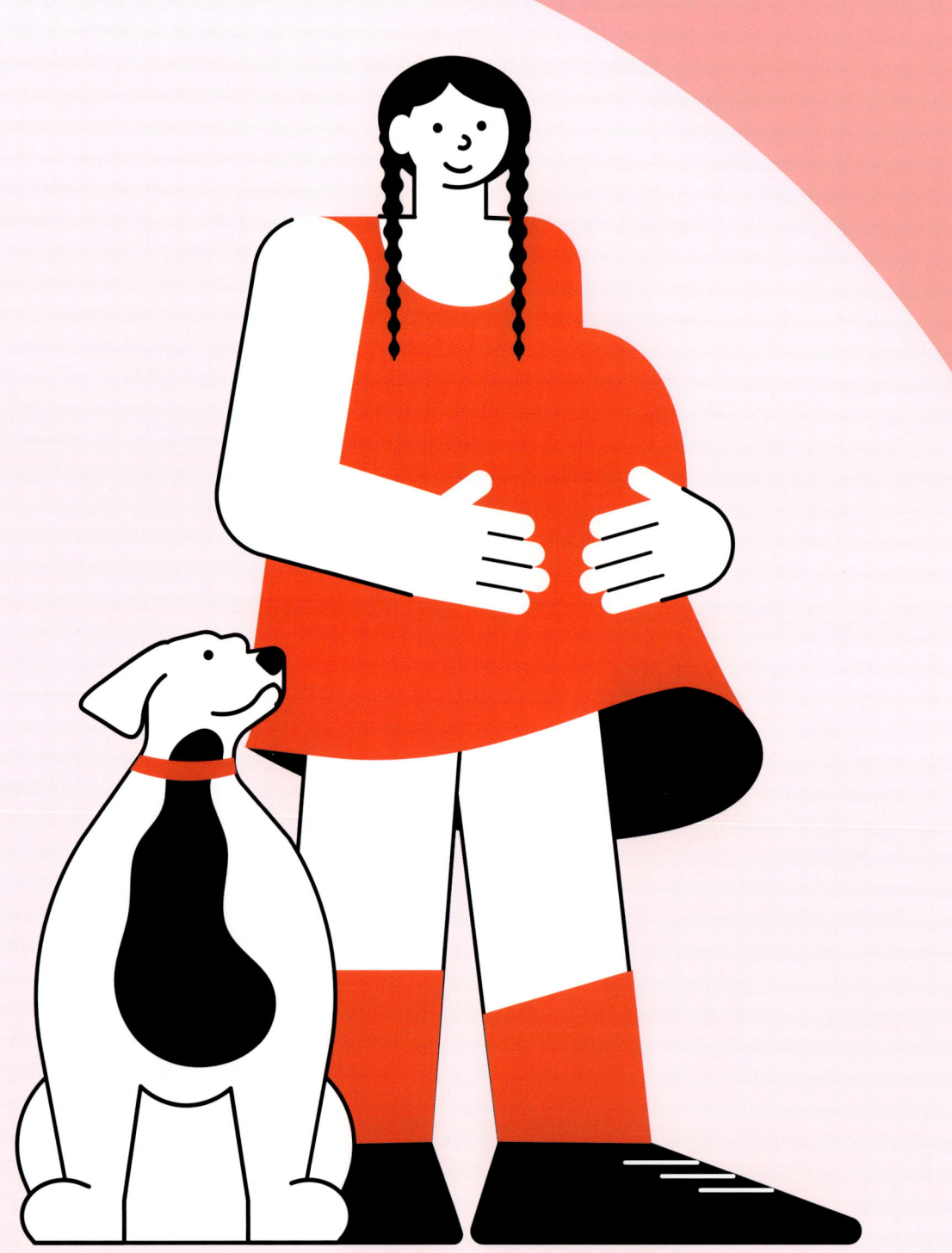

PART 4
안전한 분만

열 달 동안 소중하게 품어 온 아기를 만날 날이 바짝 다가왔습니다.
담당의·가족과 상의하여 미리 분만 계획을 세우고,
선택한 분만 방법의 전반적인 과정을 머릿속에 담아 두면
분만에 대한 막연한 두려움이 사라집니다.
분만 진행 과정과 병원 입원 생활을 시간순으로
보기 좋게 구성하였으니 미리 확인하고
마음의 준비를 하세요.

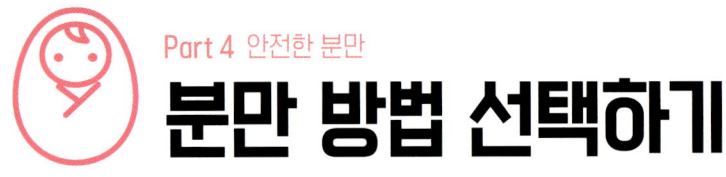

Part 4 안전한 분만

분만 방법 선택하기

자연 분만이 좋을까요, 제왕 절개를 해야 할까요? 배가 불러 오는 임신 중기 이후부터는 아이를 어떤 방법으로 낳아야 할지 슬슬 고민됩니다. 다양한 분만 방법의 특징과 분만 방법을 선택할 때 유의할 점을 알아봅니다.

대표적인 분만 방법: 자연 분만 vs. 제왕 절개

구분	자연 분만	제왕 절개
뜻	수술이나 약물의 도움 없이, 태아가 엄마의 질을 통해 세상에 나옴	산모의 복부와 자궁을 절개하여 태아를 꺼내는 수술
분만 시기	분만일을 미리 알 수 없음	예정 제왕 절개인 경우, 분만 날짜와 시를 정할 수 있음
분만 시간	• 초산: 8~12시간 • 경산: 6~8시간	• 수술 시간: 40분~1시간 • 전신 마취 또는 척추 마취 후 10분 이내에 태아를 꺼내고 자궁벽과 복부를 봉합함
입원 기간	평균 2박 3일	평균 4박 5일~5박 6일
통증	• 분만 중에는 진통이 길고 심함 • 분만 후에는 제왕 절개보다 통증이 덜함	• 마취에서 깬 후부터 통증이 시작됨 • 통증이 심한 경우 진통제로 통증을 완화함
회복 속도	• 회복이 빠름. 출산 후 수 시간 후면 걸을 수 있음 • 자궁 수축이 잘되고 산후 출혈도 빨리 멈춤	• 통증으로 인해 회복이 더딤 • 자궁 수축이 느리게 진행되고 산후 출혈도 오래감
모유 수유	첫날부터 수유할 수 있음 (출산 후 30분~1시간 이내 모유 수유 가능)	• 수술 후 2~3일 후부터 수유할 수 있음 • 통증 때문에 젖을 물리기가 어려움
위험도	• 제왕 절개에 비해 감염 위험이 낮음 • 골반 이완에 따른 요실금, 배뇨 장애 등의 증상이 나타날 수 있음	• 수술 부위의 감염 위험이 있음 • 과다 출혈로 위험할 수 있음
다음 출산 영향	일반적으로 더 쉽고 안전하게 자연 분만을 할 수 있음	• 제왕 절개를 할 가능성이 큼(보통 3회로 제한함) • 수술을 반복할수록 자궁 파열, 복강 내 유착, 과다 출혈 등의 위험이 높아짐
대상	산모와 태아가 모두 건강한 경우	산모나 태아에게 이상이 있는 경우

자연 분만을 이끄는 여러 가지 특수 분만

자연 분만을 할 수 있는 임산부라면 다양한 특수 분만을 생각해 볼 수 있습니다. 특수 분만을 선택할 때는 임산부와 태아의 건강 상태, 주변 여건 등을 고려하고 전문의와 상담한 후 결정하도록 합니다.

❗ 진료를 받고 있는 병원이 본인이 원하는 특수 분만을 할 수 있는 병원인지 미리 알아보세요. 병원을 옮겨야 한다면 최소 분만 2~3개월 전에는 옮겨서, 옮긴 병원의 전문의가 산모와 태아 상태를 충분히 파악할 수 있게 합니다.

가족 분만

가족 분만은 진통 – 분만 – 회복의 전 과정을 가족 분만실이라는 한 공간에서 진행하는 분만입니다. 임산부는 병실과 침대를 옮길 필요가 없어 편안함과 안정감을 느낄 수 있고, 무엇보다 가족이 함께 있기 때문에 분만 과정에서 두려움이 줄어듭니다. 또한 남편을 비롯한 가족이 분만 과정을 지켜보게 되므로 생명 탄생의 경이로움을 함께 느낄 수 있습니다.

가족 분만실에 들어올 가족 구성원 수가 많다면 분만실의 크기를 미리 확인하고 넓은 곳을 선택해야 합니다. 또한 별도 시설과 서비스를 제공받는 만큼, 일반 분만에 비해 비용 부담이 더 클 수 있다는 점도 고려해야 합니다.

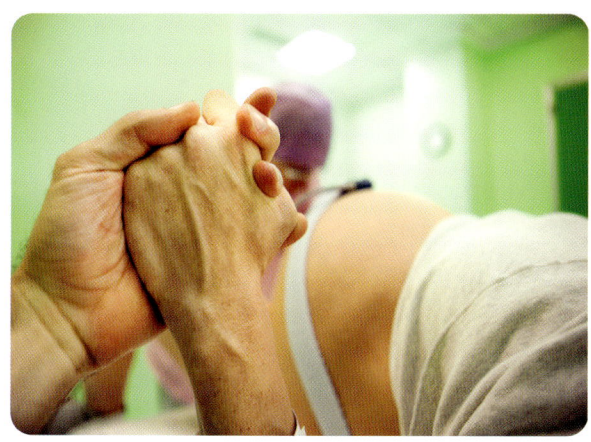

분만 시 배우자가 옆에 있으면 산모의 정서 안정에 도움이 됩니다.

라마즈 분만

라마즈 분만은 마음과 신체를 능동적으로 활용하여 분만 중에 느끼는 통증을 줄이는 분만 훈련 방법으로, 연상법·이완법·호흡법의 세 가지로 구분됩니다. 연상법은 즐거운 장면을 떠올려 엔도르핀이 분비되도록 해서 분만 통증을 낮추는 훈련입니다. 이완법은 자궁구를 부드럽게 빨리 열어서 진통 시간을 줄일 수 있도록 온몸의 힘을 빼고 근육을 이완시키는 훈련입니다. 라마즈 분만의 핵심인 호흡법은 분만 진행 단계에 따라 숨쉬기를 달리하여 통증을 줄이고, 태아와 산모에게 산소를 충분히 공급해 줍니다.

라마즈 분만의 가장 큰 특징은 남편이 분만 과정에 적극적으로 동참한다는 것입니다. 분만 시 남편이 옆에서 같이 호흡을 하며 산모의 호흡을 돕거나 근육을 이완시키는 역할을 합니다. 따라서 라마즈 분만 교육을 받을 때 남편도 함께하여 라마즈 분만의 전 과정을 충분히 이해하고 연습해야 효과를 극대화할 수 있습니다.

*라마즈 호흡법에 대한 자세한 방법은 120쪽 참고

자연주의 분만

의료진의 개입을 최소화하고 자연스럽게 순리대로 진행하는 분만입니다. 원칙적으로 회음부 절개, 무통 주사, 관장, 제모 등의 행위를 하지 않고 산모가 분만 과정을 주도합니다. 자연주의 분만은 보통 병원이나 조산원에서 진행하는데, 분만 공간은 가정집이나 호텔 같은 분위기로 가족과 함께할 수 있습니다. 조산사의 도움을 받아 집에서 분만하기도 합니다.

자연주의 분만은 집과 같은 편안한 환경에서 분만을 진행하므로 산모와 아기의 스트레스가 덜하고 산모의 회복 속도가 빠릅니다. 산모와 아기의 애착 형성에도 도움을 줍니다. 아기가 태어나면 탯줄을 바로 자르지 않고 탯줄의 혈액 순환이 멎을 때까지 기다려 주며, 태반도 강제로 빼내지 않습니다. 또한 후처치를 한 후에는 아기를 안고 바로 젖을 물릴 수 있습니다.

다만 자연주의 분만을 진행하다가 응급 상황이 생기면 바로 대처하기 어렵다는 점을 잊지 말아야 합니다. 집이나 조산원에서 분만을 진행한다면 더욱 그렇습니다. 따라서 자연 분만이 어려운 임산부, 제왕 절개 경험이 있는 임산부, 나이가 많거나 고위험군에 속하는 임산부는 자연주의 분만을 선택할 수 없습니다.

르봐이예 분만

프랑스의 산부인과 의사인 르봐이예 박사가 고안한 분만 방법으로 아기에게 초점을 맞춘 방식입니다. 엄마 뱃속에서 나온 아기가 갑자기 변한 외부 환경에 충격을 받지 않고 적응할 수 있도록 시각, 청각, 촉각, 호흡, 중력에 대해 배려를 하는 분만법입니다.

시각 어두운 자궁 속에 있던 아기에게 시각적인 안정감을 주기 위해 조명을 최대한 낮춥니다.

청각 양수로 걸러진 소리를 듣던 아기에게 청각적으로 안정감을 주기 위해 최대한 주변 소음을 없애고, 아기가 엄마 목소리를 처음 듣게 합니다.

촉각 갑자기 세상에 나온 아기가 불안해하지 않도록 분만 후에는 곧바로 아기를 엄마 가슴 위에 올려 젖을 물립니다.

호흡 아기가 폐 호흡에 적응할 수 있도록, 분만 후에 탯줄을 바로 자르지 않고 탯줄의 혈액 순환이 저절로 멈출 때까지 5~10분 기다렸다가 탯줄을 자릅니다.

중력 양수와 비슷한 온도의 따뜻한 물이 담긴 욕조를 분만실에 미리 준비해 두고, 아기가 태어나면 욕조에서 15분 정도 놀게 합니다. 자궁 안팎은 중력이 다르므로 아기가 긴장을 풀고 자유롭게 몸을 움직이면서 중력에 익숙해지고 바깥 환경에 적응하도록 합니다.

수중 분만

체온과 비슷한 37℃ 정도의 따뜻한 물속에서 앉은 자세로 아기를 낳는 분만 방법입니다. 임산부는 물속에 있으므로 몸도 마음도 긴장이 풀려 편안해지고 진통을 덜 느낍니다. 물의 부력 때문에 쪼그려 앉는 자세를 취하기가 쉽고 골반이 잘 벌어져 힘주기가 수월해집니다.

임산부는 자궁구가 5~6cm 정도 열렸을 때 욕조 안에 들어갑니다. 아기가 태어나면 곧바로 엄마 품에 안기고 아빠가 탯줄을 자릅니다.

수중 분만은 임산부와 아기가 질병에 감염될 위험이 있고, 태아의 심장 박동 상태를 지속적으로 확인할 수 없다는 단점이 있습니다. 임산부에게 감염성 질환이 있거나 임신 중독증이 있는 경우, 태반에 문제가 있는 경우에는 수중 분만을 할 수 없습니다.

그네 분만

수중 분만처럼 자궁구가 5~6cm 정도 열렸을 때 분만용 그네에 앉아서 분만합니다. 분만용 그네는 임산부가 원하는 대로 편안한 자세를 취할 수 있도록 특수하게 고안된 형태입니다. 임산부는 중력의 작용을 받아 한결 수월하게 분만할 수 있습니다. 다만, 진통 시 중력이 매우 크게 작용하여 아기가 내려오는 힘이 강해져 회음부 열상을 입을 수 있습니다.

공 분만

분만 공을 이용하여 앉거나 기대거나 무릎을 꿇는 등 다양한 자세를 취할 수 있습니다. 임산부가 평소 집에서도 연습하기 좋으며, 자기 몸을 관리하면서 분만에 대해 긍정적인 태도를 갖도록 도와줍니다. 분만 시 공위에 앉아 골반을 자연스럽게 흔들고 회전시켜 주면서 분만이 빠르고 수월하게 진행될 수 있게 합니다. 분만 공의 크기는 사용하는 여성의 키에 따라 달라집니다. 대다수 임산부에게 잘 맞는 크기는 지름 65cm입니다.

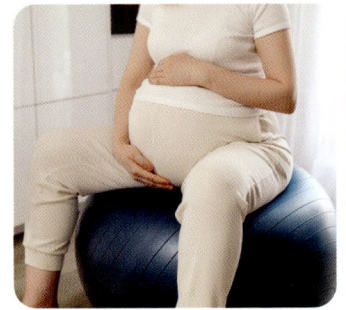 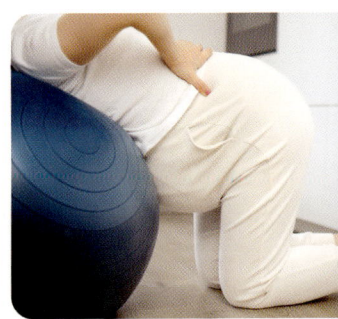

질식 분만을 돕는 다양한 방법

아기가 엄마의 질을 통해 나오는 방식을 질식 분만이라고 하고, 정상적인 질식 분만을 자연 분만이라고 합니다. 질식 분만을 하되, 임산부와 태아의 안전을 위해 약물이나 기구의 도움을 받아 분만을 진행하기도 합니다. 대표적인 방법으로 유도 분만, 무통 분만, 흡입 분만, 겸자 분만이 있습니다.

유도 분만 자연 진통이 없는 임산부에게 약물 등을 사용하여 인위적으로 진통을 일으키는 방법입니다. 보통 분만 예정일이 1~2주 이상 지났는데도 진통이 없거나 임산부와 태아에게 건강상의 문제가 있어 더 이상 임신을 유지할 수 없을 때 유도 분만을 합니다. 양수가 터졌는데 진통이 없거나 양수가 너무 적은 경우, 태아가 자궁 내에서 더 이상 자라지 못하거나 너무 큰 경우에도 유도 분만을 고려합니다.

일반적으로 자궁 수축을 유도하기 위해 옥시토신이라는 촉진제를 사용하고, 자궁 경부가 부드럽게 열리도록 프로스타글란딘이란 약물을 질정제로 사용합니다. 촉진제를 사용했는데도 진통이 오지 않아 분만에 실패하기도 하는데 이 경우 제왕 절개로 분만할 수 있습니다. 간혹 자궁 수축이 강해서 혈압이 떨어지거나 과다 출혈이 발생하기도 합니다. 따라서 산모와 태아의 상태를 정확히 점검하여 촉진제 투여 여부를 신중하게 결정해야 합니다.

무통 분만 척수와 뇌척수액을 감싸고 있는 경막 외강에 마취제를 주사하여 임산부의 진통을 줄이는 방법입니다. 경막 외 마취(흔히 '무통 주사'를 놓는다고 함)를 하면 하반신의 감각 신경만 마취되므로 산모의 의식이 깨어 있고 운동 신경도 살아 있어 의사의 지시에 따라 힘주기를 할 수 있습니다.

무통 분만을 선택했다고 해서 진통을 전혀 겪지 않는 것은 아닙니다. 보통 초산부는 자궁구가 5~6cm 열렸을 때, 경산부는 3~4cm 열렸을 때 경막 외 마취를 합니다. 너무 빨리 마취하면 자궁 수축이 억제되어 자궁구가 제대로 열리지 않기 때문입니다. 마취를 하면 통증이 줄어 한결 수월하게 분만할 수 있습니다.

다만 가끔 마취 효과가 나타나지 않는 산모가 있고, 분만 후에는 마취 후유증으로 두통, 경련, 구토, 경미한 복부 통증 등이 나타날 수 있습니다. 또한 마취과 전문의의 판단에 따라 무통 분만을 할 수 없는 임산부도 있습니다. 예를 들어 허리에 손상이 있거나 척추 이상이 있는 경우, 신경계에 이상이 있거나 저혈압이 심한 경우, 마취제에 과민 반응을 보이거나 주사 놓는 자리에 피부 질환이 있는 경우에는 경막 외 마취를 할 수 없습니다.

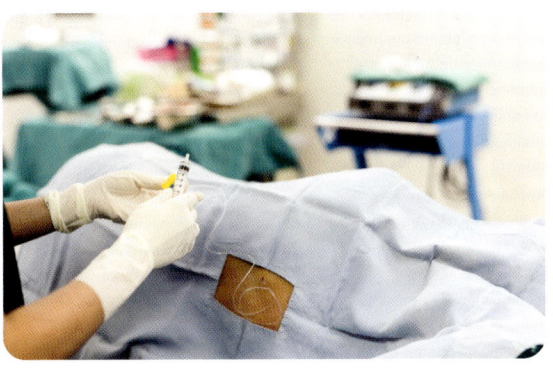

경막 외 마취는 고난도의 마취이고, 분만 후 문제가 생겼을 때 바로 조치해야 하므로 마취과 전문의가 상주하는 병원에서 진행하는 것이 좋습니다.

흡입 분만, 겸자 분만 흡입 분만과 겸자 분만은 아기가 산도를 잘 통과할 수 있도록 기구를 써서 도와주는 시술입니다. 태아가 산도를 내려오다가 멈췄는데 산모가 지쳐서 힘을 주지 못하면 태아도 좁은 산도 속에서 지치고 산소 부족으로 위험해질 수 있습니다. 이때 흡입 분만이나 겸자 분만을 시행할 수 있습니다.

흡입 분만은 진공 흡입기를 아기 머리에 씌워 빨아들이는 힘으로 머리를 밖으로 빼내는 방식입니다. 겸자 분만은 가위처럼 생긴 집게로 아기의 머리 양쪽을 잡아당겨 꺼내는 방식입니다. 흡입 분만이나 겸자 분만을 시행한 경우 산모는 질 열상이나 질 혈종이 생길 수 있고, 아기는 두피나 안면에 열상이나 찰과상 등이 생길 수 있습니다. 요즘 겸자 분만은 거의 시행하지 않습니다.

Part 4 안전한 분만

분만 징후와 대응

분만 예정일이 가까워지면 곧 아기를 만날 생각에 설레기도 하지만 정확한 분만 날짜를 알 수 없기에 불안하기도 합니다. 하지만 분만이 임박했음을 알려 주는 징후들이 있습니다. 대표적인 분만 징후와 그에 대한 대응 방법을 알아봅니다.

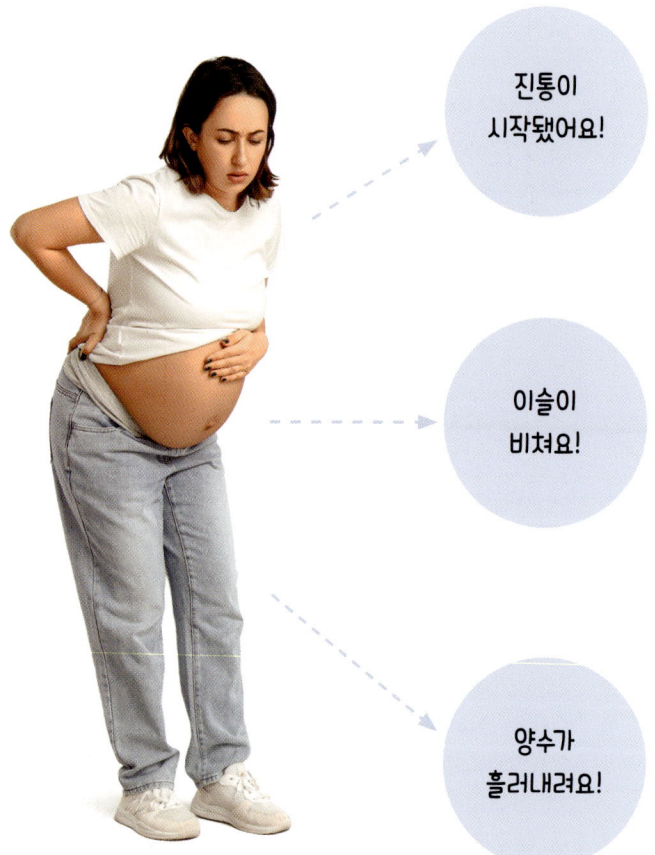

진통이 시작됐어요!
- 자궁 수축이 일정한 간격으로 강하게 일어나요.
- 초산부는 5~10분, 경산부는 15~20분 간격으로 진통이 규칙적이면 분만이 가까워졌다는 신호!

이슬이 비쳐요!
- 피가 섞인 점액성 분비물이 보여요. 대개 피가 몇 방울 보이는 정도이지만 생리혈처럼 붉게 많이 나오는 경우도 있어요.
- 이슬이 비친다는 건 자궁구가 열리기 시작했다는 신호!

양수가 흘러내려요!
- 미지근한 물이 다리를 타고 흘러내려요. 양수가 터진 것으로, 양수는 약간 비릿한 냄새(묽은 락스 냄새)가 나는 맑은 물이에요. 금세 마를 만큼 적게 나오기도 하고, 심하게 쏟아져 내리기도 해요.
- 양수가 터진 건 분만이 임박했다는 신호!

> 진통, 이슬, 양막 파수는 대표적인 분만 징후이지만 이 증상들이 일정한 순서에 따라 나타나는 것은 아닙니다. 진통이 시작된 뒤에 이슬이 비치기도 하고, 전혀 이슬이 비치지 않는 사람도 있습니다. 또한 대부분 진통이 시작되고 양수가 터지지만, 양수가 먼저 터지는 사람도 있습니다. 분만 예정일이 다가오면 어떤 증상이 어떻게 나타날지 모르니 몸에 나타나는 증상들을 주의해서 살피기 바랍니다.

초산부에게 분만 징후가 나타난다면

초산부는 이슬이 비치고 나서도 진통이 오기까지 꽤 시간이 걸립니다. 몇 시간에서 며칠까지 개인차가 많이 납니다. 따라서 이슬이 비쳤다고 바로 병원에 가야 하는 건 아닙니다. 진통이 5~10분 간격으로 짧아지거나 강한 통증이 느껴질 때 병원에 가면 됩니다.

경산부에게 분만 징후가 나타난다면

경산부라면 이슬이 비쳤을 때 병원에 갈 준비를 하고, 진통이 시작되면 바로 병원에 가도록 합니다. 경산부는 출산 경험이 있기 때문에 자궁 경부가 열리는 속도가 초산 때보다 빠르고, 본인이 느끼지 못하는 사이에 이미 자궁구가 상당히 열린 경우도 많습니다. 임신 막달에는 언제든 병원에 갈 채비를 해 두고, 분만 징후가 보이면 바로 병원에 가는 것이 안전합니다.

양수가 터졌다면

초산부든 경산부든 양수가 터졌다면 바로 병원에 가야 합니다. 양수가 터지면 24시간 이내에 분만을 해야 태아가 안전합니다. 그 이상 지체하면 질 주변이나 항문 근처에 있던 세균이 터진 양막을 통해 자궁 속으로 들어가 태아를 감염시킬 위험이 있기 때문입니다.

양수가 흐른다고 목욕을 하거나 질 세척을 해서는 안 됩니다. 역시 세균 감염 위험이 있기 때문입니다. 또한 병원까지 짧은 거리라 해도 절대로 걸어가서는 안 됩니다. 몸을 움직이면 양수가 더 많이 흘러내려 태아가 위험할 수 있기 때문입니다. 차로 병원에 가는 동안에도 양수가 계속 흐를 수 있으므로 속옷에 패드를 대고 비스듬히 누운 자세를 유지합니다.

❗ 정상적인 양수의 색깔은 무색투명합니다. 혈액이 약간 섞여 연한 분홍색을 띨 수도 있습니다.

분만 징후를 구별하는 방법

진진통과 가진통 임신 중·후기에 일시적인 자궁 수축으로 인해 나타나는 통증을 '가진통'이라 하고, 분만이 임박했음을 알리는 통증을 '진진통'이라고 합니다. 가진통과 진진통은 다음과 같이 구별합니다.

구분	가진통	진진통
규칙성	불규칙적	규칙적
진통 강도	변화가 없거나 약해짐	점점 강해짐
진통 간격	1시간에 1~2회	짧은 간격
진통 부위	하복부	등, 복부 전체
자세에 따른 통증	자세를 바꾸거나 쉬면 통증이 줄어듦	자세를 바꾸거나 쉬어도 통증이 유지되거나 심해짐

요즘엔 진통 어플도 많이 사용합니다. 진통 시작 버튼과 종료 버튼을 누르면 어플이 진통 주기를 측정해서 병원에 가야 할 시점을 알려 줍니다.

이슬과 출혈 출산이 가까워지면 자궁 입구를 막고 있던 점액 상태의 분비물이 흘러나오는데 이것을 이슬이라고 합니다. 이때 피가 섞여 나오기 때문에 이것이 이슬인지, 이상 출혈인지 분간하기 어려울 수 있습니다. 이슬은 콧물처럼 끈적거리는 점액질로, 보통 붉은색이나 갈색 계열의 젤리 같은 질감입니다. 개인차가 있지만 대개 소량만 비칩니다. 만약 피가 덩어리째 나오거나 출혈이 멈추지 않는다면 바로 병원에 가서 진찰을 받아야 합니다. 이 경우 전치태반이나 태반 조기 박리 때문에 출혈이 발생했을 가능성이 크기 때문입니다.

양수와 분비물 양수는 맑게 흘러내리는 물이므로 끈적거리는 질 분비물과 구별됩니다. 또한 양수인지 소변인지 헷갈리는 경우도 있는데, 소변은 조절이 가능하지만 양수는 조절할 수 없습니다. 양수가 줄줄 새지 않고 조금씩 새는 정도라면 다른 분비물과 섞여 양수 여부를 판단하기 어려울 수 있습니다. 이럴 때는 병원에 연락하여 증상을 설명하고 의료진의 지시에 따르도록 합니다.

Part 4 안전한 분만

자연 분만

자연 분만은 수술하지 않고 아기가 엄마의 질을 통과해서 나오는 것으로, 말 그대로 가장 자연스럽고 건강한 분만 방법입니다. 자연 분만의 과정을 미리 숙지하고 머릿속에 그려 둔다면 분만 당일에 크게 당황하지 않고 대처할 수 있을 거예요.

분만을 준비하는 엄마와 태아

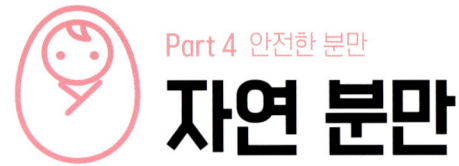

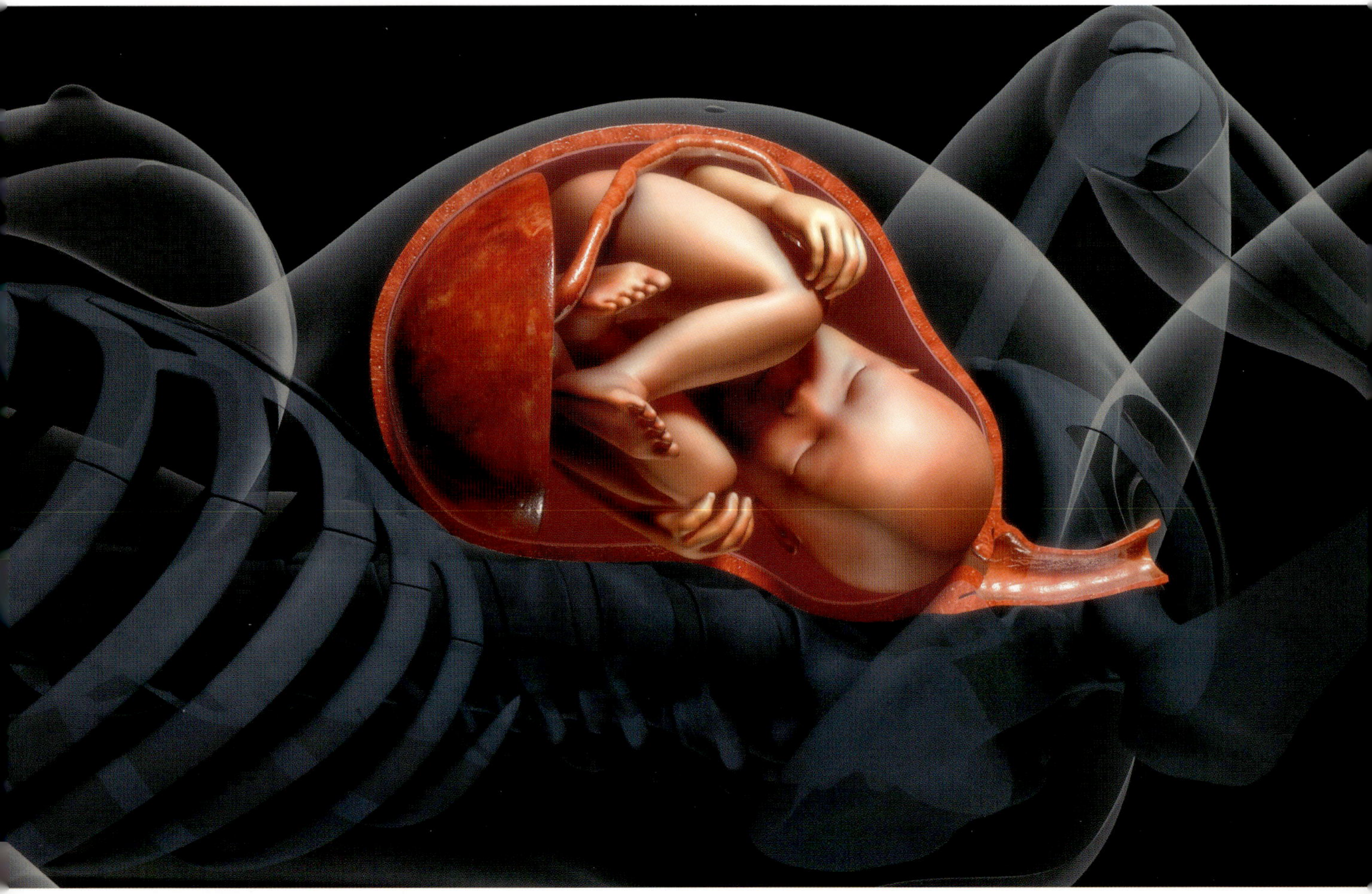

자연 분만을 하기 위해 분만대 위에 누운 산모와 태아의 모습이에요. 태아는 최대한 몸을 움츠려서 점점 더 골반 깊숙이 내려갑니다. 골반 안에 들어간 태아는 얼굴을 엄마의 엉덩이 쪽으로 향하고 산도를 빠져나갈 준비를 합니다.

아기는 엄마 뱃속에서 어떻게 나오는 걸까요?

자궁의 수축력과 산모의 힘주기(만출력), 태아의 자세와 힘, 산도의 변화가 조화를 이루면 아기가 순조롭게 태어납니다.

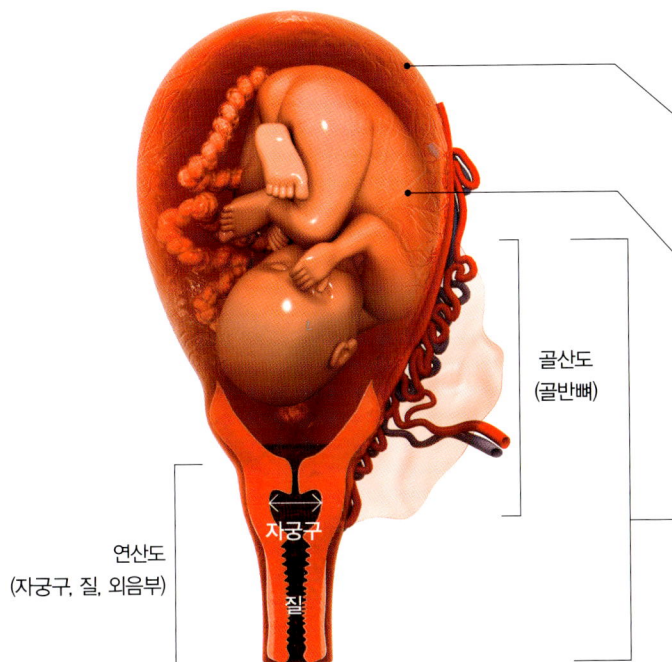

골산도 (골반뼈)

연산도 (자궁구, 질, 외음부)

자궁구

질

자궁의 수축력과 산모의 힘주기
규칙적인 자궁 수축에 의한 통증이 진통입니다. 태아가 산도를 통과하려면 자궁 수축과 산모의 힘주기가 필요합니다.

태아의 자세와 힘
일단 태아의 머리부터 산도에 잘 들어가야 합니다. 태아는 좁고 구불구불한 산도를 잘 빠져나오려고 산도의 모양에 맞게 몸을 돌려가며 내려옵니다.

산도의 변화
산도는 태아가 나오는 길로, 출산이 가까워지면 부드러워지고 느슨해집니다. 분만이 시작되면 태아의 머리가 누르는 힘과 자궁의 수축력 때문에 산도가 점점 넓어집니다.

태아의 머리

태아의 머리뼈(두개골)는 6개로 이루어져 있는데, 뼈와 뼈 사이에 틈이 있습니다. 태아가 좁은 산도를 빠져나올 때 이 틈이 좁혀지고 조금씩 겹치면서 머리 모양이 변합니다. 그래서 갓 태어난 아기의 머리는 고깔처럼 긴 경우가 많은데, 자라면서 정상적인 머리 모양으로 돌아옵니다.

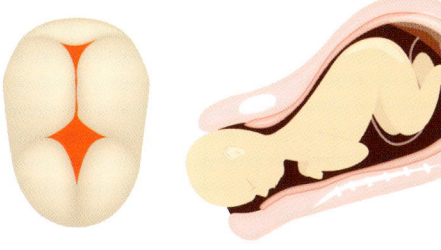

태아의 머리뼈 　　　 머리 모양이 좁고 길어진 태아

산도의 구조와 역할

골산도는 골반뼈와 주변 관절, 인대로 이루어져 있습니다. 임신 후기가 되면 골반뼈를 이어 주는 관절이 느슨해지고, 분만할 때는 조금 넓어집니다. 연산도는 자궁구, 질, 외음부를 비롯해 그 주변을 둘러싼 조직으로 이루어져 있습니다. 분만이 가까워질수록 연산도는 부드러워지고 늘어납니다. 아기는 좁은 산도를 빠져나오면서 전신 피부에 자극을 받게 되는데, 이 자극이 아기의 뇌 기능을 활성화하여 뇌 발달에 도움을 줍니다.

다만 골산도가 원래 좁은 경우, 임신 중 살이 너무 쪄서 산도에 지방이 쌓인 경우, 고령 임신이나 수술 등으로 인해 연산도가 굳어져 잘 열리지 않는 경우에는 분만 과정이 예상보다 많이 늦어지거나 제왕 절개를 해야 할 수도 있습니다.

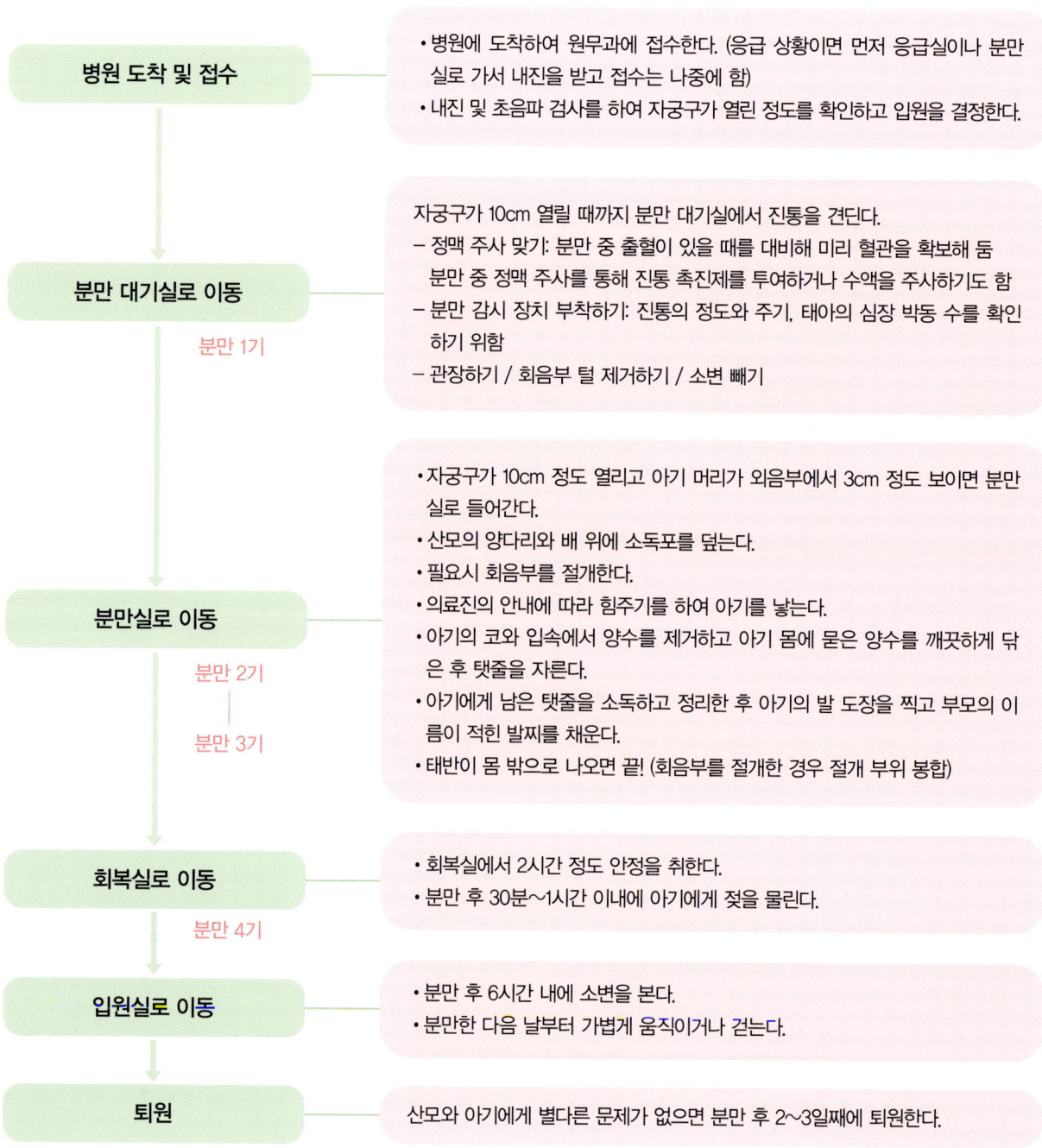

진통을 줄이고 분만을 촉진하는 방법

진통 이해하기

진통 지속 기간은 30초~2분 정도이고, 진통과 진통 사이의 간헐기에는 진통이 없습니다. 간헐기에 최대한 호흡을 가다듬고 몸을 이완합니다.

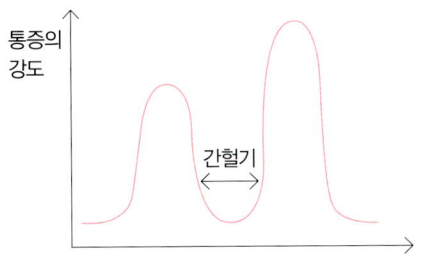

호흡하기

진통 강도에 따라 라마즈 호흡법(120쪽 참고)을 활용합니다. 기본적으로 진통 초기에는 얕고 빠른 호흡을 하고, 진통이 강할 때는 천천히 깊은 호흡을 합니다.

마사지하기

남편이 아내의 허리와 등, 어깨와 팔, 허벅지를 전체적으로 가볍게 문질러 줍니다. 몸이 이완되고 긴장이 풀립니다.

주의 돌리기

진통 초기에는 잡담하기, 음악 듣기, TV 시청하기, 아로마 향 맡기 등으로 주의를 분산하면 진통을 견디기 쉽습니다.

*진통이 올 때 심하게 소리를 지르거나 몸부림을 치면 체력이 급속히 떨어져 정작 힘을 줘야 할 때 힘을 줄 수 없습니다.

자세 바꾸기

진통으로 힘들 때는 다양한 자세를 시도해서 자신에게 가장 편안하고 효과가 있는 자세를 찾습니다.

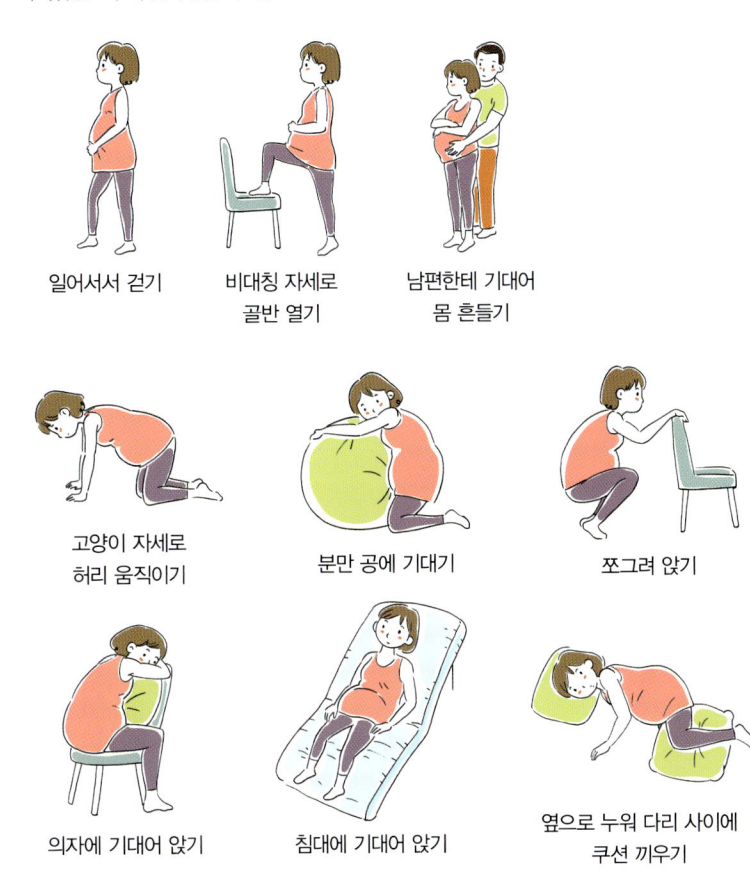

일어서서 걷기 / 비대칭 자세로 골반 열기 / 남편한테 기대어 몸 흔들기
고양이 자세로 허리 움직이기 / 분만 공에 기대기 / 쪼그려 앉기
의자에 기대어 앉기 / 침대에 기대어 앉기 / 옆으로 누워 다리 사이에 쿠션 끼우기

진통 촉진제 사용하기

진통이 약해지거나 진통 간격 또는 진통 지속 시간에 변화가 없어서 분만이 진행되지 않는 경우에 진통 촉진제를 써서 진통을 유발하기도 합니다. 의사가 진통 촉진이 필요하다고 판단하면 산모에게 설명하고 동의를 구한 후에 촉진제를 투여합니다. 진통 촉진제를 썼는데도 진통이 오지 않거나 분만이 진행되지 않으면 태아와 임신부의 안전을 위해 제왕 절개 수술을 하기도 합니다.

분만 진행 과정

진통 시간: 총 진통 시간은 초산부의 경우 평균 8~12시간, 경산부의 경우 평균 6~8시간 정도입니다. 그러나 산모의 나이, 골반과 태아의 크기, 진통 강도 등에 따라 개인차가 매우 큽니다. 특히 잠복기의 개인차가 크게 나타납니다.

분만 단계	분만 1기 진통이 시작될 때부터 자궁구가 완전히 열릴 때까지		
	잠복기	활성기	이행기
자궁구 개방 정도와 진통 상태	• 진통이 시작되고 자궁구가 3cm 정도 열린 시기 • 분만 1기 중 가장 긴 시기로 진통 강도가 약함 • 진통 간격: 5~10분 • 진통 지속 시간: 20~40초	• 본격적인 진통이 나타나고 자궁구가 3~8cm까지 열린 시기 • 진통이 강해지고 자궁구 개방 속도가 빨라짐 • 진통 간격: 3~5분 • 진통 지속 시간: 40~60초	• 자궁구가 8~10cm로 거의 다 열린 시기 • 진통이 매우 강해서 가장 힘든 시기이며 배변감이 느껴짐 • 진통 간격: 1~2분 • 진통 지속 시간: 50~80초 **분만실로 이동**
태아의 상태	태아가 최대한 몸을 오므려서 자궁구 쪽으로 내려간다.	태아가 엄마 몸의 측면(다리 쪽)을 보면서 골반 입구까지 더 내려간다.	골반 안에 들어가면 얼굴을 엄마의 등 쪽으로 돌린다.
산모가 할 일	• 아직까지는 통증을 참을 만하다. 편안한 자세로 몸과 마음의 긴장을 푼다. 졸리면 자도 된다. • 무통 분만을 한다면 이때 결정해야 한다.	• 통증을 참기가 어려워진다. 라마즈 호흡을 하거나, 복식 호흡과 흉식 호흡을 번갈아 가며 한다. • 무통 분만을 한다면 이때 진통제를 맞는다.	• 통증이 극심하다. 진통이 올 때 숨을 짧게 들이마시고 길게 내뱉는 호흡을 한다. • 힘을 주고 싶은 느낌이 들어도 참는다. 의사의 지시가 있을 때 힘을 준다.

분만 2기를 '만출기'라고도 합니다. 이때 힘을 주면 외음부에서 아기 머리가 보였다가 힘을 빼면 보이지 않는 상태가 됩니다. 이후 분만이 더 진행되면 힘을 주지 않아도 아기 머리가 계속 보이는 상태가 되고 여기서 한두 번 더 힘을 주면 아기 머리가 나옵니다.

분만 2기 자궁구가 완전히 열리고 태아가 나올 때까지		분만 3기 태반이 나올 때까지
• 자궁구가 완전히 벌어지고 강한 진통이 이어짐 • 진통 간격: 1~2분 • 진통 지속 시간: 60~90초		• 서서히 자궁이 수축되면서 진통이 가라앉음 • 분만 후 5~10분 정도 지나서 가벼운 진통이 나타나고(후진통) 태반이 자궁벽에서 떨어짐

회복실로 이동 → 분만 4기
• 태반이 완전히 나온 후 1~2시간
• 분만 후 산모가 안정되는지를 확인함

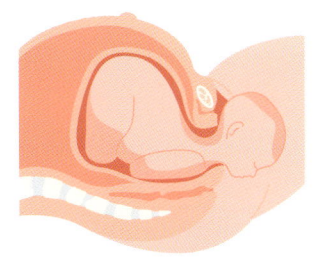

골반 출구에 이르면 턱을 들어 올려 머리부터 산도를 빠져나온다.

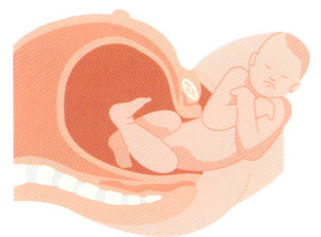

얼굴이 엄마의 허벅지 쪽을 향하게 90도 회전해서 어깨를 한쪽씩 꺼내고, 나머지 몸도 빠져나온다.

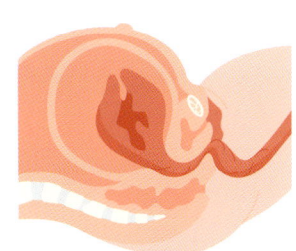

태반이 자궁 안에 고인 피와 함께 몸 밖으로 나온다.

• 힘주기가 가장 중요한 시기. 의료진의 지시에 따라 심호흡을 하고 대변 볼 때처럼 항문에 힘을 준 뒤 숨을 길게 내쉰다. • 다리를 넓게 벌려 아기가 산도를 쉽게 빠져나올 수 있게 돕는다. 턱을 가슴에 붙이고 등을 새우처럼 둥글게 만다.	• 아기의 머리가 빠져나오면 힘을 주지 않아도 된다. • 의료진의 지시에 따라 숨을 짧게 들이마셨다가 길게 내뱉는 호흡을 한다.	• 가볍게 힘을 주어 태반을 몸 밖으로 밀어낸다. • 의료진은 태반이 완전히 나오고 자궁 수축이 잘되는지 확인한다.

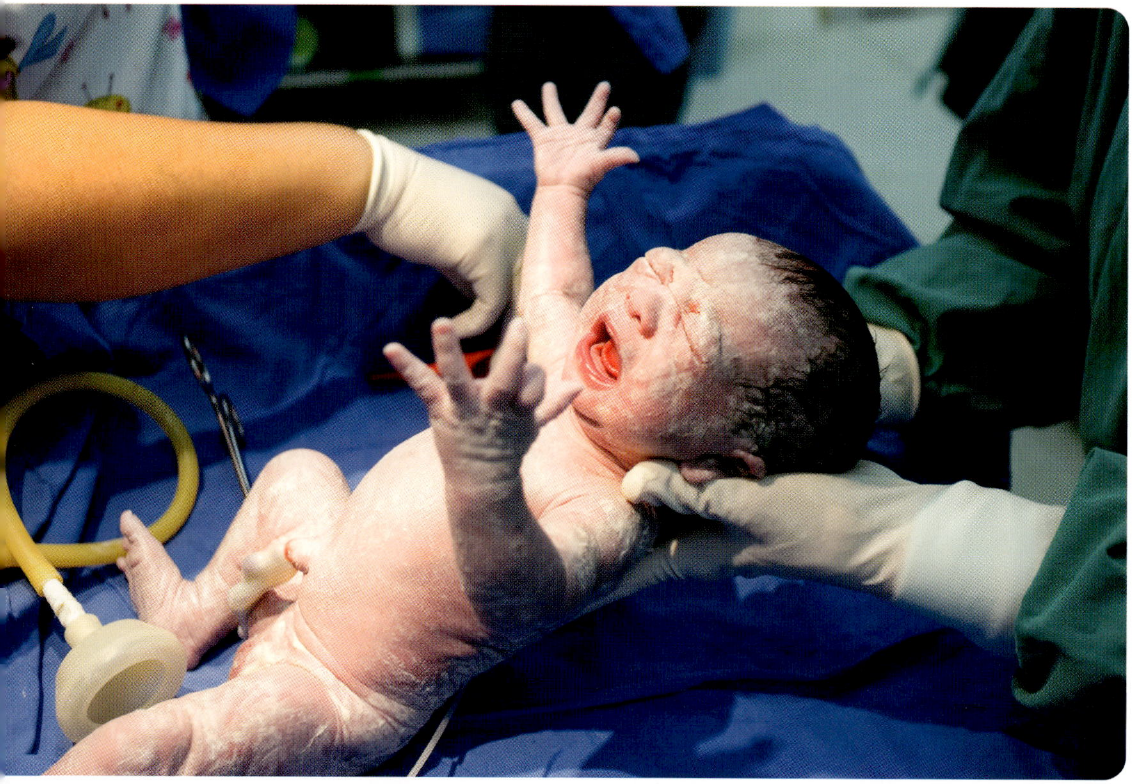

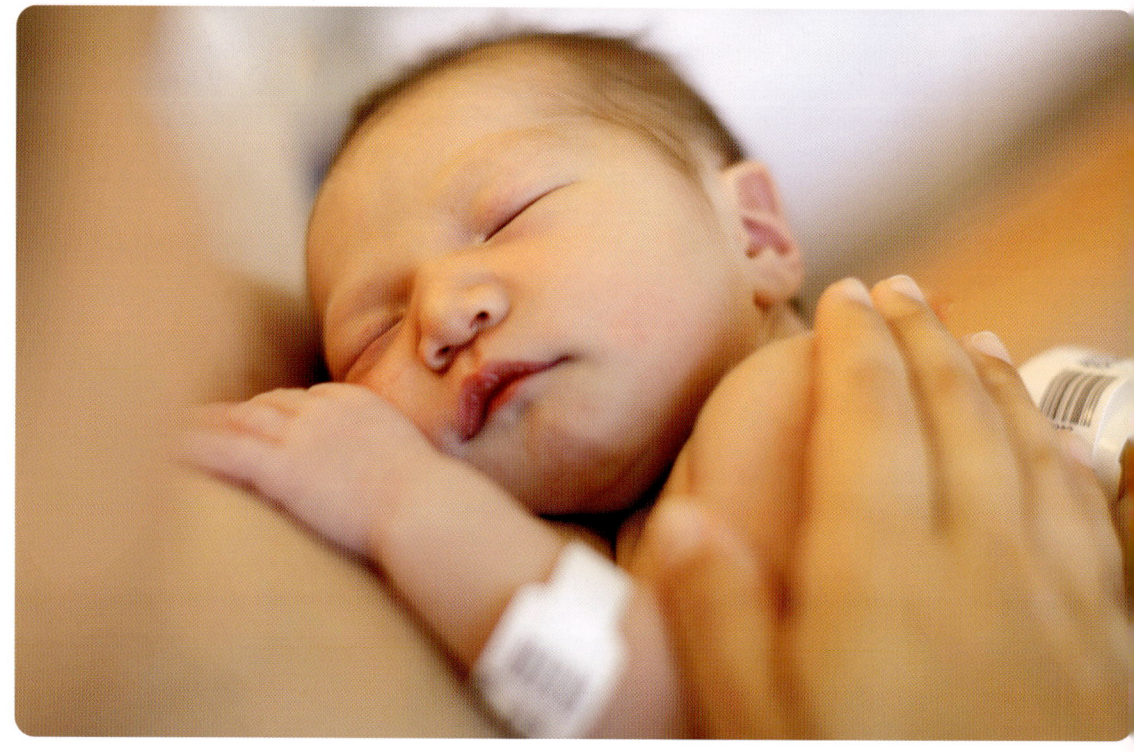

생명 탄생!
갓 태어난 아기가 첫울음을 터트리고 있어요. 진통하느라 고생한 엄마에게 이만큼 반가운 소리가 있을까요.

태어나자마자 엄마 가슴에 편안하게 안긴 신생아. 피부와 피부를 밀착시켜 엄마와 아이의 유대감을 높이는 캥거루 케어랍니다.

Q&A

자연 분만

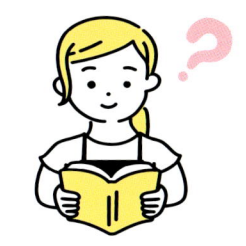

Q 분만 굴욕 3종 세트, 꼭 해야 할까요?

A 관장, 제모, 내진을 우스갯소리로 분만 굴욕 3종 세트라고 부르는데, 임산부 입장에서는 다소 부끄럽고 불편한 의료 처치라서 이런 별칭이 붙었을 겁니다. 하지만 이 세 가지는 원활하고 안전한 분만을 위해 필요한 처치라고 생각하면 좋습니다.

산도와 직장이 붙어 있어서 태아가 산도를 내려올 때 직장을 눌러 변이 함께 밀려나오기도 합니다. 관장은 아기 머리가 나올 때 변이 아기에게 묻는 것을 예방하기 위해서입니다.

제모를 하는 이유도 감염 우려가 있기 때문입니다. 절개한 회음부를 봉합할 때 음모가 있으면 깨끗하게 봉합하기가 힘들고, 음모에 남아 있는 균 때문에 감염 위험이 있습니다. 제모를 할 때는 음모를 모두 제거하는 것이 아니라 절개 부위만 합니다. 요즘엔 임산부들이 미리 왁싱을 하고 병원에 오는 경우도 많습니다.

내진은 자궁이 열린 정도와 아기가 내려온 정도를 손가락의 감각으로 직접 진찰하는 것입니다. 관장과 제모는 임산부가 원치 않는다면 안 해도 되지만, 내진은 꼭 해야 합니다.

Q 회음부 절개를 꼭 해야 할까요?

A 아기 머리가 보이기 시작하면 회음부 절개 여부를 결정합니다. 이때 회음부 이완이 잘되어 아기 머리가 빠져나오는 데 문제가 없다고 판단되면 절개하지 않아도 됩니다. 그러나 절개 없이 분만했을 때 피부가 찢어져서 상처가 나면 봉합하기도 힘들고 감염 위험도 커집니다. 당연히 회복 기간도 길어집니다. 열상(찢어진 상처)이 심하면 방광류, 직장류, 요실금 같은 합병증이 생기기도 합니다.

회음부 열상이나 절개를 최소화하여 통증을 줄이고 빠른 회복을 돕기 위해 회음부 열상 방지 주사를 맞기도 합니다. 이 주사는 선택 사항이며 산모에 따라 부작용이 나타날 수 있으므로 반드시 담당의와 상담한 후에 접종 여부를 결정해야 합니다.

회음 절개 방법

회음은 질 출구와 항문 사이를 말합니다. 회음 절개 방식에는 '측방 절개'와 '중앙 절개'가 있습니다. 의사는 질과 항문 간 거리, 태아와 골반의 크기, 회음부의 길이와 넓이 등을 고려하여 절개 방식을 결정합니다. 아기가 태어나고 태반까지 완전히 나오면 절개한 부위를 봉합합니다. 이때 대개 녹는 실로 봉합하기 때문에 나중에 따로 제거하지 않아도 됩니다.

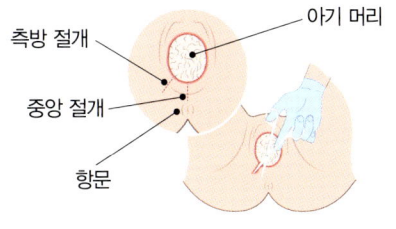

Q 무통 주사를 맞으면 하나도 안 아픈가요?

A 무통 주사는 기본적으로 통증을 줄여 주는 수단이지 통증을 완전히 없애 주는 것은 아

Q&A

닙니다. 통증의 60~90% 정도를 줄여 준다고 알려져 있지만 개인차가 큽니다. 개인별 민감도, 마취제가 퍼진 정도, 마취 주입량 등에 따라 거의 통증을 못 느꼈다는 산모도 있고, 마취 효과가 약해 진통을 그대로 다 느꼈다는 산모도 있습니다.

무통 주사의 효과를 제대로 보려면 무엇보다 적절한 시기에 맞는 것이 중요합니다. 자궁구가 거의 다 열렸다면 무통 주사를 맞아도 거의 효과를 볼 수 없습니다. 자궁구가 3~5cm 정도 열린 활성기에 맞아야 합니다.

Q 진통 중 허기가 지면 음식을 먹어도 될까요?

A 진통이 시작되면 기본적으로 금식해야 합니다. 진통을 하면 장운동이 느려져 먹은 음식을 토하거나 음식이 폐로 넘어갈 수 있기 때문입니다. 금식을 해야 하는 또 다른 이유는 응급 수술이나 마취를 해야 하는 상황이 발생할 수도 있기 때문입니다. 음식을 먹고 얼마 지나지 않아 수술을 하게 되면 마취된 임산부가 토할 수 있고, 이때 위장 속 음식물이 기관지로 들어가 위험해질 수 있습니다.

Q 진통 중 갈증이 나면 음료수를 마셔도 될까요?

A 관장을 하고 난 후에는 금식할 뿐 아니라 물도 마시면 안 됩니다. 목이 너무 마르면 양치하듯 입안을 헹귀 내거나 입술을 가볍게 적셔 줍니다.

Q 분만 중에 너무 힘들면 소리를 질러도 되나요?

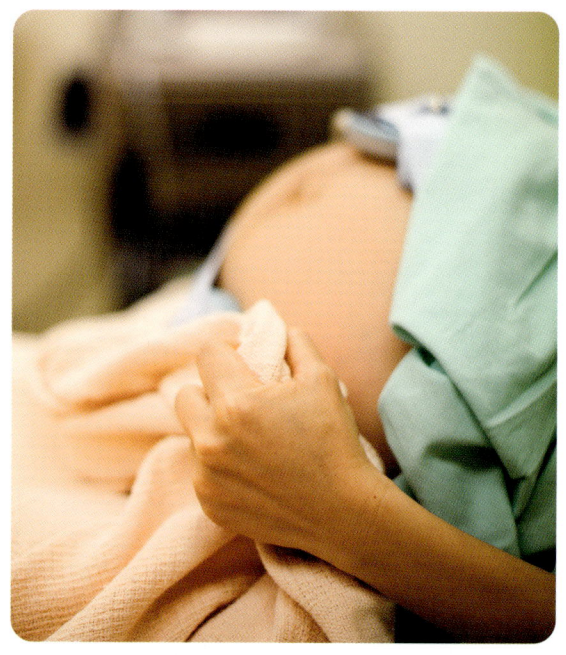

만삭의 임산부가 분만 대기실에서 진통을 견디고 있습니다. 배 위에 분만 감시 장치를 고정하여 자궁 수축의 강도와 지속 시간, 태아의 심박수를 측정합니다.

A 진통이 심할 때는 소리를 질러도 됩니다. 하지만 소리를 너무 크게 지르거나 오래 지르면 태아에게 공급되는 산소량이 적어지고 태아가 스트레스를 받을 수 있습니다. 또 소리를 지르느라 체력이 급격히 소모되어 정작 힘주기가 필요할 때 제대로 힘을 줄 수 없게 됩니다.

Q 분만한 후에 바로 샤워해도 될까요?

A 자연 분만을 하면 온몸이 땀으로 젖고 끈적끈적해서 빨리 샤워를 하고 싶어집니다. 바로 간단하게 따뜻한 물로 샤워를 해도 됩니다. 다만 어지럽거나 너무 기운이 없다면 컨디션을 회복한 후에 샤워를 하는 것이 좋습니다. 욕조 목욕은 세균 감염의 위험이 있으므로 산후 4~6주 이후에 하는 것이 안전합니다.

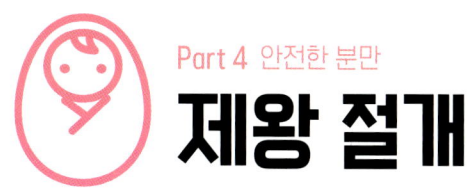

Part 4 안전한 분만

제왕 절개

제왕 절개는 산모의 배를 절개해서 태아를 꺼내는 수술입니다. 어떤 경우에 제왕 절개 수술을 하는지, 수술 과정과 수술 후 입원 생활은 어떻게 진행되는지 알아봅니다.

어떤 경우에 제왕 절개를 할까요?

기본적으로 임산부나 태아의 상태가 자연 분만이 어려운 경우에 안전하게 분만할 수 있는 방법으로 제왕 절개를 선택합니다. 임신 중에 이미 수술하는 것으로 정해져서 계획적으로 시행하는 '선택적 제왕 절개'와 분만 도중 긴급하게 결정되는 '응급 제왕 절개'가 있습니다.

특히 담당의에게 선택적 제왕 절개를 권유받는다면 수술을 해야 하는 이유, 자연 분만 가능성 및 위험성, 수술 이후의 트러블 등에 대해 자세한 설명을 듣고 수술 여부를 결정하도록 합니다. 제왕 절개 수술과 관련하여 궁금한 점이나 불안한 점이 있다면 담당의에게 무엇이든 물어보고 확인하세요.

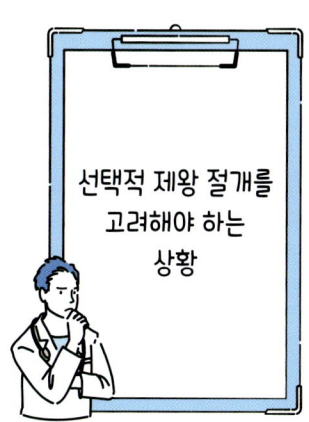

선택적 제왕 절개를 고려해야 하는 상황

- 이전에 종절개(세로 절개) 방식으로 제왕 절개를 한 경우
- 이전에 자궁 근종 수술을 받았거나 자궁 근종이 발견된 경우
- 임신 36~37주가 지나도 태아가 역아 상태이거나 옆으로 누운 경우
- 전치태반인 경우
- 태반 기능이 떨어져 태아에게 산소 공급이 원활하지 않은 경우
- 태아가 4kg 이상의 거대아이거나 2.5kg 이하의 저체중아인 경우
- 심각한 임신 중독증인 경우
- 선천성 심장병, 천식, 갑상샘 질환 등 심각한 내과 질환을 앓고 있는 경우
- 허리 통증이 심해 자연 분만을 하면 척추에 무리가 갈 경우
- 다태 임신인 경우
- 35세 이상의 고령 초산모인 경우
- 자궁 경부나 질에 감염 질환이 있는 경우

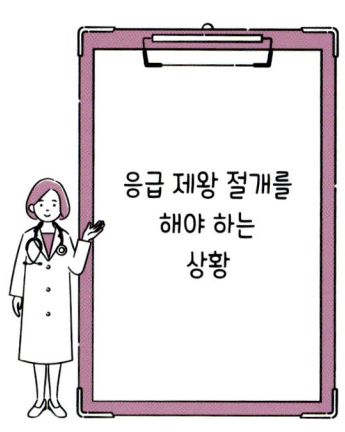

응급 제왕 절개를 해야 하는 상황

- 활성기에 분만 진행이 너무 느린 경우
- 분만 중 태아에게 저산소증이 발생한 경우
- 산모의 골반에 비해 태아의 머리가 커서 골반을 빠져나오지 못하는 경우
- 태반 조기 박리(아기가 나오기 전에 태반이 먼저 자궁벽에서 떨어진 상태)인 경우
- 탯줄이 태아보다 먼저 나온 경우
- 태아의 맥박이 떨어진 경우
- 진통이 미약한 경우
- 진통 중 산모에게 열이 나는 경우
- 조기 파수 되어 24시간 이내에 진통이 오지 않는 경우
- 자궁이 파열된 경우
- 유도 분만이 실패한 경우

수술 전 과정 한눈에 보기

수술 전 준비 사항
- 수술 동의서 작성하기
- 수술 전 8시간 이상 금식하기
- 화장, 손발톱 매니큐어 제거하기

  - 수술 며칠 전에 병원에서 수술에 대한 설명과 부작용 등을 설명하고 수술 동의서를 줍니다. 임산부 본인 또는 대리인이 서명하여 수술 당일에 가져옵니다.
  - 화장이나 매니큐어는 마취할 때, 산소 포화도를 측정할 때 지장을 주기 때문에 반드시 지워야 합니다.

기본 검사
1. 수술 전날 또는 당일에 입원한다.
2. 심전도·혈액·소변·간 기능·초음파 검사를 하고, 태아와 산모의 상태를 확인한다.

  - 수술 당일 2~3시간 전에 병원에 가서 입원 수속을 하는 경우가 많습니다.

수술 준비와 마취
1. 회음부와 치골 부위의 음모를 제거한다.
2. 혈관을 확보하기 위해 링거를 꽂고 소변을 받기 위해 도뇨관을 꽂는다.
3. 척추 마취 또는 전신 마취를 한다.

  - 병원에 따라 음모 제거를 미리 하고 오도록 안내하기도 합니다.
  - 척추 마취를 하면 하반신만 마취되고 의식이 있습니다. 따라서 아기가 나오면 바로 볼 수 있습니다. 이후 산모가 안정을 취하도록 수면제를 주사합니다. 전신 마취를 하면 의식이 사라지므로 분만 후 마취가 깬 다음에 아기를 볼 수 있습니다.

절개
1. 치골 위 3cm 정도 되는 지점(비키니 라인)을 약 10cm 절개하고 복벽을 벌린다.
2. 자궁벽을 절개한다.
3. 양막을 자른다.

  - 절개 방향에 따라 횡절개(가로 절개)와 종절개(세로 절개)로 나뉩니다. 수술 후 상처가 눈에 잘 띄지 않게 횡절개를 많이 합니다.

태아 꺼내기
1. 태아의 머리부터 자궁에서 꺼낸다.
2. 태아의 몸이 다 나오면 탯줄을 자른다.
3. 태반을 꺼내는 동안 신생아에게 응급 처치를 한다.

  - 자궁벽을 절개한 후 태아를 꺼내는 시간은 10분 이내입니다.

봉합
1. 양수, 양막 찌꺼기 등을 깨끗하게 제거하고 자궁 수축이 정상적인지 확인한다.
2. 자궁 절개부와 복벽을 차례로 꿰맨다.

  - 복벽을 꿰맬 때 근육과 지방층은 녹는 실로, 피부층은 뽑는 실로 꿰맵니다.

수술 후 입원 생활

[1일 차(수술 당일)]

몸 상태 수술 후 회복실에서 2시간 정도 안정을 취한 후 입원실로 옮겨요. 마취에서 깨면 수술 부위에서 강한 통증이 느껴집니다. 무통 주사로 통증을 완화하고 그래도 견디기 어려우면 간호사에게 진통제를 요청합니다. 수술 후에는 상처 부위가 빨리 지혈되는 것이 중요하므로 4~6시간 정도 배 위에 모래주머니를 올리고 복대로 감아 둡니다. 모래주머니를 뺀 뒤에도 3~4일 정도 복대를 골반 위에 단단하게 착용하고 움직이는 것이 좋아요. 누워 있을 때는 복대를 풉니다. 또한 오로(산후 분비물)가 나오므로 입원 기간 내내 패드를 계속 갈아 주세요.

모유 수유 통증이 심하긴 하지만 모유 수유를 할 생각이라면 첫날부터 아이에게 젖을 물리는 것이 좋습니다. 그래야 이후에 모유 수유가 원활해집니다. 첫날에는 몸을 움직이기 어려우므로 아이를 병실로 데려다가 옆으로 누운 자세로 수유합니다.

❗ 제왕 절개를 하면 보통 3일 정도 지나야 초유가 나옵니다. 젖이 나오지 않더라도 최대한 빨리 젖을 빨려야 모유 수유가 쉬워집니다. 모유 수유를 하지 않는다면 젖이 돌기 전에 젖 말리는 약을 간호사에게 요청하여 먹도록 합니다.

[2일 차]

몸 상태 수술 부위의 거즈를 제거하고 소독합니다.
식사 장 기능이 회복되어 24~48시간 내에 가스가 배출되면 그때부터 음식을 먹을 수 있습니다. 보통 첫 식사는 미음으로 제공됩니다.

❗ 제왕 절개 수술은 장을 직접적으로 건드리는 수술이 아니므로 수술 후 특별한 문제가 없으면 가스가 나오기 전이라도 의사의 판단 아래 물이나 부드러운 음식 섭취를 권하기도 해요. 주스나 커피, 우유 등 장과 위에 자극을 주는 음료는 가스가 나온 후에도 당분간 삼가는 것이 좋아요.

운동 도뇨관(소변줄)을 제거하고 모래주머니도 떼어 내므로 걸어 다닐 수 있습니다. 힘들어도 조금씩 몸을 움직이고 걷는 연습을 해야 회복이 빨라져요. 누워서 몸을 좌우로 움직이고 팔다리를 움직이는 상체 운동부터 시작합니다. 몸에 조금 힘이 생기면 윗몸을 일으켜서 앉는 연습을 하고, 이후에 침대에서 내려와 천천히 걸어 봅니다.

[3일 차]

몸 상태 통증이 많이 가라앉고 기력도 어느 정도 회복됩니다. 혼자서 화장실에 가거나 아이를 보러 갈 수 있습니다.
식사 죽이 먼저 제공되고 그다음부터 밥이 있는 산모식이 제공됩니다.
모유 수유 본격적으로 모유 수유를 합니다. 아기를 수유실로 데려와 직접 수유하기도 하고, 유축기로 젖을 짜서 신생아실에 가져다 주기도 합니다. 젖이 잘 돌게 하고 젖몸살을 예방하기 위해 유방 마사지를 열심히 합니다.

[4일 차]

몸 상태 몸이 많이 회복되어 걷는 것이 수월해집니다.
머리 감기 남편이나 가족의 도움을 받아 시원하게 머리를 감아 보세요.

❗ 일반적으로 병원에서는 퇴원한 후 1~2일 후에 샤워를 하라고 안내합니다. 샤워를 할 때도 물로 가볍게 합니다.

[5~7일 차(퇴원)]

몸 상태 수술 부위가 아물고 통증이 거의 사라져 몸이 편해집니다. 몸에 이상이 없으면 수술 부위의 실밥을 뽑습니다.
퇴원 산후 관리 및 신생아 관리, 모유 수유에 대한 교육을 받고 아기와 함께 퇴원합니다.

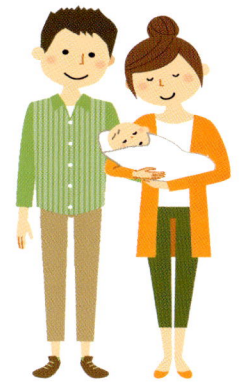

Q&A

제왕 절개

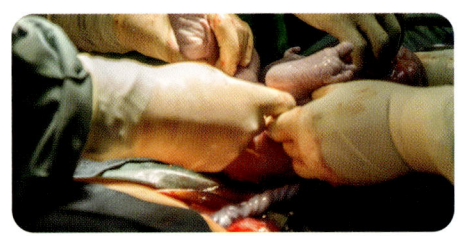

Q 제왕 절개 시 횡절개와 종절개가 어떻게 다른가요?

A 횡절개는 치골 바로 위쪽을 수평으로 절개하는 방식이고, 종절개는 배꼽부터 치골까지 길게 수직으로 절개합니다. 종절개는 수술 시간이 짧아 응급 상황에 적합합니다. 횡절개는 상처가 눈에 잘 띄지 않고 회복이 빠른 데 비해 종절개는 상처가 눈에 잘 띄고 회복 시간도 더 걸립니다.

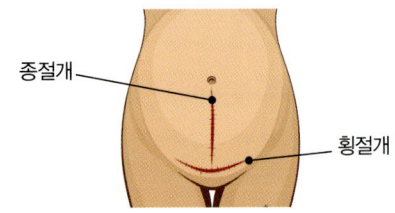

Q 분만 진통이 무서워요. 제왕 절개를 하는 게 좋을까요?

A 의학적으로는 제왕 절개를 할 이유가 없는데 제왕 절개로 낳겠다고 하는 경우가 있는데, 가장 큰 이유가 '분만 진통을 견딜 자신이 없어서'입니다. 출산을 경험한 많은 분들이 "자연 분만은 선불, 제왕 절개는 후불"이라고 해요. 일반적으로 자연 분만을 하면 출산 중에 고통이 크고, 제왕 절개를 하면 출산 후에 고통이 크기 때문입니다. 어떤 분만법이 더 낫다고 할 수는 없어요. 분만 시 가장 중요한 건 '산모와 아이의 건강과 안전'입니다. 자연 분만이 가능한 임산부라면 자연 분만을 우선적으로 고려하길 권합니다.

Q 첫째를 제왕 절개로 낳는다면 둘째는 자연 분만으로 낳을 수 있을까요?

A 일정한 조건이 맞으면 가능합니다. 예전에는 한번 제왕 절개 수술을 하면 그다음 분만 때도 제왕 절개를 해야 했습니다. 그러나 제왕 절개 수술 방법이 발전하고 분만 환경이 개선되면서 이후 자연 분만 성공률이 높아지고 있습니다. 제왕 절개 분만 후 자연 분만을 '브이백(VBAC, Vaginal Birth After Cesarean section)'이라고 합니다.

브이백을 하려면 이전 제왕 절개 시 횡절개를 한 상태여야 하고, 합병증이 없어야 합니다. 또한 과거에 자궁 파열 경험이 없어야 합니다. 태아가 정상 위치(두위)여야 하고, 4kg을 넘지 않아야 합니다. 쌍둥이를 임신했다면 브이백을 시도할 수 없습니다.

브이백을 시행하는 병원이 많지 않으므로 병원과 의료진을 꼼꼼히 살펴보고 선택하는 것이 중요합니다. 또한 자궁 파열 가능성과 임신 상태를 고려하고, 담당의와 충분히 상담한 후에 브이백을 결정하도록 합니다.

Q 마취를 하면 아기에게 안 좋은 영향을 미칠까요?

A 척추 마취든 전신 마취든 아기에게 영향을 미치지 않습니다. 수술 시간이 오래 걸린다면 영향을 미칠 수도 있지만, 대부분 자궁을 절개한 후 10분 내에 아기가 나오기 때문에 걱정할 필요가 없습니다. 또한 모유에도 영향을 주지 않습니다.

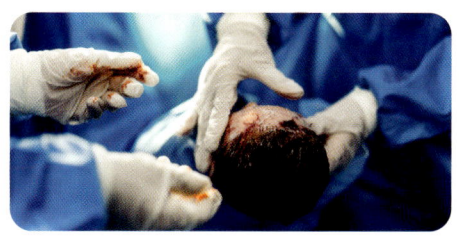
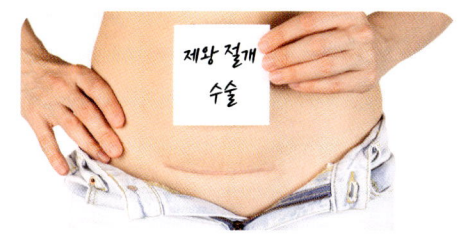

Q 수술 후 입원해 있는 동안 통증을 줄이기 위해 어떤 도움을 받을 수 있나요?

A 현재 수술 후 통증을 줄이는 데 사용하는 의료적 수단은 크게 세 가지입니다.

무통 주사 제왕 절개 후 가장 일반적으로 사용하는 통증 완화 방법이에요. 수술 전 무통 주사를 맞겠다고 동의하면, 수술 후 의료진이 산모의 몸에 통증 조절 장치를 달아 줍니다. 산모는 통증이 느껴질 때마다 버튼을 눌러 진통제를 몸에 주입합니다. 간호사가 와서 직접 눌러 주는 병원도 있어요. 버튼을 한 번 누르면 수십 분 뒤에 다시 누를 수 있어요. 진통 효과는 개인차가 있고 통증이 완전히 사라지지는 않아요. 구토, 어지럼증, 장운동 지연 등의 부작용이 나타날 수 있습니다.

페인 버스터 수술한 부위에 얇은 카테터(몸에 삽입하는 가는 관)를 넣은 뒤 국소 마취제를 지속적으로 극소량 주입하는 방식입니다. 통증 부위에만 작용하므로 전신 부작용이 없다는 것이 장점이지만, 역시 진통 효과에는 개인차가 있고 발진, 가려움증, 부종 등의 부작용이 있을 수 있습니다.

진통제 주사 산모들 사이에서는 흔히 '엉덩이 주사'라고 불립니다. 대체로 진통 효과가 가장 좋다고 알려져 있습니다. 간호사에게 요청하면 주사를 놔 줍니다. 6~8시간 간격으로 맞을 수 있습니다.

무통 주사와 진통제 주사는 급여 항목이지만, 페인 버스터는 비급여 항목입니다. 병원에 따라 세 가지 중 일부만 사용하기도 하고 병행 방식에 차이가 있을 수 있으니 미리 알아보기 바랍니다.

Q 제왕 절개 수술 비용이 무료로 바뀌었다고 해요. 정말인가요?

A 2025년부터 제왕 절개 분만 시 자연 분만과 동일하게 본인 부담금이 무료예요. 2024년까지는 제왕 절개 시 본인 부담금이 5%였습니다. 단, 분만 수술에 대한 본인 부담금만 무료이고 병실료, 추가적인 치료비, 식대비 등에는 추가 비용이 들어갑니다.

Q 제왕 절개 흉터는 어떻게 관리하나요?

A 수술 후 초기 관리가 중요합니다. 실밥을 제거한 후 상처가 잘 아물면 그때부터 관리를 시작합니다. 보통 흉터용 연고·밴드·겔을 사용합니다. 흔히 지렁이가 기어가는 것 같다고 표현하는 붉게 튀어나오는 흉터를 제일 걱정합니다. 이런 흉터를 켈로이드라고 합니다. 켈로이드는 수술 후 4~8주 정도 지나면서 서서히 발생하고, 옷에 쓸리거나 긁으면 더 커질 수 있으므로 흉터 부위에 자극을 주지 않도록 조심하는 것이 좋습니다.

제왕 절개를 한 모든 산모에게서 켈로이드가 나타나는 것은 아닙니다. 관리를 전혀 안 했는데도 흉터가 점진적으로 희미해지는 사람도 있습니다. 그러나 안정적으로 흉터를 관리하고 싶다면 흉터 연고나 밴드를 3개월 이상 꾸준히 사용하면 좋습니다. 흉터가 심한 경우, 켈로이드 주사나 레이저 치료를 고려할 수 있습니다.

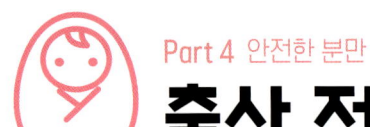

Part 4 안전한 분만

출산 전후에 남편이 해야 할 일

아내에게 진통이 찾아오면 남편은 그때부터 신속하게 움직이되 침착해야 합니다. 병원으로 이동할 때부터 출산 후까지 남편이 해야 할 일을 정리했습니다. 미리 검토하고 머릿속에 저장해 두면 당황하지 않고 잘 해낼 수 있습니다.

	진통~병원 도착 시	자연 분만 시	제왕 절개 시
분만 관련 역할	• 산모 수첩과 진찰권 챙기기(여유가 있다면 미리 준비해 둔 출산 가방 챙기기) • 산모 상태 파악하여 자차 뒷좌석에 태우거나 콜택시 또는 구급차 부르기 • 원무과에 접수하기	• 진통 감소 및 분만 촉진 과정 돕기: 호흡법 보조, 감통 자세 보조, 다독이고 격려하기 • 탯줄 자르기 • 탄생 순간을 사진 또는 영상으로 찍기(사전에 의료진과 협의 필요)	[수술실에 들어갈 수 있는 경우] • 아내 옆에서 긴장 풀어 주기 • 탯줄 자르기 • 탄생 순간을 사진 또는 영상으로 찍기 (사전에 의료진과 협의 필요) [수술실에 들어갈 수 없는 경우] • 신생아실로 아기 옮기기 전 사진 또는 영상으로 찍기
		아내의 산후 회복 돕기(예: 좌욕 돕기, 걷기 운동 보조, 머리 감기기)	
분만 후 행정 처리 및 집안일 관련 역할 (병원~조리원 기간)	☐ 양가 부모님, 가족에게 연락하기 ☐ 조리원에 연락해 입소 예약하기 ☐ 산후 도우미 업체에 연락해 일정 확인하기 ☐ 아기 이름 짓기 ☐ 아기 BCG 접종(생후 4주 이내에 맞아야 하는 결핵 예방 주사) 예약하기 ☐ 보건소에 유축기 대여 신청하기 ☐ 출생 증명서 발급받기 ☐ 출생 신고하기: 30일 이내 신고 의무 ☐ 출산 관련 정부/지자체 지원 신청하기	☐ 국공립 어린이집 입소 대기 신청하기(신청: 아이사랑 누리집) ☐ 한전에 연락하여 전기료 경감 신청 또는 확인하기 ☐ 국민건강보험공단 피부양자 등록 확인하기 ☐ 자동차 보험 자녀 특약 신청하기 (보험료 할인 혜택) ☐ 회사에 출산 사실 알리기(지원금/선물 여부 확인하기) ☐ 출산 휴가 및 급여 신청하기 ☐ 조리원 퇴소 전 집 안 청소하고 아기용품 세척·소독하기	☐ 조리원 퇴소 전 연말 정산용 서류 받기: 산후조리원 비용을 연말 정산 의료비 항목으로 환급받을 수 있음 ☐ 아이 도장과 아이 통장 만들기 ☐ 조산아 및 저체중아 출산인 경우, 외래 진료비 본인 부담률 경감 신청하기: 신청일로부터 만 5세까지 외래 진료, 약제비 요양 급여 비용의 5%만 본인 부담함. 소급 적용되지 않으므로 빠르게 신청하는 것이 유리함(신청: 국민건강보험공단)

PART 5
몸과 마음을 회복시키는 산후조리

산후조리가 평생 건강을 좌우한다는 말, 들어보셨나요?
그만큼 산후조리는 중요합니다. 어디에서 산후조리를 하면 좋을까요?
출산 후에 나타나는 자연스러운 변화와 문제가 되는 증상에는 어떤 것들이 있을까요?
구체적인 산후 관리 방법을 쉽게 알려 줄 수 있나요?
네, 산후 관리의 핵심을 콕콕 짚어 알기 쉽게 정리해 드립니다.

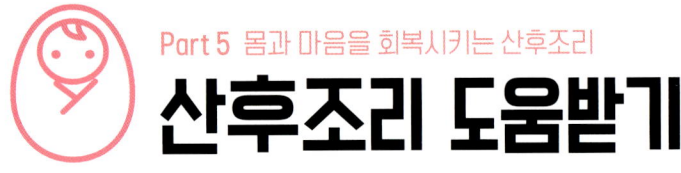

Part 5 몸과 마음을 회복시키는 산후조리

산후조리 도움받기

출산하고 나서 가장 힘든 시기를 어디에서 보내야 할까요? 대표적인 산후조리 방법과 특징을 소개합니다. 자신에게 가장 잘 맞는 산후조리 방법을 신중하게 선택해 보세요.

산후조리가 왜 필요할까요?

임신과 출산 과정을 겪으면서 몸과 마음이 다 지치고 약해진 상태입니다. 이 시기에 제대로 산후조리를 하지 않으면 이후에도 몸이 정상적으로 회복되지 못해 산후통을 비롯한 여러 후유증으로 고생하게 됩니다. 몸이 회복되지 않으면 당연히 신경이 예민해지고 스트레스도 심해져 육아나 가족 관계에도 악영향을 미칠 수 있습니다. 결국 산후조리를 어떻게 하느냐에 따라 산모의 장기적인 건강 상태가 달라질 수 있고, 정신 건강과 가족한테도 큰 영향을 미치는 만큼, 산모에게 가장 잘 맞는 산후조리 방법을 선택하는 것이 중요합니다.

산후조리의 핵심은 잘 쉬고 잘 먹는 것입니다. 본인이 처한 환경이나 여건을 고려하여 이 두 가지를 가장 잘 해결할 수 있는 방법을 선택해야 합니다. 대표적인 산후조리 서비스인 산후조리원과 산후 도우미에 대해 알아보고, 친정이나 시댁에서 산후조리를 할 때의 장단점도 함께 살펴봅니다.

산후조리원에서 지내기

산후조리원은 가장 많은 산모가 선택한 산후조리 장소입니다. 산후조리원의 가장 큰 특징은 산모와 신생아에게 초점을 맞춘 원스톱 케어 시스템을 갖췄다는 점입니다.

장점

- 전문 간호사가 아기를 돌보기 때문에 산모는 아기에게 크게 신경 쓰지 않고 자신의 산후조리에 집중할 수 있습니다.
- 전문 영양사가 식단을 짠 식사와 간식이 나옵니다. 때마다 다양한 메뉴로 구성된 맛있는 영양식과 간식이 제공됩니다.
- 모유 수유를 하거나 분유를 먹일 때 산모의 상태와 아기의 먹는 양을 고려하여 적절한 가이드를 해 줍니다.

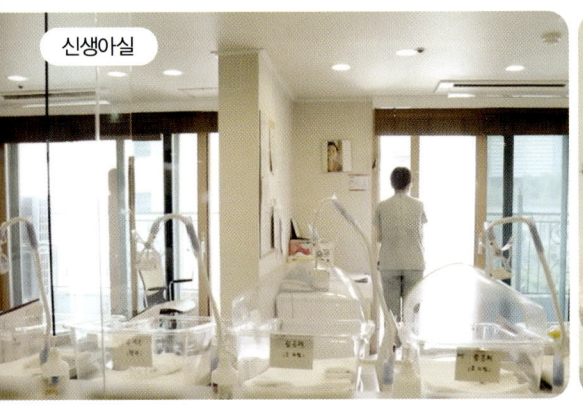
신생아실

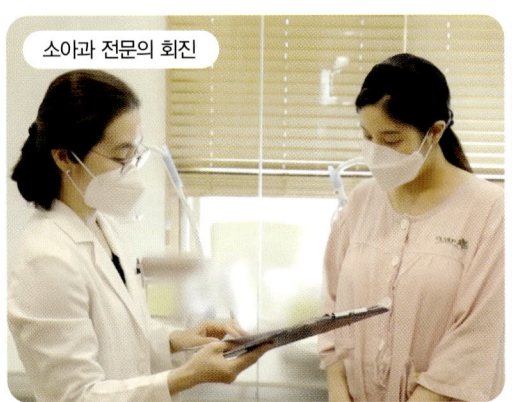
소아과 전문의 회진

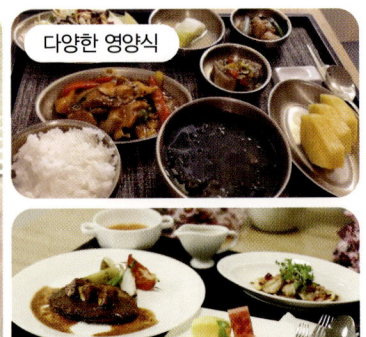
다양한 영양식

산후조리원은 산모와 아기를 돌보기 위한 최적화된 시설과 시스템을 갖춘 곳입니다.

조리원에 있는 동안 젖몸살로 고생하는 산모들이 많은데, 최대한 통증을 덜 느끼며 수유할 수 있도록 배려해 줍니다.
- 무료나 유료로 제공하는 마사지 서비스는 산모들의 만족도가 높은 조리원 서비스 중 하나입니다. 기본적인 가슴 마사지를 비롯해 다양한 마사지 프로그램을 신청하여 젖몸살과 산후통을 예방·완화하는 데 도움을 받을 수 있습니다.
- 대부분의 조리원에서는 남편을 제외한 방문객의 면회를 제한하기 때문에 방문객을 신경 쓰지 않고 마음 편히 쉴 수 있습니다.
- 산후 관리와 육아 관련 프로그램에 참여하여 유익한 정보를 얻을 수 있고, 다른 산모들과 만나 정보를 나누며 소통하는 즐거움을 느낄 수 있습니다. 산모들 간 교류는 산후 우울증을 예방하는 데도 도움이 됩니다.
- 산모실마다 좌욕기, 전동 유축기, 아기 침대, 수유 쿠션, 공기 청정기 같은 편의 용품이 잘 갖추어져 있습니다. 또한 상당수 조리원에서는 파라핀 치료기, 안마 기계, 골반 교정기 같은 산후 회복을 돕는 기구를 무료로 쓸 수 있게 비치해 둡니다.
- 전문 간호사가 아기를 집중적으로 관리하고, 소아과 전문의가 회진하여 아기의 건강 상태를 지속적으로 확인해 줍니다.

단점

- 가장 큰 단점은 비용 부담이 크다는 점입니다. 일반적으로 산후 도우미 서비스를 이용하는 비용보다 비싸고 지역별·시설별 가격 차가 큽니다.

❗ 전국적으로 지방 자치 단체에서 공공 산후조리원을 운영하고 있습니다. 2025년 6월 기준, 전국 21곳에서 운영 중입니다. 공공 산후조리원의 이용 요금은 민간 산후조리원에 비해 훨씬 저렴합니다. 또한 비용 대비 고품질의 산후 관리 서비스를 제공하기 때문에 안전성과 가성비를 중요하게 여기는 산모들에게 좋은 선택지가 되고 있습니다. 보통 지역 주민에게 우선권이 있거나 할인 혜택이 있고, 선착순 마감되는 곳이 많습니다. 자세한 사항은 지자체에 문의해 보세요.

- 아기와 만나는 시간이 적습니다. 대부분의 산후조리원은 수유 시간이나 모자 동실 시간이 정해져 있어 아기와 접촉하고 교감하는 시간이 부족하다고 느낄 수 있습니다.
- 여러 아기가 신생아실에서 함께 지내기 때문에 한 아기가 질병에 걸리면 다른 아기에게 전염될 우려가 있습니다.

산후조리원을 선택할 때 고려할 점

계약 비용 예약하기 전에 기본 비용에 포함되는 내역을 꼼꼼히 확인하여 본인이 원하는 서비스가 들어 있는지 확인합니다. 또한 받고 싶은 서비스가 유료인 경우, 추가 비용을 포함했을 때 예산 내에 들어오는지 확인합니다.

위치, 접근성 산후조리원이 병원과 가까운지, 가족이 편리하게 방문할 수 있는 위치인지, 주차 공간이 있는지 등을 확인합니다. 소아과나 산부인과와 연계된 산후조리원을 선택하면 응급 상황 발생 시 대응하기가 좋습니다.

산모실 환경 산모실 내 구비 물품 항목, 개별 화장실 유무, 방 크기, 창문 유무, 채광 상태, 소독과 위생 관리 수준을 확인합니다.

산모 케어 프로그램 산후 관리 및 체형 교정 프로그램이 체계적으로 운영되고 있는지, 산후 운동 프로그램이 있는지, 전문 영양사가 식단을 짜임새 있게 제공하는지 등을 확인합니다.

신생아 케어 시스템 전문 간호사가 24시간 상주하는지, 신생아실 관리 기준이 체계적인지, 모자 동실 운영 방침은 어떻게 되는지, CCTV 모니터링 시스템이 설치되어 있는지를 확인합니다.

이용 후기 활용 맘 카페, 블로그, 지역 커뮤니티 등에서 조리원 이용 후기를 읽어 보면 조리원을 선택하는 데 도움이 됩니다.

산후 도우미 부르기

산후 도우미 서비스는 산후조리원만큼이나 많이 활용하는 서비스입니다. 전문적인 산후조리 교육을 받은 관리사가 집으로 와서 산모와 아기를 돌보고 기본적인 집안일을 해 줍니다.

장점

- 본인이 사는 집에서 산후 관리를 받기 때문에 편안하고 익숙합니다.
- 남편을 비롯한 가족과 함께 지내며 육아 경험을 공유할 수 있습니다.
- 산후조리원에서는 간호사가 여러 명의 아기를 돌보지만, 산후 도우미는 산모 본인과 산모의 아이만 신경 쓰므로 더욱 세심하게 서비스를 받을 수 있습니다.
- 아기 돌보는 방법을 가까이에서 보고 배울 수 있습니다.
- 산후 도우미와 의사소통이 잘 안 되거나 마음이 맞지 않는다면 산후 도우미 업체를 통해 다른 도우미로 바꿀 수 있습니다.

단점

- 대체로 산후조리원보다는 비용이 적게 들지만, 비용 부담이 만만치 않습니다.

❗ 산후 도우미 서비스는 크게 입주형과 출퇴근형으로 나뉩니다. 출퇴근형은 주 5일(월~금), 오전 9시~오후 6시 근무이며, 주말 근무나 큰아이 돌봄을 추가할 경우 비용이 추가됩니다. 지역이나 업체, 서비스 항목에 따라 비용 차이가 큽니다. 출퇴근형과 입주형을 적절히 섞어 쓸 수 있는 혼합형도 있습니다.

❗ 정부에서는 산후조리에 따른 경제적 부담을 줄여 주기 위해 건강 관리사(산후 도우미) 서비스의 이용료 일부를 지원해 줍니다. 기준 중위 소득 150% 이하 가정이면 지원금을 신청할 수 있습니다.

- 산후 도우미가 어느 정도 집안일을 해 주고 식사를 준비해 주지만 산모가 함께 신경 쓸 수밖에 없습니다.
- 낯선 사람과 함께 생활하므로 다른 가족이 불편해할 수 있습니다.
- 산후 도우미와 성격이 잘 맞지 않으면 산모가 크게 스트레스를 받을 수 있습니다.

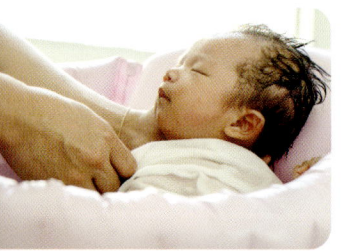 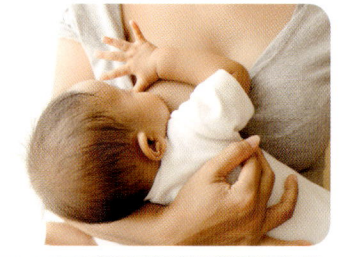
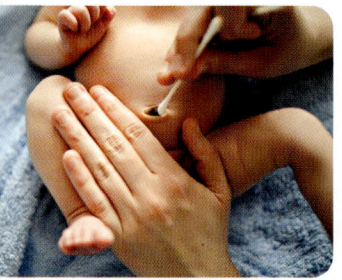 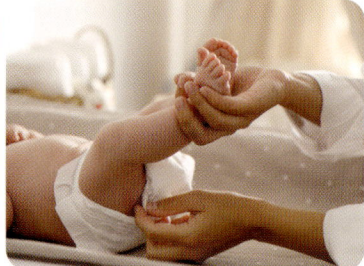

산후 도우미 서비스를 받으면 목욕시키기, 모유 수유하기, 배꼽 소독하기, 기저귀 갈기 등 아기 돌보기 노하우를 일대일로 배울 수 있습니다.

산후 도우미 서비스를 선택할 때 고려할 점

믿을 만한 업체에 의뢰하기 보통 산후 도우미 업체를 통해 산후 도우미를 고용하므로 사후 관리가 꼼꼼한 업체를 이용해야 합니다. 도우미가 마음에 들지 않을 때 빠르게 교체할 수 있는지, 환불 규정은 명확한지 등을 확인합니다. 최근 산후 도우미를 고용한 경험이 있는 지인의 추천을 받는 것도 좋은 방법입니다.

요구 사항을 분명히 전달하기 산후 도우미의 업무 범위 안에서 우선순위 또는 가장 신경 써야 할 부분을 명확히 전달하여 자신이 원하는 도우미를 소개받는 것이 가장 좋습니다.

산후조리 서비스를 선택하는 팁!

산후 회복을 최우선순위로 둔다면 산후조리원이 좋아요. 이 경우 프로그램 참석이나 조리원 동기 만들기에 신경 쓰기보다는 최대한 잘 쉬고 잘 먹는 데 초점을 맞춥니다.

큰아이가 있고 큰아이가 신경 쓰여 산후조리원에서 맘 편히 쉬기 어려울 것 같다면 산후 도우미를 고용하는 편이 좋습니다. 익숙한 환경이 좋고, 남편의 조력을 쉽게 받을 수 있을 때도 산후 도우미를 선택합니다. 요즘에는 산후조리원에서 2주를 보낸 후 정부에서 지원하는 건강 관리사 서비스를 이어서 받는 산모들도 상당히 많습니다.

산후조리 서비스를 이용하기로 결정했다면, 늦어도 임신 중기 안에는 예약을 해야 합니다. 인기가 많은 산후조리원이나 산후 도우미 업체는 예약자가 많아 일찍 마감되기 때문입니다.

친정·시댁에서 산후조리하기

통계적으로 볼 때, 산후조리하는 장소로 선택하는 비율이 가장 적은 곳입니다. 그러나 산모가 처한 상황이나 개인 성향에 따라 친정 또는 시댁에서 산후조리하는 것을 선호하기도 합니다.

장점

- 정서적 지지를 받을 수 있습니다. 친숙한 환경에서 가족의 보살핌을 받으면 안정감과 편안함을 느끼기 때문에 산후 우울증을 예방·극복하는 데 도움이 됩니다.
- 출산과 육아 경험이 풍부한 어른과 함께 있기 때문에 아기를 편안하게 맡길 수 있습니다. 초산모의 경우, 친정어머니나 시어머니에게 육아의 지혜와 기초를 배울 수 있습니다.
- 산모의 입맛에 맞는 음식과 보양식을 안심하고 먹을 수 있습니다.
- 가족이 함께 육아에 참여함으로써 가족 간의 유대감이 강해집니다.
- 산후조리원이나 산후 도우미 서비스를 이용할 때보다 산후조리 비용이 확연하게 줄어듭니다.

단점

- 산모가 개인적인 시간이나 공간을 가지기 어려워 스트레스를 받을 수 있습니다. 부모님을 비롯한 가족들과 계속 같이 지내므로 충분한 쉬기 어려울 수 있습니다.
- 부모님이 자신의 경험과 방법을 고집하여 육아나 산후조리 방식에 대한 의견 대립이 생길 수 있습니다.
- 집안 환경이나 생활 리듬이 신생아와 산모를 중심으로 바뀌어 돌아가기 때문에 다른 가족들은 불편할 수 있습니다.

친정이나 시댁에서 산후조리를 한다면 가족 구성원 모두 위생 관리에 더욱 신경 쓰고, 아기를 쾌적하게 보살필 수 있는 공간을 확보해 줘야 합니다. **산후조리나 육아 방식에 대한 생각이 다를 때는 열린 마음으로 상대의 의견을 존중하되, 산모의 선호도를 우선순위에 둔다는 마음가짐이 필요합니다.** 또한 산모는 부모님께 감사의 마음을 충분히 표현해야 합니다.

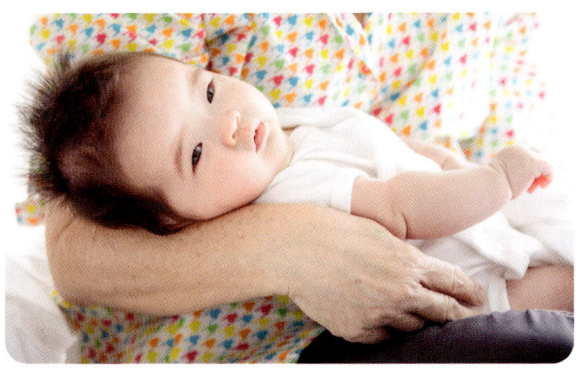

친정이나 시댁에서 산후조리를 하면 가족의 적극적인 보살핌을 받을 수 있습니다. 2025년부터는 건강 관리사 자격이 있는 친정어머니가 딸의 산후조리를 도우면 정부 지원금을 받을 수 있게 됐습니다. *자세한 내용은 관할 보건소에 문의

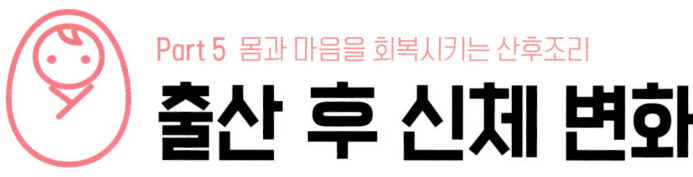

Part 5 몸과 마음을 회복시키는 산후조리

출산 후 신체 변화

출산을 하면 임신 전 몸 상태로 금세 돌아갈 수 있을까요? 그렇지 않습니다. 출산한 후 몸 곳곳에 나타나는 증상과 변화 과정을 알아봅니다.

자궁이 줄어들어요

출산 직후에 자궁은 수축하여 배꼽 근처에 머물러 있습니다. 이때는 아기 머리통 크기로 볼록하게 만져집니다. 2주쯤 지나면 자궁이 골반 안쪽으로 들어가고 5~6주쯤 지나면 임신 전과 비슷한 크기와 무게로 줄어듭니다. 출산 직후에 자궁의 무게는 1,000g 정도이지만, 2주 후에는 300g, 6주 후에는 60~70g 정도로 줄어듭니다.

훗배앓이를 해요

출산 후 자궁이 수축하는 과정에서 나타나는 통증을 훗배앓이(산후통)라고 합니다. 출산한 후에 자연스럽게 나타나는 증상이지만 출산 횟수가 많을수록, 자궁 근종이 많을수록 통증이 심합니다. 모유 수유를 하면 자궁 수축이 빨라져 통증을 더욱 심하게 느끼기도 합니다. 일반적으로 출산 후 이틀째에 통증이 가장 심하고 3일 뒤부터 통증이 점점 약해집니다.
통증이 심할 때는 미지근한 온도의 찜질 팩을 배 위에 올려 두거나 부드럽게 배 마사지를 해 주면 통증이 줄어듭니다. 통증이 너무 심하다면 타이레놀 같은 진통제를 먹고 가라앉히는 것이 좋습니다.

❗ 타이레놀은 모유 수유 중에도 먹을 수 있는 안전한 진통제입니다. 임의로 약을 먹는 것이 걱정된다면 의사의 처방을 받아 진통제를 복용하세요.

오로가 나와요

출산한 후에는 자궁 안에 고여 있던 혈액과 노폐물, 자궁벽에서 떨어져 나온 점막 등이 섞여서 계속 배출됩니다. 이렇게 자궁에서 나온 분비물을 오로라고 합니다. 대체로 출산 후 3일째까지 가장 많은 양의 오로가 나오는데, 이때 나오는 오로는 붉은색입니다. 그 후 점점 갈색-황색으로 바뀌면서 양도 서서히 줄어듭니다. 출산 후 2~3주 정도 되면 흰색으로 바뀌면서 양은 더 줄어듭니다. 보통 3~4주가 지나면 오로가 사라지지만, 개인차가 있어서 1~2주 더 지속되기도 합니다. 만약 오로에서 냄새가 심하게 나거나, 생리 양보다 많거나, 점진적으로 줄어들지 않는다면 병원에 가서 진단을 받아 보아야 합니다.
오로가 나오는 동안에는 자궁이나 질이 세균에 감염되지 않도록 신경 써야 합니다. 깨끗한 산모용 패드를 사용하고, 자주 교체하는 것이 좋으며, 소변이나 대변을 본 후에는 앞쪽에서 뒤쪽으로 닦아 냅니다. 또한 오로가 나오는 동안에는 욕조에 몸을 담그는 목욕은 하지 않습니다.

❗ 모유 수유를 하면 자궁 수축을 강화하는 옥시토신 호르몬이 분비되어 오로가 갑자기 왈칵 나오거나 배가 아플 수 있습니다. 자궁 수축이 활발해져 오로가 잘 배출되는 것이므로 걱정하지 마세요.

늘어난 질이 원래대로 돌아와요

자연 분만을 한 경우 출산 과정을 겪으면서 질이 늘어나지만 점점 원래 상태로 돌아옵니다. 출산 후 2주 정도 지나면 거의 임신 전 상태로 회복됩니다.
더운 물로 좌욕을 꾸준히 해 주면 회음부의 통증이 줄어들 뿐만 아니라 혈액 순환이 빨라져 늘어지고 손상된 질을 회복시키는 데에도 도움이 됩니다. 회복된 후에도 질이 늘어나 있거나 탄력이 떨어진 것 같다면 골반 근육 강화에 효과적인 케겔 운동을 꾸준히 하길 권합니다.
*케겔 운동에 대한 자세한 내용은 200쪽 참고

젖이 돌면서 유방이 커져요

출산을 하면 유즙 분비 호르몬인 프로락틴이 생성되며, 프로락틴은 젖을 자주 빨릴수록 더 많이 생성됩니다. 개인차가 있지만, 자연 분만을 한 경우라면 분만 후 2~3일째부터, 제왕 절개를 한 경우 분만 후 4~5일째부터 젖이 돌기 시작합니다. 이때 나오는 젖이 초유로, 노란색이고 3~5일 정도 나옵니다. 이후에는 뽀얀 흰색의 모유가 나옵니다.

❗ 출산 전부터 유즙이 나오는 임산부도 있습니다.

❗ 초유에는 아기에게 필요한 면역 성분과 철분, 비타민이 많이 함유되어 있으므로, 분유 수유를 계획하고 있더라도 초유만큼은 꼭 먹이길 권합니다.

본격적으로 젖이 돌기 시작하면 유방이 커지고 단단해지고 아래로 처집니다. 이때 젖몸살로 고생하지 않으려면 모유 수유나 유축을 자주 해서 유방 안에 남은 젖이 없게 해야 합니다. 따뜻한 물수건으로 찜질을 하거나 마사지를 해 주는 것도 도움이 됩니다. 수유용 브래지어를 착용하여 처진 유방을 받쳐 주는 것도 좋은 방법입니다.

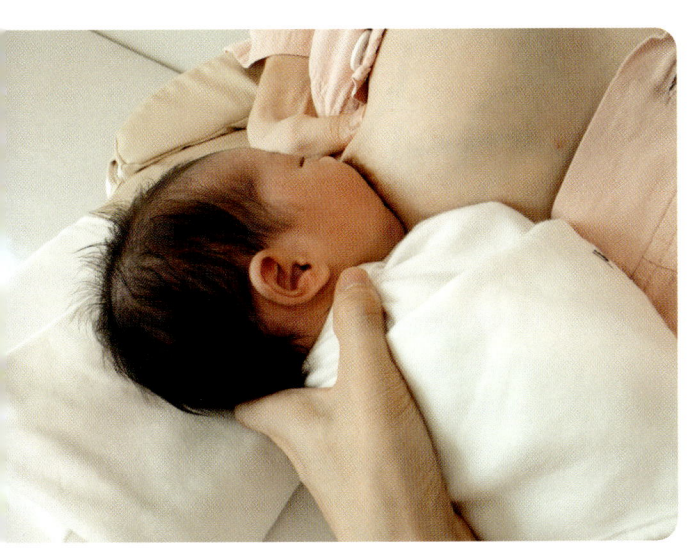

몸이 부어요

대다수 산모가 출산 후에 많이 붓습니다. 임신 중 출산에 대비하여 영양소, 수분, 지방을 많이 저장해 둔 데다 출산한 후에 수액을 많이 맞기 때문입니다. 그래서 수액을 더 많이 맞는 제왕 절개 분만 산모들이 더 붓는 편입니다. 특히 다리와 발이 심하게 붓는 산모가 많습니다. 산후 부종은 짧으면 수일 이내에 가라앉기도 하지만 수개월까지 이어지는 산모도 있습니다.

팔다리를 중심으로 마사지를 하거나 스트레칭을 하고 매일 30분~1시간 정도 가볍게 산책을 하면 혈액 순환이 잘되어 부기를 빼는 데 도움이 됩니다. 부은 곳을 눌렀을 때 움푹 들어가거나 한 달이 지나도록 부기가 가라앉는 느낌이 없으면 심각한 부종일 수 있으므로 병원에 가서 진단을 받아야 합니다.

소변을 많이 보고 땀도 많이 나요

임신 기간에 쌓여 있던 수분이 몸 밖으로 배출되느라 일시적으로 소변을 자주 보게 되고 땀도 많이 흘립니다.

❗ 출산 후 1~2일 동안 소변을 잘 보지 못하는 산모도 있습니다. 분만 시 요도나 방광에 압박을 받아 배뇨 장애가 생겼기 때문입니다. 배뇨 장애가 심해지면 방광염으로 이어질 수 있습니다. 그래서 병원에서는 자연 분만 산모의 경우 분만 후 4시간 이내에 소변을 잘 봤는지 확인하고, 제왕 절개 분만 산모의 경우 도뇨관을 뺀 후에 소변을 시원하게 봤는지 확인합니다.

변비가 생기기 쉬워요

출산한 후에 회음 절개 부위나 수술 부위의 통증 때문에 배에 힘을 주기가 어렵고, 장 활동이 줄어든 상태라 변비가 생기기 쉽습니다.

출산 후 2~4일 정도 지나면 대개 임신 전과 같은 변의를 느낍니다. 변비가 너무 오래 지속되거나 심하다면 의사의 처방을 받아 모유 수유에 영향이 없는 변비약을 먹도록 합니다.

머리카락이 너무 많이 빠져요

출산한 산모의 80% 정도가 산후 탈모를 경험합니다. 임신 중에는 여성 호르몬인 에스트로겐의 수치가 높아지면서 평소보다 머리카락이 잘 안 빠집니다. 그러나 출산한 후에는 에스트로겐 수치가 임신 전 상태로 돌아가면서 임신 기간 동안 안 빠졌던 머리카락이 한꺼번에 빠지고 모발도 얇아집니다. 산후 탈모는 보통 출산 후 3개월 정도 지난 시점부터 시작됩니다. 출산 후 6~8개월 정도 되면 빠진 부위의 머리카락이 다시 나기 시작하고, 출산 후 1년 정도 지나면 예전 모발 상태로 돌아갑니다.

산후 탈모는 호르몬이 정상적으로 돌아가는 과정에서 나타나는 증상이므로 예방하기가 쉽지 않습니다. 따라서 산후 탈모가 왔을 때 자연스러운 현상으로 이해하고 스트레스를 받지 않도록 합니다.

탈모 증상을 완화하고 빠른 회복을 원한다면 샴푸를 꼼꼼히 하여 두피를 깨끗하게 유지하는 것이 가장 중요합니다. 또한 산모의 영양 보충이 제대로 이루어지지 않거나 스트레스와 수면 부족 상태가 지속되면 모발 회복력이 떨어져 더디게 자라거나 만성 탈모로 이어질 수 있으므로 주의해야 합니다.

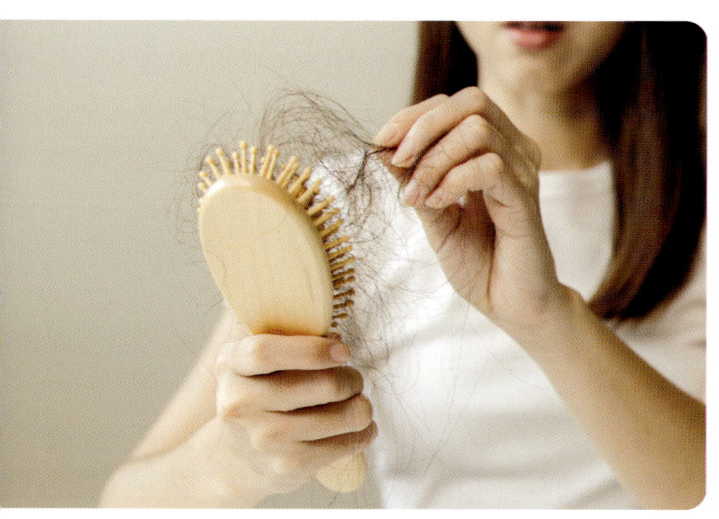

산후 탈모는 자연스러운 증상이므로 너무 스트레스를 받지 마세요. 탈모가 진행되는 동안에는 파마나 염색은 자제하는 것이 좋습니다.

눈이 침침해져요

출산한 후 호르몬의 영향으로 눈이 침침해질 수 있습니다. 대부분 일시적인 증상으로 서서히 회복되기 때문에 크게 걱정하지 않아도 됩니다. 다만 산후조리 기간에 스마트폰, TV, 책 등을 많이 보면 눈에 악영향을 끼칠 수 있으니 주의하세요.

잇몸에서 피가 나고 이가 시려요

출산 직후에는 이와 잇몸이 약해져 있어 잇몸이 붓거나 피가 나고 이가 시리기도 합니다. 이 또한 일시적인 증상이며 대개 한 달 이내에 정상으로 돌아옵니다. 산후조리 기간에는 딱딱하거나 차가운 음식을 삼가고, 칫솔모가 부드러운 칫솔로 양치를 하는 것이 좋습니다.

체중과 뱃살이 기대만큼 줄지 않아요

출산하자마자 체중도 많이 빠지고 배도 확 줄어들 것 같지만 그렇지 않습니다. 거울을 보며 너무 초조해하지 마세요. 임신 중에 10~15kg 정도 불어난 체중은 출산 직후에 5~6kg 정도 줄어들고, 나머지는 산욕기를 지나면서 서서히 빠집니다. 출산 직후에 배 크기는 임신 5~6개월 정도의 모습과 비슷합니다.

❗ 산욕기는 자궁을 비롯한 신체의 각 기관이 임신 전 상태로 회복되는 기간을 말합니다. 대개 산후 6~8주를 산욕기로 봅니다.

산후 다이어트에 성공하려면 산후 6개월 이내에 임신 전 체중으로 돌아가는 것이 중요합니다. 6개월이 지나면 우리 몸이 늘어난 체중을 원래의 체중으로 인식하여 감량하기가 어려워지기 때문입니다. 가벼운 스트레칭이나 체조로 시작하여 점점 강도를 높여 가면서 꾸준히 운동하길 권합니다.

❗ 모유 수유를 하면 대사가 원활해져 노폐물이 잘 배출되고, 모유를 만드느라 에너지가 많이 소모되기 때문에 살을 빼는 데 도움이 됩니다.

Part 5 몸과 마음을 회복시키는 산후조리
출산 후에 나타나는 대표적인 질병

출산한 산모는 면역력이 많이 떨어진 상태입니다. 게다가 임신과 출산 과정을 겪으면서 크고 작은 신체 변화를 겪었기 때문에 이러한 변화가 질병으로 이어지기도 합니다. 출산 후의 대표적인 질병과 관리 방법에 대해 알아봅니다.

회음통

자연 분만을 한 산모는 출산할 때 절개한 회음부가 아프고 당길 수 있습니다. 대개 출산 후 3~4일이 지나면 절개한 부위의 부기가 빠지고 통증도 줄어듭니다. 그러나 일주일이 지나도 통증이 계속되고 붓거나 피가 난다면 병원에 가야 합니다.

회음통을 예방·완화하려면 회음부를 청결하게 유지하는 것이 가장 중요합니다. 하루에 2~3회 좌욕을 하고 회음부가 습하지 않게 잘 말립니다. 패드도 자주 갈아 줍니다. 앉아 있을 때는 회음부 방석을 사용하여 상처 부위의 자극을 줄여 주는 것이 좋습니다.

산욕열

출산 과정에서 자궁벽, 산도 등에 생긴 상처에 세균이 들어가 염증이 생기면서 열이 나는 것을 산욕열이라고 합니다. 출산 후 2~3일부터 38~39℃의 고열과 함께 오한이 나면 산욕열일 가능성이 높습니다. 산욕열은 짧으면 이틀, 길면 열흘 정도 이어집니다.

산욕열이 발생하면 대부분 항생제를 써서 치료합니다. 신체 면역력이 떨어지면 산욕열이 더 심해질 수 있으므로 충분히 쉬고 잘 먹어야 합니다. 산욕열을 앓으면 땀이 많이 나므로 수분 보충에도 신경 써야 합니다.

유선염

유방 안의 젖이 고이는 부분인 유선에 염증이 생긴 것을 유선염이라고 합니다. 수유 자세나 방법이 잘못되어 유두에 상처가 나서 균이 들어와 감염되는 경우가 가장 흔합니다. 또는 유방에 젖이 지나치게 고이거나(유방 울혈) 피로가 누적되어 면역력이 떨어진 탓에 염증이 생기기도 합니다. 유선염에 걸리면 유방이 빨갛게 부어오르고 딱딱해지며 고열이 납니다. 이때 유방을 만지거나 누르면 바늘로 찌르는 듯한 통증을 느낍니다. 오한이나 전신 통증이 동반되기도 합니다. 염증이 심해지면 유두에서 고름이 나오기도 합니다. 유선염 증상이 나타나면 빨리 병원에 가서 진찰을 받아야 합니다. 유선염으로 진단되면 보통 항생제와 해열제를 처방합니다.

유선염을 예방하려면 규칙적으로 수유와 유축을 해서 유방 안에 젖이 남지 않도록 해야 합니다. 유두에 상처가 생겼을 때는 유두 보호기를 사용하거나 연고를 발라 치료하고, 감염 위험을 줄이기 위해 유축을 해서 수유하도록 합니다.

요실금

출산으로 질 근육이 늘어나면서 방광을 받쳐 주는 힘이 약해지거나 요도를 조여 주는 힘이 약해진 탓에 자기도 모르게 오줌이 찔끔찔끔 새어 나오기도 합니다. 요실금은 보통 2~3개월 지나면 자연스럽게 사라지므로 증상이 나타난다고 바로 병원에 가기보다는 케겔 운동을 꾸준히 하며 상황을 지켜보는 것이 좋습니다. 만약 요실금이 6개월 이상 간다면 산부인과에 가서 치료를 받도록 합니다.

케겔 운동

케겔 운동은 골반저근 강화 운동으로, 골반저근은 방광과 자궁을 받쳐 주는 속근육이라고 생각하면 됩니다. 케겔 운동은 요실금 예방과 완화에 효과가 좋은 운동입니다.

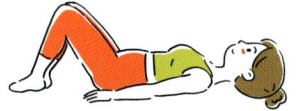
누웠을 때의 기본 자세

운동 방법은 간단합니다. 대소변을 참는다는 느낌으로 괄약근을 조였다 풀기를 반복하는 것입니다. 편안히 앉거나 누운 상태에서 괄약근을 조인 채 3~5초간 유지한 후 천천히 풀어 줍니다. 한 번 할 때 10회 이상, 하루에 3~5회 반복합니다. 이때 복부, 엉덩이, 허벅지에 힘을 주지 않고 오로지 괄약근만 조이는 게 핵심입니다. 올바른 동작으로 3개월 정도 꾸준히 지속하면 효과를 볼 수 있습니다. 맨몸으로 케겔 운동을 하기가 쉽지 않다면 괄약근 수축을 도와주는 전문 기구를 사용해도 운동 효과를 볼 수 있습니다.

앉았을 때의 기본 자세

방광염

분만 과정에서 태아가 방광을 압박하여 방광에 상처가 생기거나 늘어진 상태에서 소변이 고이면 세균이 번식하여 염증이 생깁니다. 방광염에 걸리면 소변을 자주 보게 되는데, 막상 소변을 누면 잘 나오지 않고 계속 잔뇨감이 있습니다. 소변을 눌 때 뻐근한 통증도 느껴집니다. 소변에서 악취가 나거나 색이 변하기도 하고, 심해지면 피가 섞여 나오기도 합니다. 방광염 증상이 나타나면 산부인과에 가서 소변 검사를 받고 항생제 등을 처방받아야 합니다. 방광염을 예방하거나 완화하려면 외음부를 청결하게 유지하는 일이 중요합니다. 또한 요의를 느끼면 참지 말고 바로 화장실에 갑니다.

손목 통증

출산 후 관절이 약해진 상태에서 아기를 안거나 수유를 하느라 손목에 무리가 가면 여러 손목 통증이 나타나기 쉽습니다. 손목이 결리거나 손이 저리거나 손가락 마디마디가 아프거나 손가락이 딱딱해지는 증상들이 나타납니다. 손목 통증이 있다면 증상이 심해지지 않도록 손목 보호대를 잘 착용하고, 온열 찜질을 해 주면 좋습니다. 증상이 심하면 병원에 가서 물리 치료를 받아야 합니다.

산후풍

출산한 후에 몸조리를 제대로 하지 못하거나 몸에 찬 기운이 들어가 나타나는 여러 증상을 산후풍이라고 합니다. 보통 관절이 시리거나 쑤시고 화끈거리기도 하며, 몸에 오한이 느껴지거나 체온 조절이 안 되는 경우도 있습니다. 신경이 예민해지고 쉽게 무기력해지기도 합니다. 산후풍을 예방하려면 임신 중이나 출산 후에도 항상 몸을 따뜻하게 하고, 여름철에도 찬물을 마시거나 에어컨 바람을 직접 쐬지 않도록 합니다. 실내에서도 양말을 신고 있는 것이 좋습니다. 가벼운 스트레칭이나 체조를 하면 혈액 순환이 잘되고 관절 통증도 줄어듭니다. 산후풍 증상은 초기에 잘 대처하는 것이 중요합니다. 치료 시기를 놓치면 만성 질환으로 갈 수 있기 때문입니다.

자궁 복고 부전

출산 후 자궁이 정상적으로 수축되지 않는 증상을 자궁 복고 부전이라고 합니다. 자궁 수축 속도가 너무 느린 경우, 피나 핏덩어리가 섞인 오로가 일주일 이상 계속 나오는 경우에는 병원 진료를 받아야 합니다.

태반 잔류

분만 시 태반 일부가 자궁 안에 남아 있으면 열흘 이상 적색 오로가 이어지거나 출혈이 발생합니다. 이러한 증상이 나타나면 빨리 병원에 가서 나머지 태반과 잔류물을 제거해야 합니다.

Q&A

출산 후 증상

Q 오로와 생리를 어떻게 구별하나요? 생리는 언제부터 다시 시작하나요?

A 오로는 출산 직후부터 나오지만, 생리는 출산 후 모유 수유 여부에 따라 시작 시기가 달라집니다. 모유 수유를 하면 출산 후 6개월~1년 정도 생리를 안 할 수 있어요. 모유 수유를 하지 않는다면 출산 후 6~8주쯤부터 생리를 시작합니다. 하지만 개인차가 커서 모유 수유를 해도 2~3개월 뒤부터 생리를 시작하는 사람이 있는가 하면, 1년 넘게 안 하는 경우도 있어요.

오로는 빨간색-갈색-노란색-흰색으로 색깔 변화가 있지만, 생리는 시작할 때부터 끝날 때까지 빨간색 또는 갈색입니다. 또한 오로에는 혈액뿐만 아니라 점막 등의 조직이 포함되어 있어 덩어리진 형태를 보이지만, 생리는 주성분이 혈액이라 오로보다 맑고 깨끗한 편입니다.

Q 모유 수유를 하면 살이 빠진다고 들었는데 저는 오히려 쪄요. 왜 그럴까요?

A 일반적으로 모유를 만드는 데 하루에 약 600칼로리(밥 두 공기 정도)가 소모됩니다. 그런데 모유 수유를 해도 살이 안 빠진다면 수유로 사용되는 에너지에 비해 고칼로리, 고열량 음식을 훨씬 많이 먹기 때문입니다. 담백하고 영양소가 골고루 함유된 식단으로 바꾸어 보세요. 또한 모유 수유를 해도 출산 후 3개월까지는 다이어트 효과가 미미할 수 있어요. 보통 출산 후 3~6개월에 살이 많이 빠집니다.

Q 유선염과 젖몸살은 같은 건가요?

A 보통 유선염과 젖몸살을 동의어처럼 사용하지만, 엄밀하게 말하면 차이가 있습니다. 유선염은 여러 가지 이유로 유선에 염증이 생긴 것이고, 젖몸살은 유방 울혈로 인한 통증을 가리킵니다. 유선염의 주된 원인 중 하나가 젖몸살을 방치해서 염증이 생기는 것이고, 유선염 증상과 젖몸살 증상이 비슷해서 같은 개념처럼 쓰인답니다. 젖몸살이 더 진행하여 유선염으로 가지 않도록 관리하는 것이 중요합니다. 젖몸살을 푸는 데에는 가슴 마사지가 효과적이라고 알려져 있는데, 최고의 가슴 마사지 전문가는 바로 아기입니다. 아기가 제대로 젖을 빨면 마사지를 받는 것보다 훨씬 부드럽게 젖이 비워져 통증이 완화됩니다.

Q 젖몸살이 들었을 때 온찜질을 해야 하나요, 냉찜질을 해야 하나요?

A 모유 수유를 하기 전에 온찜질을 하면 유방 조직이 부드러워지면서 젖이 잘 돌아 수유하기가 좋습니다. 하지만 젖몸살이 있을 때는 주의해야 합니다. 유관이 막혀 젖이 가득 찬 상태에서 온찜질을 하면 젖이 더 돌아 유방에 부담을 주기 때문입니다.

모유 수유를 하고 난 다음에는 냉찜질을 하는 것이 좋습니다. 냉찜질은 부종과 염증, 통증을 완화하고, 모유 분비를 진정시켜 주기 때문입니다. 산모들에게 인기 있는 냉찜질 방법 중 하나가 양배추 팩 또는 시원한 양배추 잎을 가슴에 얹어 놓는 것입니다. 양배추의 찬 성질과 항염증 성분이 유방의 염증을 가라앉히고 열을 식히는 데 탁월한 효과가 있습니다.

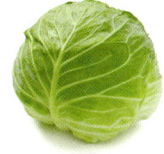

양배추 잎을 냉장고에 보관하거나 몇 분 동안 냉동시켜 차가운 상태로 준비합니다. 잎에서 유두가 들어갈 부분을 동그랗게 오려 내고 가슴에 얹으면 됩니다.

Part 5 몸과 마음을 회복시키는 산후조리

산후 우울증

보건복지부의 2024년 산후조리 실태 조사에 따르면 산후 우울감을 경험한 산모는 68.5%, 경험 기간은 187.5일(6개월 정도)입니다. 많은 산모를 괴롭히는 산후 우울증, 왜 생기고 어떻게 해소할 수 있을까요?

산후 우울감과 산후 우울증

산후 우울감은 산모들이 흔하게 겪는 증상으로 보통 출산 후 1~2주 이내에 자연스럽게 사라집니다. 산후 우울감의 주요 증상은 다음과 같습니다. 사소한 일에도 짜증이 나고 예민해지며, 이유 없이 눈물이 나기도 합니다. 불안하고 외로운 느낌이 들며, 잠을 깊게 못 자거나 반대로 계속 잠만 자고 싶습니다.

산후 우울증은 산후 우울감이 더욱 악화된 상태입니다. 이때는 산후 우울감에 따른 증상들이 깊어져서 자기 통제가 잘 안 될 뿐 아니라 심하면 자살 충동을 느끼거나 아기에게 해를 가하고 싶은 감정까지 듭니다. 아기에게 무관심해지거나 귀찮게 느껴진다면 산후 우울증이 깊어졌다는 신호입니다. 산모의 10~15% 정도가 수개월에서 1년 이상 산후 우울증을 겪는다고 알려져 있으며, 치료를 받지 않으면 몇 년 동안 우울증을 앓기도 합니다.

산후 우울증, 왜 생기나요?

일단 임신 중에 계속 증가했던 여성 호르몬이 출산 후에 급격히 감소하면서 뇌의 감정 조절 부위에 영향을 미쳐 우울감을 유발합니다. 그 밖에 육아로 인한 수면 부족과 극심한 피로, 육아에 대한 부담감과 자신감 저하, 출산으로 인한 신체 변화와 자존감 저하, 남편의 무관심 등이 복합적으로 작용합니다. 또한 임신·출산 전에 우울증을 겪었던 산모라면 산후 우울증이 생길 위험이 더 높습니다.

산후 우울증, 어떻게 극복할까요?

산후 우울감이 심각해지는 것을 막고 산후 우울증에서 빨리 빠져나오려면 무엇보다 산모가 '자신의 불안정한 정서 상태를 인정하고 도움을 받겠다는 의지'를 보여야 합니다. 가족과 가까운 사람들에게 자신의 기분을 솔직하게 털어놓는 것부터 시작합니다.

이때 특히 남편의 역할이 중요합니다. 남편은 육아를 '도와준다'가 아니라 '함께한다'는 마음가짐으로, 적극적으로 육아와 집안일을 분담해야 합니다. 아내가 잠시 아기와 떨어져 있거나 외출할 수 있는 환경을 만들어 주는 일도 필요합니다. 이렇게 남편의 지지와 협조를 받는다면 산후 우울증을 극복하는 데 큰 도움이 됩니다. 또한 증상 정도에 따라 정신 건강 의학과 상담을 받고 약물 치료나 인지 행동 치료를 받는 것도 고려해야 합니다.

☑ 산후 우울증 자가 진단 테스트

☐ 재미있는 것을 보아도 웃을 수가 없다.
☐ 기대되는 일이 없다.
☐ 무언가 잘못되면 심하게 자책한다.
☐ 별 이유 없이 불안해지거나 걱정된다.
☐ 별 이유 없이 두렵고 무섭다
☐ 일상적인 일도 버겁게 느껴진다.
☐ 잠자기가 어렵다.
☐ 슬프고 비참하다는 느낌이 든다.
☐ 너무 슬퍼서 계속 눈물이 난다.
☐ 자해하고 싶은 생각이 든다.

*5개 이상 체크했다면 전문가 상담을 받아 보세요.
*맨 마지막 항목에 체크했다면 즉시 상담을 받아야 합니다.

Part 5 몸과 마음을 회복시키는 산후조리

산욕기 기본 관리법

출산 후 산욕기(출산 후 6~8주)를 어떻게 보내느냐에 따라 평생 건강이 좌우된다고 할 만큼 산후조리를 잘하는 것이 중요합니다. 산욕기를 포함해 최소 100일 정도는 몸을 회복하는 데 신경을 써야 합니다.

몸을 따뜻하고 쾌적하게 해요

실내에서는 쾌적하고 아늑한 느낌이 드는 정도로 온도와 습도를 맞춥니다. 너무 더우면 감염과 탈진 위험이 있고, 너무 추우면 산후풍에 걸릴 위험이 있습니다. 여름철 적정 실내 온도는 24~26℃, 습도는 40~60% 정도입니다. 산모와 아이가 에어컨이나 선풍기 바람을 직접 쐬지 않도록 주의합니다.

속옷은 땀과 분비물을 잘 흡수하는 면 제품을 사용하고, 겉옷을 입을 때는 여름이라도 얇은 긴소매 옷과 긴바지를 입습니다. 발이 차가우면 혈액 순환이 안 되고 부종이 심해질 수 있으므로 실내에서도 꼭 양말을 신습니다.

잘 쉬고 충분히 자요

몸이 빨리 회복되려면 산욕기에 잘 자는 것이 가장 중요합니다. 수유하느라 밤에 잘 자지 못했다면 낮에 아기가 잘 때라도 같이 잡니다. 아기가 자는 시간이 아까워서 그 시간을 활용해야 한다는 생각에 스마트폰을 보거나 집안일을 하는 산모들이 있는데, 주의해야 합니다. 수면 부족으로 피로가 쌓이면 신경이 예민해져 산후 우울증을 유발할 수 있고, 체력적인 한계에 부딪힙니다. 산욕기에는 몸을 편안하게 하고 숙면을 취하는 데 초점을 맞추세요. 남편을 비롯한 가족들도 산모를 최대한 배려하여 집안일을 나눠 하고 육아에 동참해야 합니다.

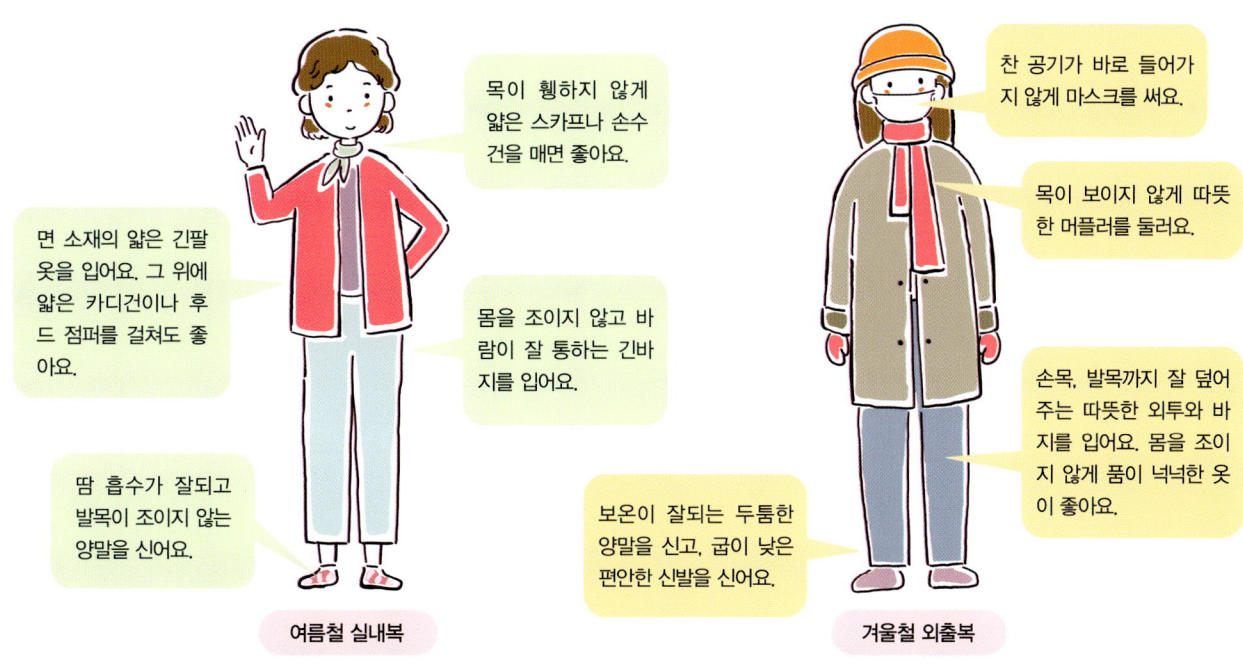

여름철 실내복
- 면 소재의 얇은 긴팔 옷을 입어요. 그 위에 얇은 카디건이나 후드 점퍼를 걸쳐도 좋아요.
- 목이 휑하지 않게 얇은 스카프나 손수건을 매면 좋아요.
- 몸을 조이지 않고 바람이 잘 통하는 긴바지를 입어요.
- 땀 흡수가 잘되고 발목이 조이지 않는 양말을 신어요.

겨울철 외출복
- 찬 공기가 바로 들어가지 않게 마스크를 써요.
- 목이 보이지 않게 따뜻한 머플러를 둘러요.
- 손목, 발목까지 잘 덮어주는 따뜻한 외투와 바지를 입어요. 몸을 조이지 않게 품이 넉넉한 옷이 좋아요.
- 보온이 잘되는 두툼한 양말을 신고, 굽이 낮은 편안한 신발을 신어요.

가볍게 씻고 좌욕을 충분히 해요

자연 분만한 산모는 출산 당일부터, 제왕 절개 분만을 한 산모는 절개 부위의 실밥을 뽑은 후부터 샤워를 할 수 있습니다. 샤워하기 전에 따뜻한 물을 틀어 두어 욕실의 냉기를 없앤 후 샤워를 하는 것이 좋고, 샤워 시간은 10분을 넘기지 않도록 합니다. 욕조 목욕은 오로가 완전히 멈춘 뒤에 할 수 있고, 대중목욕탕에는 3개월 이후에 가는 것이 안전합니다.

출산 후 꼭 실천해야 할 일 중 하나가 좌욕입니다. 좌욕기나 오목한 대야에 따뜻한 물을 담아 하복부를 담그는 좌욕은 회음부의 통증과 부종을 완화하고, 손상된 산도를 회복시키고, 염증을 예방하는 데 효과적입니다. 또한 하복부의 혈액 순환과 림프액 순환이 원활해져 산후통, 요통, 관절통, 치질 완화에 도움을 줍니다.

자연 분만 산모는 출산 직후부터, 제왕 절개 분만 산모는 수술 부위의 상처가 아문 후부터 좌욕을 시작하고, 오로가 나오지 않을 때까지 지속합니다. 10~15분씩 하루 2~3회 정도 하는 것이 적당합니다.

집에서 효과적으로 좌욕하는 방법

- 좌욕기를 구입하거나 둔부가 잠길 정도의 넓고 오목한 대야를 준비합니다.
- 물을 팔팔 끓인 후 손을 담갔을 때 따뜻하다고 느껴질 정도로 식혀서 사용합니다.
- 좌욕하는 동안 물이 식을 수 있으므로 여분의 뜨거운 물을 준비해 둡니다.
- 좌욕기나 대야를 변기에 끼운 후 따뜻한 물을 붓고 그 위에 앉습니다. 이때 케겔 운동(괄약근을 조였다 풀기)을 같이 해 주면 더욱 좋습니다.
- 좌욕이 끝나면 헤어드라이어를 사용해 둔부를 빨리 말려 줍니다. 절개한 회음부가 습하지 않아야 덧나지 않고 빨리 회복됩니다.
- 좌욕기(대야)는 항상 깨끗이 유지하고 개인용으로 사용합니다.

골고루 잘 먹고 물을 많이 마셔요

영양소를 고루 섭취할 수 있도록 음식을 골고루 먹도록 합니다. 특히 질 좋은 단백질, 철분, 칼슘, 비타민을 충분히 섭취할 수 있게 신경 씁니다. 출산 후에는 이와 잇몸이 약해지고 위장 기능이 떨어지기 때문에 질기고 딱딱한 음식, 찬 음식, 맵거나 짠 음식은 삼갑니다. 담백한 음식을 조금씩 자주 먹는 것이 좋습니다.

산욕기에는 땀을 많이 흘리고 소변량이 늘어 체내 수분이 많이 빠져나갑니다. 따라서 물을 자주 마시는 게 좋습니다. 따뜻하거나 미지근한 물을 하루에 2리터 정도 마십니다.

가볍게 운동해요

자연 분만 산모는 출산 당일부터, 제왕 절개 분만 산모는 출산 다음 날부터 조금씩 움직일 수 있습니다. 걷기 운동만 잘해도 혈액 순환이 촉진되고, 장 기능과 방광 기능을 회복시켜 배변·배뇨를 원활하게 하는 데 도움이 됩니다. 그렇다 보니 산후 회복도 빨라집니다.

산욕기에는 걷기, 요가, 스트레칭 같은 가벼운 운동을 꾸준히 하고, 산욕기 이후부터는 본인에게 맞는 유산소 운동을 병행하여 운동 강도를 조금씩 늘려 갑니다. 운동을 하다가 통증이 발생하면 몸에 무리가 갔다는 신호이므로 그때는 운동을 멈추고 쉬어야 합니다.

Q 산욕기에 다이어트를 시작해도 될까요?

A 산욕기에는 몸을 회복하는 게 가장 중요하므로 식사량을 줄이는 방식으로 다이어트를 하면 안 됩니다. 스트레칭 중심으로 가볍게 운동하다가 산욕기 이후에 몸이 회복되었다고 판단되면 본격적으로 다이어트를 합니다. 특히 모유 수유를 하는 경우, 식사량 조절은 아기가 이유식을 먹기 시작하는 6개월 이후에 시작하도록 합니다. 또한 모유 수유를 하는 산모가 심한 운동을 하면 모유에서 일시적으로 쓴맛이나 신맛이 날 수 있으므로 모유 수유를 한 후에 운동을 하는 것이 좋습니다.

자세를 바르게 해요

임신 중에는 릴랙신 호르몬의 영향으로 전신의 관절과 인대가 이완되는데, 이 호르몬이 출산 후 5~6개월까지도 계속 분비됩니다. 그래서 산욕기에 틀어진 자세가 반복되면 릴랙신 호르몬이 멈춘 후에 틀어진 자세가 굳어져 요통과 골반통의 원인이 됩니다. 기본적으로 등과 허리를 곧게 펴고 양 어깨가 수평을 이룬 자세가 바른 자세입니다. 특히 모유 수유를 할 때 어깨에 힘을 잔뜩 주고 구부정한 자세로 아기를 안는 경우가 많은데, 이런 자세로 오래 있으면 견갑골 통증이나 측만증이 생길 수 있습니다. 서 있을 때 짝다리로 서는 경우, 앉아 있을 때 다리를 꼬거나 양반다리로 앉는 경우에도 이런 자세를 오래 유지하면 골반이 틀어지거나 발목에 무리가 갈 수 있습니다. 머리를 감을 때도 쪼그린 자세로 감지 말고, 샤워 중에 서서 머리를 감거나 세면대에 서서 감는 것이 좋습니다.

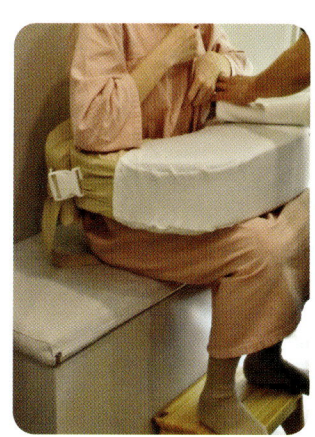

수유할 때는 의자나 소파에 엉덩이를 깊숙이 밀어 넣고, 수유 쿠션이나 베개를 이용하여 어깨와 허리를 반듯하게 편 상태로 수유합니다. 발 받침대를 사용하면 훨씬 편하게 수유할 수 있어요.

허리와 관절을 무리해서 쓰지 않아요

산욕기에 관절에 무리가 가면 만성 통증으로 이어지기 쉽습니다. 출산 후 3주 정도 지나면 가벼운 집안일은 할 수 있지만 무거운 물건 들기, 걸레 빨기, 아기 목욕 시키기 등 관절이나 허리에 무리가 가는 일은 삼갑니다. 이런 일들은 가족의 도움을 받으세요. 집안일과 육아를 어떻게 분담할 것인지 미리 의논하고 계획을 세워 두는 것이 좋습니다.

성관계는 산욕기가 끝난 다음 시작해요

성관계는 질과 자궁이 회복된 후(약 6주 이후)에 시작하는 것이 안전합니다. 이때도 몸이 완전하게 회복된 것은 아니므로 산모의 몸에 무리가 가지 않는 선에서 가볍게 하는 것이 좋습니다.

*성관계와 피임에 대한 자세한 내용은 211쪽 참고

산후 정기 검진을 받아요

산후 6주쯤 지나면 임신과 출산으로 인해 변형된 신체 기관들이 임신 전의 상태로 돌아갑니다. 이때 반드시 병원에 가서 최종적으로 회복 상태를 점검받아야 합니다. 회복이 빠른 산모라면 산후 4~5주쯤에 진료를 받아도 좋습니다.

산후 정기 검진을 통해 자궁 수축 정도, 회음부 회복 정도, 세균 감염 여부, 오로나 분비물의 이상 유무, 유방 상태 등을 점검합니다. 이러한 검사를 통해 몸이 어느 정도 회복되었는지를 판단하고, 자궁암이나 유방암 같은 여성 질환 여부를 확인할 수 있습니다.

검진을 받으러 가기 전에 산욕기 동안 궁금했던 내용을 미리 정리해서 가져가면 좋습니다. 피로감과 우울증, 성관계 및 피임과 관련한 고민, 모유 수유와 관련한 문제, 요실금 등 산후 트러블을 의사와 상담하고 조언을 받거나 치료 계획을 세울 수 있습니다.

산후 검진 전이라도 병원에 가야 하는 증상

- 갑자기 심한 출혈이 생겼을 때
- 38°C 이상의 고열이 날 때
- 아랫배에 심한 통증이 있을 때
- 질 분비물에서 심한 악취가 날 때
- 유방 통증이 심하고 유방에서 열이 날 때
- 배뇨 시 통증이 느껴질 때
- 다리 부종이 심하거나 붉게 변할 때
- 춥고 떨리는 증세가 지속될 때

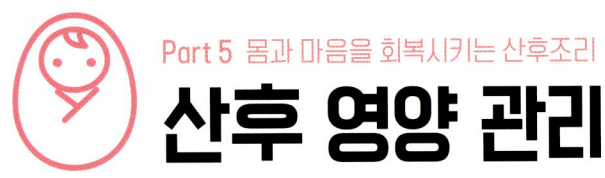

Part 5 몸과 마음을 회복시키는 산후조리

산후 영양 관리

산후에 소진된 체력과 신체 기능을 빨리 회복하려면 잘 먹어야 합니다. 어떻게 먹는 것이 잘 먹는 것인지 영양 섭취의 기준을 알려드립니다.

산후 회복을 위한 식사 원칙

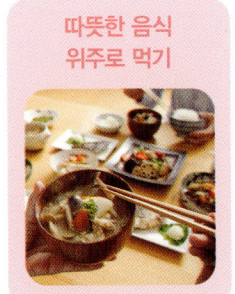

따뜻한 음식 위주로 먹기

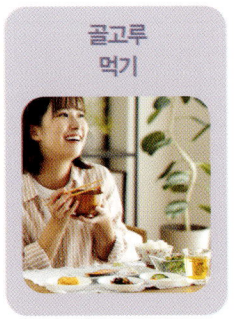

골고루 먹기

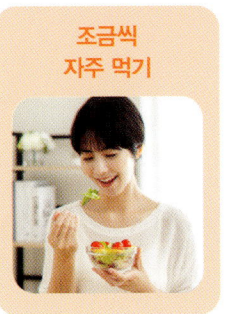

조금씩 자주 먹기

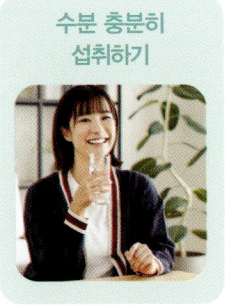

수분 충분히 섭취하기

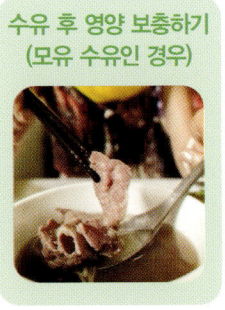

수유 후 영양 보충하기 (모유 수유인 경우)

어떤 음식을 먹어야 할까요?

단백질과 철분이 풍부한 음식 체력을 회복하고 모유의 질을 높이는 데 가장 중요한 영양소가 단백질입니다. 또한 분만 시 출혈로 인해 빈혈이 생길 수 있으므로 철분을 보충해 주어야 합니다. 대표적인 식품으로 닭고기, 연어, 고등어, 두부, 달걀, 미역국 등이 있습니다.

장 건강을 돕는 음식 고구마, 단호박, 연근에는 식이 섬유가 풍부하여 장운동을 원활하게 해 줍니다. 김치, 된장, 청국장, 요구르트에는 유산균이 풍부해서 장내 유익균을 늘려 줍니다.

몸을 따뜻하게 하고 면역력을 강화하는 음식 생강차나 대추차는 혈액 순환을 도와 몸을 따뜻하게 유지하는 데 도움이 됩니다. 견과류는 비타민과 미네랄이 풍부해 기력을 회복하는 데 좋습니다.

부기 제거와 수분 보충을 돕는 음식 오이, 연근은 이뇨 작용을 도와 부기를 제거하는 데 효과적입니다. 따뜻한 물을 자주 마시면 신진대사가 원활해집니다.

어떤 음식을 피해야 할까요?

몸을 차게 하는 음식 찬물, 아이스커피, 냉면 같은 찬 음식은 몸을 차게 하여 혈액 순환과 소화를 방해합니다.

짜고 기름진 음식 인스턴트식품, 소시지나 햄 같은 가공육이 대표적입니다. 이런 식품에는 소듐이 많아 염증과 부종을 악화시킵니다. 또한 단순 당이나 지방 함량도 높아 비만이 되기 쉽습니다.

소화에 부담을 주는 음식 출산 후에는 위장 기능이 약해져 있으므로 소화가 잘되지 않는 음식은 가능하면 적게 먹는 것이 좋습니다. 대표적인 음식으로 빵, 파스타, 과자 같은 밀가루 음식과 튀김류가 있습니다.

❗ 모유 수유를 한다면 고칼로리·고지방 음식, 당이 많은 음식을 되도록 삼갑니다. 이런 음식을 많이 먹으면 모유가 끈적해지고 유선을 막을 수 있기 때문입니다. 또한 홍차나 커피 등 카페인이 든 음료는 모유를 통해 아기에게 전달될 뿐만 아니라 철분 흡수를 방해하므로 산욕기에는 마시지 않도록 합니다.

Q&A

산후 영양 관리

Q 미역국을 많이 먹으면 갑상샘에 문제가 생기나요?

A 미역국은 대표적인 산후조리 음식으로 젖이 잘 돌게 하고 부기를 빼는 데도 도움이 됩니다. 또한 미역에는 갑상샘 호르몬을 만드는 필수 성분인 아이오딘(요오드)이 많이 들어 있는데, 이 아이오딘을 너무 많이 섭취하면 갑상샘 기능이 저하될 수 있습니다. 성인의 1일 아이오딘 권장 섭취량은 150㎍(수유부는 250~290㎍)이고, 상한 섭취량은 2400㎍입니다. 미역국 한 그릇에는 평균 700㎍의 아이오딘이 들어 있어 하루 세끼 모두 미역국을 먹으면 과다 섭취가 될 수 있어요. 따라서 하루 한두 그릇 정도만 먹는 것이 안전합니다. 갑상샘 기능 장애가 있는 산모라면 의사와 상담하여 해조류 섭취 여부를 결정하세요.

Q 보양식을 먹는 게 좋을까요?

A 잉어, 흑염소, 가물치 등은 예로부터 애용하던 고열량·고단백 보양식입니다. 단백질을 섭취하기 어렵던 시절에 산후 기력을 보하기 위해 먹었지요. 그러나 요즘은 대다수 산모의 영양 상태가 좋으므로 이러한 보양식을 과하게 먹으면 산후 비만으로 이어질 수 있으니 주의해야 합니다. 특히 가물치는 성질이 차가워서 기가 약하거나 몸에 상처가 있는 산모에게는 역효과가 날 수 있어요. 제왕 절개를 한 경우, 출산하고 한두 달쯤 지난 후에 먹는 것이 안전해요.

Q 산후 보약이 필요할까요?

A 한의사가 산모의 체질과 건강 상태를 진단하여 그에 맞게 처방한 약을 먹으면 도움이 됩니다. 출산 직후에는 어혈 제거와 자궁 수축에 도움이 되는 약을, 산후 2~3주 이후에는 기력을 보하고 산후풍을 예방하는 약을 먹습니다.

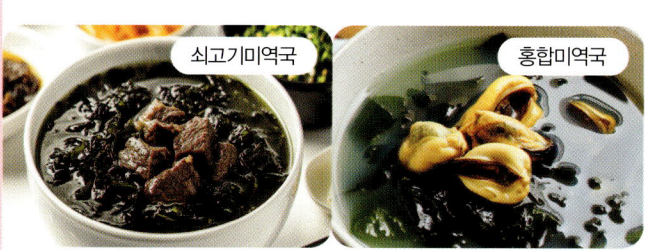
쇠고기미역국 / 홍합미역국

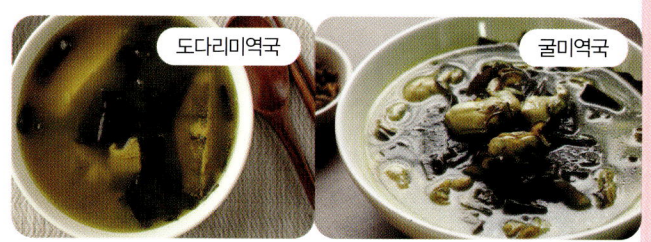
도다리미역국 / 굴미역국

Q 부기를 빼는 데 호박즙이 좋다고 들었어요. 출산 후 바로 먹어도 되나요?

A 호박의 이뇨 작용 덕분에 호박즙은 몸의 수분을 배출하여 부기 완화에 효과적이에요. 모유 수유를 한다면, 젖이 돌 때 호박즙을 마시면 모유량이 줄 수 있으니 산후 한 달 후에 먹도록 하세요.

Q 산후에는 어떤 영양제가 좋을까요?

A 칼슘제, 철분제, 비타민 C, D는 필수로 복용하면 좋아요. 용량을 잘 지켜서 복용하세요.

- 칼슘제: 골밀도 유지, 산후풍 예방, 모유의 질 향상
- 철분제: 산후 빈혈 예방(모유 수유 시 수유기 내내)
- 비타민 C, D: 면역력 강화, 산후 우울감 완화

Part 5 몸과 마음을 회복시키는 산후조리

체형을 잡아 주는 산후 체조

임신과 출산으로 틀어진 골반과 몸매를 바로잡고 건강하게 살을 빼고 싶다면 퇴원 당일 또는 이튿날부터 바로 산후 체조를 시작해 보세요. 산후 체조를 꾸준히 하면 임신 전보다 더 아름답고 균형 잡힌 몸매로 돌아갈 수도 있어요.

누워서 하는 기본 체조

기본 체조는 퇴원 당일부터 산후조리원 침대나 방바닥에 누워 쉽게 따라 할 수 있습니다. 매일 한 동작씩 늘려 가면서 산욕기 동안 꾸준히 해 보세요.

Step 1 복식 호흡 [10회]

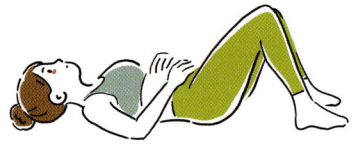

누워서 골반 너비로 무릎을 세우고 양손을 배 위에 올린다. 코로 깊게 들이마시고(배가 볼록하게) 입으로 천천히 내쉰다(배가 납작하게).

Step 2 기지개 켜기 [5회]

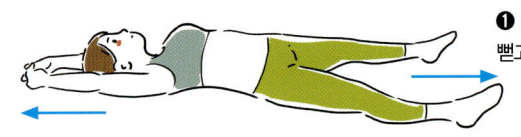

❶ 마시는 숨에 깍지 낀 두 손을 위로 뻗고 발끝은 아래로 끌어내린다.

❷ 내쉬는 숨에 깍지를 풀고 발끝도 편하게 둔다.

Step 3 온몸 휘기 [좌우 4회씩]

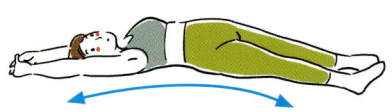

❶ 양다리를 몸통 오른쪽으로 보낸 후 발끝을 아래로 끌어내린다. 이 상태에서 마시는 숨에 깍지 낀 손을 오른쪽으로 보내고, 내쉬는 숨에 풀어 준다.

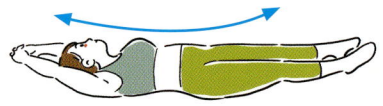

❷ 반대편도 동일하게 실시한다.

Step 4 골반 비틀기 [좌우 1세트, 5회]

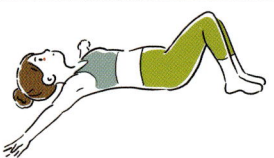

❶ 양팔을 편하게 벌리고 두 무릎을 세운다.

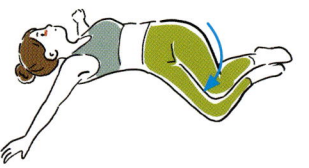

❷ 숨을 마셨다 내쉬면서 양 무릎을 오른쪽으로 내린다.
＊무릎이 바닥에 닿지 않아도 돼요. 엉덩이는 바닥에 붙이는 느낌으로 복부에 힘을 줘요.

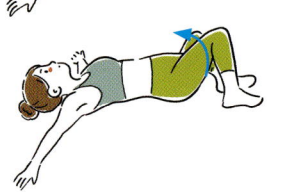

❸ 처음 자세(❶)로 천천히 돌아와서 반대편도 동일하게 실시한다.

Step 5 무릎 당겨 몸통 돌리기 [좌우 1세트, 5회]

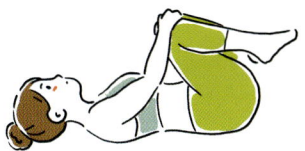

❶ 두 무릎을 양손으로 감싸서 가슴 쪽으로 끌어당긴다.

＊무릎은 당길 수 있는 만큼만 당겨요.

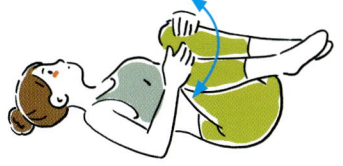

❷ 복식 호흡을 하면서 몸통을 천천히 좌우로 움직여 준다.

Step 6 다리 늘이기 [10회씩]

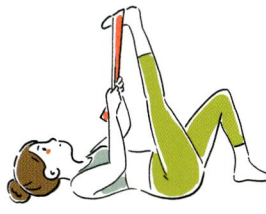

❶ 왼쪽 무릎을 세우고 오른쪽 다리를 뻗어 발바닥에 밴드(또는 수건)를 걸어 준다. 밴드를 적당한 길이로 잡고, 마시는 호흡에 다리를 몸 쪽으로 가져온다.

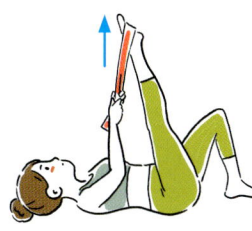

❷ 내쉬는 호흡에 발끝을 위로 뻗어 준다. 반대편도 동일한 과정(❶~❷)으로 실시한다.

＊손으로 정강이나 무릎의 뒤쪽을 잡아도 돼요.

Step 7 엉덩이 살짝 들어 올리기 [10회]

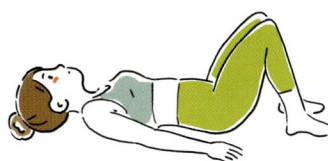

❶ 양팔을 편하게 내리고 양 무릎을 세운다.

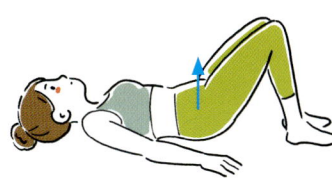

❷ 숨을 마셨다 내쉬면서 골반을 조이며 살짝 들어 올린다. 이때 다리 사이가 벌어지면 안 된다. 천천히 엉덩이를 내린다.

Step 8 다리 들고 버티기

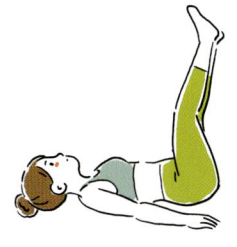

다리를 들어 올린 채 복식 호흡을 10회 한다. 한 다리씩 내린 후 편안하게 호흡하며 몸을 이완한다.

부위별 다이어트 체조

산후 4주가 지나면 기본 체조와 함께 부위별 체조를 병행해 보세요.

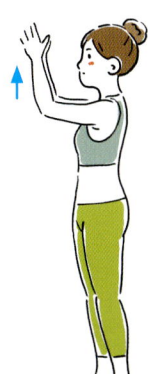

처진 가슴 끌어 올리기

바르게 서서 두 손을 가슴 앞에 모아 양 팔꿈치를 붙인다. 천천히 팔꿈치를 올렸다가 내린다. (10초씩 10회 반복)

뱃살 없애기

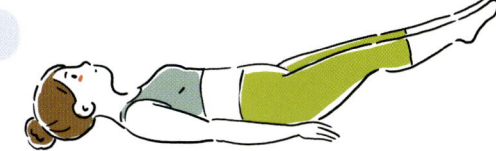

바르게 누워 손바닥으로 바닥을 짚는다. 두 다리를 바닥에서 15도 정도 들어 올린 채 열을 센다. 천천히 바닥에 내려놓는다. (10회 반복)

매끈한 팔 만들기

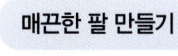
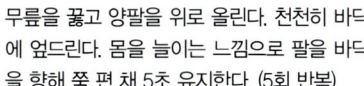

무릎을 꿇고 양팔을 위로 올린다. 천천히 바닥에 엎드린다. 몸을 늘이는 느낌으로 팔을 바닥을 향해 쭉 편 채 5초 유지한다. (5회 반복)

＊가슴부터 닿는다는 느낌으로 내려와요. 엉덩이가 들려도 돼요.

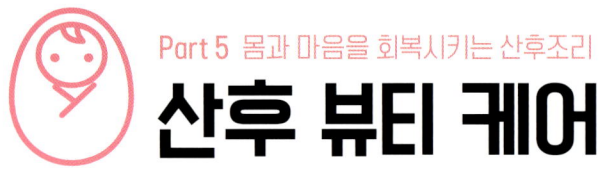

Part 5 몸과 마음을 회복시키는 산후조리
산후 뷰티 케어

육아도 중요하지만 건강하고 예쁘게 자신을 가꾸는 일도 소홀히 할 수 없지요. 산후 뷰티 케어는 자신감 있고 생기 있는 생활을 하는 데에도 도움이 됩니다.

깨끗하고 탄력 있는 피부 만들기

임신 중에 없던 기미가 출산 후에 생기거나 임신 때 생긴 기미가 더 진해질 수 있습니다. 또한 모유 수유에 따른 호르몬 변화, 육아로 인한 수면 부족과 스트레스로 인해 피부가 급격히 탄력을 잃고 푸석푸석해질 수 있습니다. 피부 관리의 기초는 깨끗한 세안과 보습입니다. 하루 2~3회 꼼꼼하게 세안하여 각질이 생기지 않게 하고, 세안하거나 목욕한 후에는 즉시 보습 제품을 발라서 피부에 수분을 채워 줘야 합니다. 산욕기에는 땀을 많이 흘리는 데다 모유 수유를 하는 산모라면 수유로 많은 수분을 빼앗기므로 하루에 2리터(8잔) 정도의 물을 마셔 수분을 보충해 주는 것도 잊지 말아야 합니다. 이에 더해, 비타민 C가 풍부한 과일과 채소를 충분히 섭취하고, 가능하면 스트레스를 받지 않도록 마인드 컨트롤을 해야 합니다.

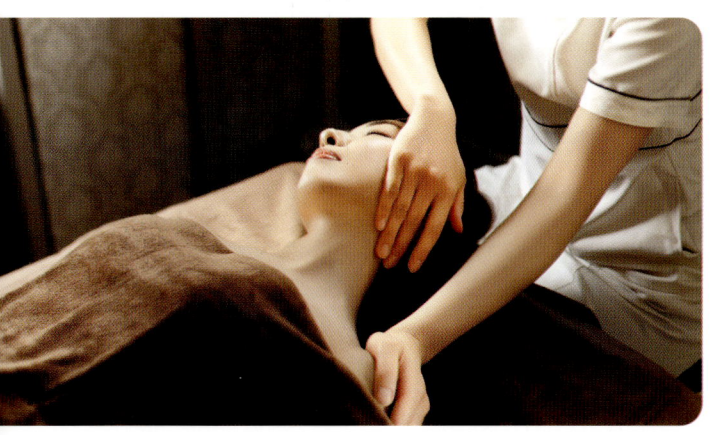

산후 1~2주 후에는 전문적인 피부 관리사에게 마사지를 받는 것도 도움이 됩니다. 셀프 케어를 충분히 해도 피부 상태가 호전되지 않으면 산후 100일 후에는 전문의 상담 후 시술을 고려할 수 있습니다.

탈모 관리하기

산후 탈모는 자연스러운 현상이지만, 관리하지 않으면 만성 탈모로 진행되거나 얇고 푸석푸석한 머리카락으로 바뀔 수 있습니다. 탈모 관리의 기본은 '깨끗하게 머리 감기'입니다. 세정력이 너무 강한 샴푸는 두피를 더 건조하게 하므로 천연 계면 활성제가 들어간 샴푸나 단백질이 많이 함유된 탈모 샴푸를 사용하여 두피까지 꼼꼼하게 씻어 냅니다. 파마나 염색은 산후 6개월 이후에 하는 것이 좋고, 두피 마사지나 헤어 팩도 도움이 됩니다.
평소 빗질을 자주 해 주거나 쿠션 브러시로 두피 전체를 톡톡 두드려 주면 모근을 자극하여 혈액 순환이 활발해지고 머리카락의 윤기를 되살려 줍니다. 단, 머리가 젖은 상태에서는 빗질을 하지 않습니다. 머리카락을 감싼 큐티클이 손상되기 때문입니다.

처진 가슴 끌어올리기

출산 후에 예쁜 가슴을 만들려면 일단 브래지어를 잘 착용해야 합니다. 모유 수유할 때 번거롭다고 브래지어를 착용하지 않으면 가슴이 쉽게 처집니다. 가슴 크기에 맞는 수유용 브래지어를 꼭 착용하세요.
바른 자세도 중요합니다. 수유하거나 아기를 안을 때 어깨와 등을 곧게 펴는 습관을 들여야 합니다. 또한 가슴이 붙은 대흉근을 단련시키는 체조와 운동(수영, 자전거 타기)을 6개월 이상 꾸준히 하면 가슴이 탄력 있게 올라붙습니다.

❗ 단유 약을 먹고 갑자기 젖을 끊으면 임신 전보다 가슴이 납작해지거나 작아질 수 있으니 서서히 끊으세요.

Part 5 몸과 마음을 회복시키는 산후조리

출산 후 성생활

출산한 후에 성감의 변화를 느끼는 산모들이 많습니다. 출산 전보다 성감이 더 깊어지는 사람도 있지만, 성감이 떨어져 성관계를 피하는 사람도 있습니다. 즐겁고 안전하게 성생활을 하는 방법, 지금부터 알려 드립니다.

출산 후 첫 관계, 언제부터 하면 좋을까요?

보통 출산 후 5~6주 후부터는 성관계를 가질 수 있습니다. 이 무렵이면 출산으로 생긴 상처가 아물고, 자궁과 질이 임신 전 상태로 회복되며, 오로가 멈추기 때문입니다. 오로가 멈추지 않았는데 성관계를 하면 세균 감염과 출혈의 위험이 있으므로 주의해야 합니다.

그러나 몸이 회복되는 데는 개인차가 있고, 몸은 회복되었어도 성생활에 대한 두려움이 있을 수 있습니다. 불어난 체중과 바뀐 체형을 남편에게 보이고 싶지 않은 마음, 육아로 인한 피로감, 피임에 대한 걱정 등으로 관계를 피하고 싶어 하는 산모들이 꽤 있습니다. 이럴 때일수록 남편에게 자신의 감정이나 생각을 솔직히 이야기하고, 남편도 아내의 감정을 세심하게 살피는 노력이 필요합니다.

원만한 성생활을 위해 알아 둘 점은요?

스킨십과 대화 남편과 스킨십과 대화만 잘돼도 친밀한 부부 관계를 유지하는 데 큰 도움이 됩니다. 스킨십을 꾸준히 하고 대화하는 시간을 늘리세요.

케겔 운동 출산 후에는 질 근육이 늘어나고 얇아져 성감이 예전만 못할 수도 있습니다. 케겔 운동을 꾸준히 하면 질 근육의 탄력이 좋아져서 성감이 높아집니다.

전희 충분히 전희를 나누면 긴장이 풀어지고 성감도 좋아집니다. 남편에게도 천천히 부드럽게 해 달라고 요청합니다. 질 주변이 뻑뻑하거나 성교통이 있다면 젤이나 크림 타입의 윤활제를 사용하는 것도 한 방법입니다.

체위 성관계에 어느 정도 적응할 때까지는 정상위처럼 산모의 몸에 무리가 없는 체위를 시도하고, 삽입을 얕게 합니다.

피임은 언제부터 하나요?

출산 후 첫 생리가 시작되기 전까지는 자연 피임이 된다고 생각하는 사람이 많습니다. 그러나 생리가 없어도 난소 기능이 회복되어 배란이 일어나 임신이 될 수 있습니다. 또한 모유 수유를 하는 경우, 그렇지 않은 산모에 비해 자연 피임 기간이 길긴 하지만 수유 횟수·시간·양에 따라 배란 시작 시기가 달라집니다. 따라서 언제 배란이 시작될지 모르기 때문에 바로 임신되는 걸 원치 않는다면 첫 성관계 때부터 피임하는 것이 좋습니다.

어떤 피임 방법을 사용하는 것이 좋을까요?

피임 방법은 여러 가지가 있지만 출산 후 6개월까지는 남편이 콘돔을 사용하길 권합니다. 콘돔은 모유 수유에 영향을 미치지 않고 세균 감염 위험을 차단하는 안전한 피임법입니다. 그 밖에 먹는 피임약, 자궁 내 장치(루프), 피임 주사 등이 있습니다. 피임법마다 사용 시기가 다르고 부작용이 있을 수 있으므로 산부인과 전문의와 상담한 후 피임 방법을 정하는 것이 좋습니다.

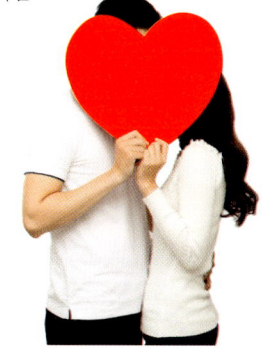

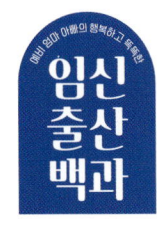

초판 1쇄 발행 2025년 11월 15일
글 K&BOOKS | **일러스트** 임광천
감수 박철홍 서은주
장소·사진 협찬 올리비움 산후조리원
발행처 (주)블루래빗 | **발행인** 임재운 | **편집인** 이순영
편집 K&BOOKS 김미숙 김주희
디자인 한은주 김가람 이송이 K&BOOKS | **제작** 이정 박정미
주소 서울특별시 강남구 논현로 144, 블루래빗 빌딩
홈페이지 www.brbooks.co.kr | **도서문의** 1899-4146
신고번호 제2014-000176호 | **등록일자** 2012년 1월 6일

ⓒ2025 (주)블루래빗
ISBN 979-11-352-0885-0 74370
ISBN 979-11-352-0884-3 74370(세트)

* 이 책을 저작권자의 동의 없이 무단으로 복제하거나 다른 용도로 쓸 수 없습니다.
* 교환 및 환불은 구입처에서만 가능합니다. 사용 중 발생한 파본은 교환 및 환불이 불가능합니다.